Ingo Wirth

Tote geben zu Protokoll

Ingo Wirth

Tote geben zu Protokoll

Streiflichter
aus der Geschichte
der Gerichtsmedizin

Verlag Neues Leben Berlin

ISBN 3-355-00608-4

 · Lizenz Nr. 303 (305/160/88) · LSV 2819 · Gesamtgestaltung: Katrin Kampa · Zeichnung: Karl-Heinz Döring · Schrift: 10 p Garamond · Gesamtherstellung: Karl-Marx-Werk Pößneck V 15/30 · Bestell-Nr. 644 410 9 · 01180

Inhalt

Geleitwort

von OMR Prof. Dr. sc. med. Dr. h. c. mult. Otto Prokop

In jedem Jahr erscheinen Hunderte von Kriminalromanen. Die Autoren sind mit Sicherheit nicht Gerichtsmediziner, aber sie haben die Phantasie, sich besonders raffinierte Fälle auszudenken. Je grausamer ein Verbrechen geschildert wird, um so größer ist dann die Befriedigung der Leser, wenn endlich Kriminalisten und Gerichtsmediziner den Fall lösen.

Die Praxis ist in der Regel einfacher, wenn man die Täterpsychologie und die Handlungsmöglichkeiten einkalkuliert. Hierbei gibt es einige Gesetzmäßigkeiten, die wir selbst in manchen Schriften dargestellt haben. Grundmotive aus der Sexualsphäre, Neid, Eifersucht und Haß wirken heute wie gestern. Der Autor zeigt das in seinem Buch ganz realistisch. Er hat es als Facharzt für Gerichtliche Medizin geschrieben, der sich seit Jahren mit der Geschichte unseres Faches befaßt. Wir haben ihn zu diesem Buch ermutigt, weil wir wissen, daß kaum eine Woche vergeht, in der nicht um Vorträge zu Themen aus der Gerichtsmedizin gebeten wird. Mit der vorliegenden Darstellung gibt der Autor den Interessierten eine Grundlage zum Verständnis.

Eigentlich sieht für den Leser alles klar und logisch aus. Er kann freilich nur ahnen, daß das Lebenswerk vieler Wissenschaftler den heutigen Stand der Gerichtsmedizin auf höchstem naturwissenschaftlichem Niveau begründet hat. Aus Landsteiners drei (und später vier) Blutgruppen haben sich auch in der Praxis über fünfhundert Trillionen Blutmuster entwickelt. Mit Mikromethoden beginnen wir, die Art des Alkohols nachzuweisen, den eine Person getrunken hat. Eine ganze Reihe von Glanzleistungen aus den letzten fünfzig Jahren ließe sich hier auflisten.

Da es sonst nicht ersichtlich ist, muß ich noch vermerken, daß der Autor an dem großen und traditionsreichen Berliner Institut für Gerichtliche Medizin arbeitet.

Berlin, im Juni 1987 Otto Prokop

„An den Grenzen von Medizin und Recht"

Gerichtliche Medizin

Jedem geläufig ist das Erscheinen des Gerichtsarztes am Tatort eines Tötungsverbrechens. Von ihm erwarten die Kriminalisten Aussagen zur Todeszeit und zur Todesursache des Opfers, aber auch zum Hergang der Tat. Sein Einsatz am Ort des Geschehens stellt jedoch nur eine von vielen Aufgaben dar. Gerichtsärztliche Routinetätigkeit bedeutet vor allem, Obduktionen durchzuführen, und das keineswegs ausschließlich im Rahmen der Verbrechensaufklärung.

Bei jeder Leichenöffnung hat der Obduzent zu entscheiden, ob es sich um einen natürlichen oder nichtnatürlichen Tod handelt. Häufige Ursachen eines natürlichen Todes sind der Herzinfarkt und der Schlaganfall. Zum nichtnatürlichen Tod gehören sämtliche durch äußere Gewalteinwirkung bedingten Todesfälle, beispielsweise durch Messerstiche, Erhängen oder Ertrinken, sowie die große Gruppe der Vergiftungen. Nach dem Zustandekommen wird zwischen Unfall, Selbsttötung und einem durch andere Personen verursachten Tod unterschieden.

Von allen medizinischen Fachrichtungen steht die Pathologie, speziell die Pathologische Anatomie als Lehre von den krankhaften Organveränderungen, der Gerichtlichen Medizin am nächsten. Zum einen werden oftmals bei gewaltsamen Todesfällen zusätzlich vorbestehende Erkrankungen an den inneren Organen gefunden. Andererseits hat der Gerichtsarzt auch Fälle von plötzlichem Tod aus natürlicher Ursache zu obduzieren. Was unterscheidet aber beide Fachgebiete? Grundsätzlich läßt sich sagen, daß gemäß der Feststellung des Leichenschauarztes der Pathologe die Untersuchung natürlicher und der Gerichtsmediziner die Begutachtung nichtnatürlicher Todesfälle vornimmt. Wenn bei der Leichenschau die Todesart nicht geklärt werden konnte, muß der Gerichtsarzt die Obduktion ausführen. Meist liegt in solchen Fällen zwar ein natürlicher Tod vor, mitunter wird jedoch durch die Leichenöffnung ein nichtnatürlicher Tod, etwa eine Vergiftung, aufgedeckt. Darüber hinaus gibt es noch einen wesentlichen Unterschied in der Tätigkeit des Pathologen und des Gerichtsmediziners. Der Pathologe arbeitet eng mit klinisch tätigen Ärzten, vor allem Internisten und Chirurgen, zusammen. Seine Befunde bereichern den ärztlichen Erfahrungsschatz und kommen auf diese Weise anderen Patienten zugute. Der Gerichtsmediziner hingegen verwendet das Untersuchungsergebnis für die Rekonstruktion des zum Tode führenden Geschehens. Zum Beispiel lassen sich aus der Lokalisation von Ein- und Ausschuß sowie dem Verlauf des Schußkanals wichtige Hinweise auf die Körperhaltung des Getroffenen zum Zeitpunkt des Schusses ableiten.

Der Gerichtsarzt beschäftigt sich nicht nur mit Leichenöffnungen, sondern muß auch Lebende, so nach Schlägereien, untersuchen. Ihm obliegt es, die Art der Verletzungen des Geschädigten festzustellen und deren Schwere einzuschätzen. Ein anderes Ereignis soll die Spezifik gerichtsärztlicher Tätigkeit verdeutlichen. Bei einem Verkehrsunfall wird ein Fußgänger von einem Pkw angefahren und erleidet einen Unterschenkelbruch. Im Krankenhaus behandelt der Unfallchirurg den Patienten. Der vom Staatsanwalt beauftragte Gerichtsmediziner benötigt ebenfalls eine genaue Kenntnis der Untersuchungsergebnisse einschließlich der Röntgenbilder, weil sich an Lage und Verlauf des Knochenbruchs die Anfahrrichtung erkennen läßt. Folglich dienen ihm die Befunde zur Rekonstruktion des Unfallhergangs. Die Gerichtliche Medizin ist also nicht Heilkunde im eigentlichen Sinne des Wortes, sondern bedeutet Anwendung vorwiegend medizinischen Wissens im Dienste der Rechtspflege.

Aus diesem Grunde sind für den Gerichtsarzt fundierte Rechtskenntnisse, besonders des Strafrechts, unerläßlich. Vorhandene Verletzungen lediglich festzustellen und allein nach medizinischen Gesichtspunkten einzuschätzen genügt nicht. Eine gerichtliche Verurteilung, beispielsweise wegen schwerer Körperverletzung, setzt voraus, daß bei der Begutachtung die im Strafrecht vorgeschriebenen Kriterien berücksichtigt werden. Der Richter muß sich dazu auf die gesetzesgemäße Interpretation des medizinischen Sachverhaltes durch den Gerichtsarzt verlassen können.

Die Verbindung zur Kriminalistik sei am Beispiel der Thanatologie, der Lehre vom Tod und den Leichenerscheinungen, demonstriert. Wie eingangs erwähnt, hat der Gerichtsmediziner in entsprechend gelagerten Fällen zu bestimmen, wann der Tod eines Menschen eintrat. Wissenschaftliche Untersuchungen haben gesetzmäßige Zusammenhänge zwischen der Abkühlung der Leiche und dem Zeitpunkt des Todeseintritts ergeben, die eine Todeszeitschätzung erlauben. Solche speziellen gerichtsmedizinischen Forschungen dienen also ausschließlich einer kriminalistischen Zweckbestimmung.

Bedingt durch die Vielfalt ihrer Aufgaben, berührt die Gerichtliche

Medizin praktisch alle Fachrichtungen der Heilkunde. Je nach konkreter Fragestellung werden Erkenntnisse und Methoden anderer medizinischer Disziplinen genutzt, so aus der Anatomie, der Röntgendiagnostik und der Zahnheilkunde, wenn für die Identifikation eines unbekannten Toten lediglich das Skelett vorliegt. Aus der Chirurgie betrifft das vor allem die Traumatologie, die Lehre von den Verletzungen. Der plötzliche natürliche Tod im Säuglings- und Kleinkindalter führt in den Bereich der Kinderheilkunde. Schließlich treten vereinzelt Todesfälle im Zusammenhang mit diagnostischen oder therapeutischen Maßnahmen auf. Dann trägt die gerichtliche Leichenöffnung zur Aufklärung der Sachlage bei.

Große Bedeutung für die Gerichtliche Medizin haben die Blutgruppen des Menschen. Mit Hilfe empfindlicher Untersuchungstechniken gelingt es, die Gruppenzugehörigkeit an Blutspuren auf Kleidungsstücken oder Gegenständen festzustellen. Dasselbe ist heute auch an Sperma- und Speichelspuren möglich. Außerdem werden die Blutgruppen als zeitlebens unveränderliche Erbmerkmale herangezogen, wenn die Abstammung eines Kindes in Frage steht. Weitere Verfahren zur Klärung strittiger Vaterschaft sind die Beurteilung der Zeugungsfähigkeit des Mannes und die Tragzeitbegutachtung.

Manchmal reicht ärztliches Wissen allein nicht aus, um einen Fall restlos zu klären. So kann der Gerichtsmediziner aufgrund seiner Kenntnisse der menschlichen Anatomie aus einem Knochenfund alle die Skeletteile herausfinden und bestimmen, die vom Menschen stammen. Die Zuordnung von Tierknochen dagegen nimmt der Veterinäranatom vor.

Auch mit den Naturwissenschaften steht die Gerichtliche Medizin in enger Beziehung. Das gilt insbesondere für die Chemie, denn der Giftnachweis im Körper eines Toten erfolgt vorwiegend mit chemischen Methoden. Das entsprechende Spezialgebiet heißt toxikologische Chemie. Zu einer toxikologisch-chemischen Analyse gehören Isolierung, Nachweis und quantitative Bestimmung eines Giftes. Speziell bei Vergiftungen mit Medikamenten ergeben sich wiederum Berührungspunkte zu einer medizinischen Fachrichtung. Es handelt sich um die Pharmakologie, die als Lehre von den Arzneimitteln die Erforschung von Struktur, Wirkungsweise, Abbau und Ausscheidung der Medikamente zum Gegenstand hat.

Gesetzmäßigkeiten aus der Physik bilden die Grundlage für das Verständnis der Knochenbruchmechanik sowie die Erklärung von Stromtodesfällen und Schußverletzungen. Den Wissensschatz der Zoologie nutzt der Gerichtsarzt unter anderem, um die Verursacher von Tierfraß an menschlichen Leichen herauszufinden. Wenn die Herkunft pflanzlicher Bestandteile des Mageninhalts Verstorbener bestimmt werden muß, sind Kenntnisse aus der Botanik notwendig. Die Zusammensetzung einer Mahlzeit und deren Verdauungszustand liefern gelegentlich Anhaltspunkte für die Todeszeitschätzung.

Die historische Entwicklung der Gerichtsmedizin ist mit dem Wandel der Gesetzgebung ebenso untrennbar verbunden wie mit der Geschichte der Kriminalistik. Zu allen Zeiten bestimmten das jeweils geltende Recht den Aufgabenumfang und der Erkenntnisstand von Medizin und Naturwissenschaften den Inhalt des Faches. Mancher Kriminalfall hat nur deshalb Berühmtheit erlangt, weil der Täter durch eine neuartige medizinische oder naturwissenschaftliche Methode überführt werden konnte.

Lange bevor es eine Gerichtliche Medizin im heutigen Sinne gab, wurden Ärzte bei Rechtsstreiten zu Rate gezogen. Bereits im Altertum beurteilten Sachverständige die Tödlichkeit einer Wunde oder die Wirkung eines Giftes. Aus der über Jahrhunderte praktizierten Wund- und Leichenschau ging schließlich im späten Mittelalter die gerichtliche Obduktion hervor.

Die Anfänge der wissenschaftlich begründeten Gerichtsmedizin reichen bis ins 16. Jahrhundert zurück. Ihre Ursprünge liegen in Frankreich und vor allem in Italien. Dort erschienen die ersten Abhandlungen gerichtlich-medizinischen Inhalts der Neuzeit. Mit dem Anwachsen des Schrifttums begannen die Bemühungen, das Fach zu charakterisieren. Paul Ammann, Professor der Botanik und Physiologie in Leipzig, nannte es 1670 „beurteilende oder entscheidende Medizin", während es der kurfürstlich-sächsische Leibarzt Thomas Reinesius 1679 als „medizinische Schule der Rechtsgelehrten" beschrieb. Im Titel eines 1690 veröffentlichten Buches verwendete der Leipziger Anatomieprofessor Johannes Bohn erstmalig die Bezeichnung *„medicina forensis"*. Allen Autoren gemeinsam ist, daß sie die Gerichtsmedizin zutreffend als eine dem Wesen nach medizinische Disziplin ansahen. Dementgegen stellte Michael Alberti, Professor der Medizin und Naturphilosophie an der Universität Halle, mit dem 1725 geprägten Begriff „medizinische Rechtswissenschaft" die juristische Seite in den Vordergrund. Aus der Überbetonung des naturwissenschaftlichen Inhalts resultierten Namensgebungen wie „gerichtliche Physik" – Physik als Synonym für Naturkunde – von dem Breslauer Arzt Wolfgang Friedrich Wilhelm Klose aus dem Jahre 1814. Durchgesetzt hat sich die von Johannes Bohn

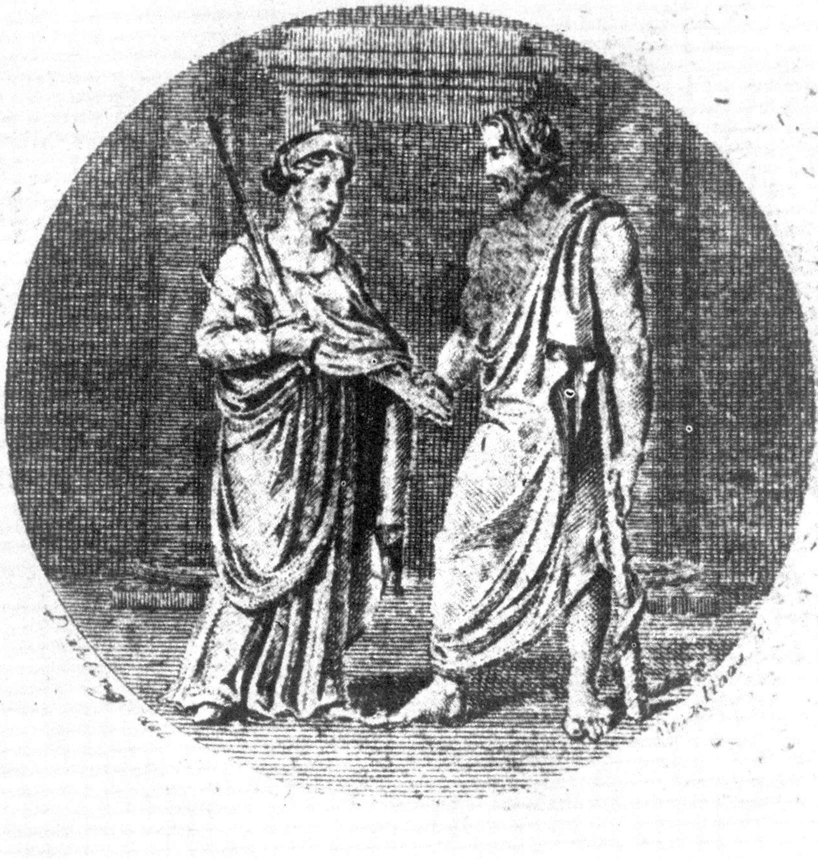

Äskulap, griechisch-römischer Gott der Heilkunde, und Justitia, römische Göttin der Gerechtigkeit, als Symbolgestalten der Gerichtlichen Medizin

gewählte Bezeichnung „forensische Medizin". Das Adjektiv forensisch, zu deutsch gerichtlich, geht auf das lateinische Wort *forum* für Marktplatz zurück. In den Städten des Römischen Reiches war das Forum als Zentrum des politischen und kulturellen Lebens sowohl Volksversammlungsplatz als auch Ort der Rechtsprechung.

Gegen Ende des 18. Jahrhunderts erfolgte an den Universitäten im deutschen Sprachraum eine Vereinigung der Gerichtlichen Medizin mit der neu geschaffenen Disziplin „medizinische Polizei“, der heutigen Hygiene, zur sogenannten Staatsarzneikunde. Zunächst wurden beide Teilgebiete, wenn überhaupt, nur nebenamtlich gelehrt. So hielten Chirurgen, Gynäkologen und Pharmakologen, vereinzelt sogar Chemiker und Tierärzte die Vorlesungen. Zu Beginn des 19. Jahrhunderts entstanden die ersten Lehrstühle. Den Anfang machte Dorpat 1801, es folgten Krakau 1804, Wien 1805 und Prag 1808. An der Berliner Universität schuf der Gerichtsmediziner und Hygieniker Wilhelm Wagner im Jahre 1833 eine „Praktische Unterrichtsanstalt für die Staatsarzneikunde“. Als sich nach der Jahrhundertmitte die Hygiene zu einem umfänglichen Spezialgebiet entwikkeltc, zerfiel das nicht mehr zeitgemäße Doppelfach.

Im Gegensatz zu Österreich blieb in Deutschland die Gerichtliche Medizin gegenüber ihrer Schwesterdisziplin zurück. Die beklagenswerte Situation Ende der achtziger Jahre des vorigen Jahrhunderts beschrieb der Bonner Gerichtsmediziner Emil Ungar wie folgt: „Die Berücksichtigung und Werthschätzung, welche ihr zu Theil wird, ist eine so geringe, dass heute sogar die Existenzberechtigung dieser Doctrin vielfach angezweifelt und geleugnet wird.“ Mit Tatkraft und Beharrlichkeit gelang es jedoch, grundlegende Forderungen durchzusetzen. Im Jahre 1901 wurden die Vorlesungen über Gerichtliche Medizin an den deutschen Universitäten obligatorischer Bestandteil des Medizinstudiums, zunächst aber ohne Abschlußprüfung. Die Berichte über schwerwiegende Justizirrtümer infolge mangelhafter ärztlicher Gutachten, die der Direktor des Hallenser Instituts, Arthur Schulz, sammelte und an die zuständigen Ministerien weitergab, trugen ganz wesentlich dazu bei, daß die neue Prüfungsordnung von 1924 endlich auch ein Examen vorsah. Seither vollzog sich, ebenso wie auf anderen Wissensgebieten, eine beachtliche Entwicklung. Besonders eindrucksvoll zeigen das die vielen neuartigen Methoden, die alte, oft umständliche Verfahren abgelöst haben.

Gegenwärtig stellt sich die Gerichtliche Medizin als Fachrichtung dar, die „einerseits naturwissenschaftlich-medizinische Kenntnisse der Rechtspflege sowie andererseits juristische Fragen und arztrechtliche Probleme den Ärzten vermittelt und dabei gleichzeitig die sich im Grenzbereich von Medizin und Recht ergebenden Fragen wissenschaftlich bearbeitet und erforscht“.

Ärzte im Dienst der Rechtsprechung

Die Entwicklung der Gerichtsmedizin zum Spezialfach

Dokumente aus dem Altertum

Von den frühen Gesetzestexten interessieren im Zusammenhang mit der Geschichte der Gerichtsmedizin vor allem solche, die gerichtlich-medizinische Probleme enthalten oder über eine Mitwirkung von Ärzten als Sachverständige bei Rechtsangelegenheiten berichten.

Eine der ersten Gesetzessammlungen der Menschheit entstand im alten Vorderasien um 1750 v. u. Z. gegen Ende der Herrschaft des Königs Hammurapi von Babylon. Auffallend bei diesen Rechtssätzen ist das Überwiegen strenger Strafen nach dem Talionsprinzip*. Für mißlungene Operationen beispielsweise sah der Kodex des Hammurapi folgendes vor: „Gesetzt ein Arzt hat bei jemandem einen schweren Eingriff mittels des bronzenen Messers vorgenommen und dadurch den Tod des Betreffenden veranlaßt, oder er hat jemandes Star mit dem bronzenen Messer eröffnet und dadurch das Auge zerstört, so wird man ihm die Hand abschneiden." Grobe Verstöße gegen anerkannte Regeln der Heilkunde konnten für den Arzt auch eine Geldbuße nach sich ziehen.

Basierend auf verschiedenen

König Hammurapi von Babylon (1728–1686 v. u. Z.), Begründer des altbabylonisch-amurritischen Reiches in Mesopotamien, reformierte und kodifizierte das Straf-, Zivil- und Handelsrecht und schuf ein einheitliches Reichsrecht.

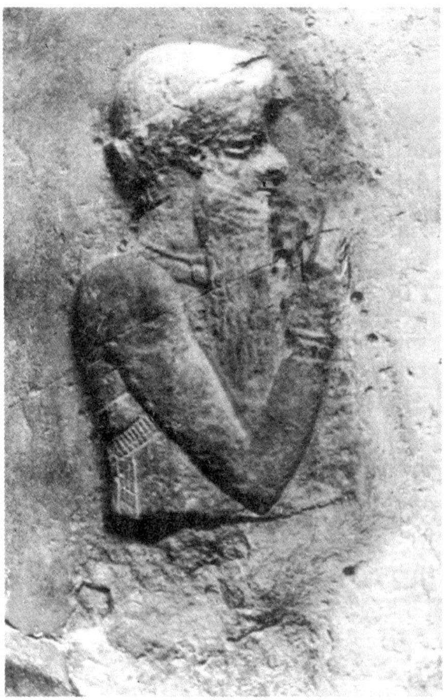

* Das lateinische Wort *talio* bedeutet in der Rechtssprache Wiedervergeltung mit Gleichem („Auge um Auge, Zahn um Zahn").

Überlieferungen, wurde um 1000 v. u. Z. damit begonnen, das Alte Testament niederzuschreiben. Den ersten Hauptteil dieser Sammlung israelitisch-jüdischer Schriften bilden die fünf Bücher Moses. Einzelne Stellen des zweiten bis vierten Buches handeln von Mord und Totschlag. So heißt es im einundzwanzigsten Kapitel des zweiten Buches: „14. Wo aber Jemand an seinem Nächsten frevelt, und ihn mit List erwürget, so sollst du denselben von meinem Altar nehmen, daß man ihn töte." Darüber hinaus enthält die biblische Gesetzgebung einiges über Sexualdelikte wie Inzest und Sodomie.

Gerichtlich-medizinische und kriminalistische Ermittlungsverfahren bei plötzlichen Todesfällen werden in dem vermutlich um 300 v. u. Z. entstandenen altindischen Lehrtext Arthaschāstra abgehandelt. Der Verfasser Kautilya beschreibt die Zeichen einiger gewaltsamer Todesursachen wie Ersticken, Erhängen und Ertrinken. Außerdem beschäftigt er sich mit dem Nachweis von Vergiftungen. Schließlich gibt Kautilya auch Ratschläge für kriminalistische Ermittlungen bei Selbsttötungen und Mord. Erwähnenswert ist der Hinweis auf vorgetäuschte Selbsttötungen: „Aus dem einen oder anderen Anzeichen soll man wissen, ob er derart getötet worden ist, oder ob er aus Furcht vor Strafe (erst nachträglich vom Mörder) aufgehängt bzw. ihm der Hals aufgespalten ist (um Selbstmord vorzutäuschen)."

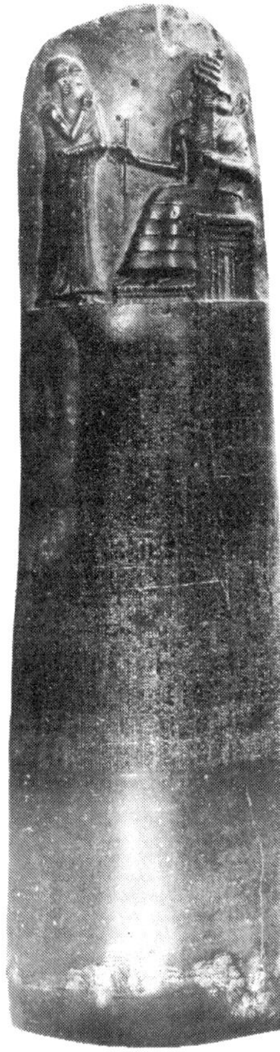

Stele mit dem Kodex des Hammurapi, der zweihundertzweiundachtzig Paragraphen umfaßt. Das Relief zeigt Hammurapi vor dem Sonnen- und Rechtsgott Schamasch.

Der Talmud, entstanden zwischen dem 2. und 6. Jahrhundert, bildet eine wichtige Quelle jüdischen Rechts. An forensisch bedeutsamen medizinischen Problemen finden sich darin unter anderem Ausführungen über Fehlgeburten. Schon in den ersten drei Jahrhunderten soll es bei den Hebräern eine rege Gutachtertätigkeit von Ärzten gegeben haben. Ein Gerichtsarzt, Rophe genannt, gehörte zu jedem Gerichtshaus. Seine Expertise war bei Kriminalprozessen mitentscheidend. Ärztlich beurteilt wurden die Gefahr für das Leben bei Verletzungen und der Gesundheitszustand eines Verurteilten vor der Anwendung von Körperstrafen. Bei Fehlentscheidungen konnte der Gutachter gemäß gesetzlicher Bestimmungen zur Verantwortung gezogen werden.

Im alten Griechenland gehörte die gerichtsmedizinische Begutachtung zu den Aufgaben der sogenannten öffentlichen Ärzte. Das waren Stadt- und Gemeindeärzte, die vom Staat bezahlt wurden und dafür bedürftige Kranke unentgeltlich behandeln mußten. Die Tätigkeit als Gutachter übten sie nur im Nebenamt aus. So bescheinigten sie die Untauglichkeit für den Militärdienst oder traten als Sachverständige vor Gericht auf. Zahlreiche Quellen aus dem Zeitraum vom 5. Jahrhundert v. u. Z. bis zum 3./4. Jahrhundert u. Z. belegen das Wirken und zugleich die hohe Wertschätzung der öffentlichen Ärzte.

Die Römer haben diese Verfahrensweise von den Griechen übernommen. Über die gerichtlich-medizinische Tätigkeit öffentlicher Ärzte in den Provinzen des Römischen Reiches berichten Urkunden aus Ägypten. Ein aus dem Jahre 130 stammendes Gutachten enthält die eidesstattliche Erklärung des Arztes Menicius über eine Kopfverletzung bei seinem Patienten Mystarion. Gerichtsmedizinisch interessant ist weiterhin, daß die als Zeugen beteiligten Dorfältesten durch Angabe von Narben ihre Identität versicherten: „Phaesis mit einer Narbe am linken Schienbein. Esouris mit einer Narbe am Kopf." In einem Papyrus aus dem Jahre 182 wird über einen Unfall anläßlich eines Dorffestes berichtet. Ein öffentlicher Arzt wurde hinzugezogen und mußte die Todesursache feststellen.

> Zur Bezeichnung der öffentlichen Ärzte kam im 1. Jahrhundert das griechische Wort *archiatros* auf. Später haben es die Römer entlehnt und zunächst auch im ursprünglichen Sinne gebraucht. Im Laufe der Zeit wandelte sich jedoch dic Bedeutung des Wortes. Bei den Germanen wurde aus dem lateinischen *archiater* das deutsche *arzat* und schließlich die bis heute übliche Berufsbezeichnung *Arzt*.

Ein gerichtlich-medizinisches Gutachten von 130 u. Z. aus dem römischen Ägypten. Der Notar Aphrodisios beschreibt auf dem Papyrus eine Wunde am Kopf des Mystarion, die der Arzt Menicius behandelt hat.

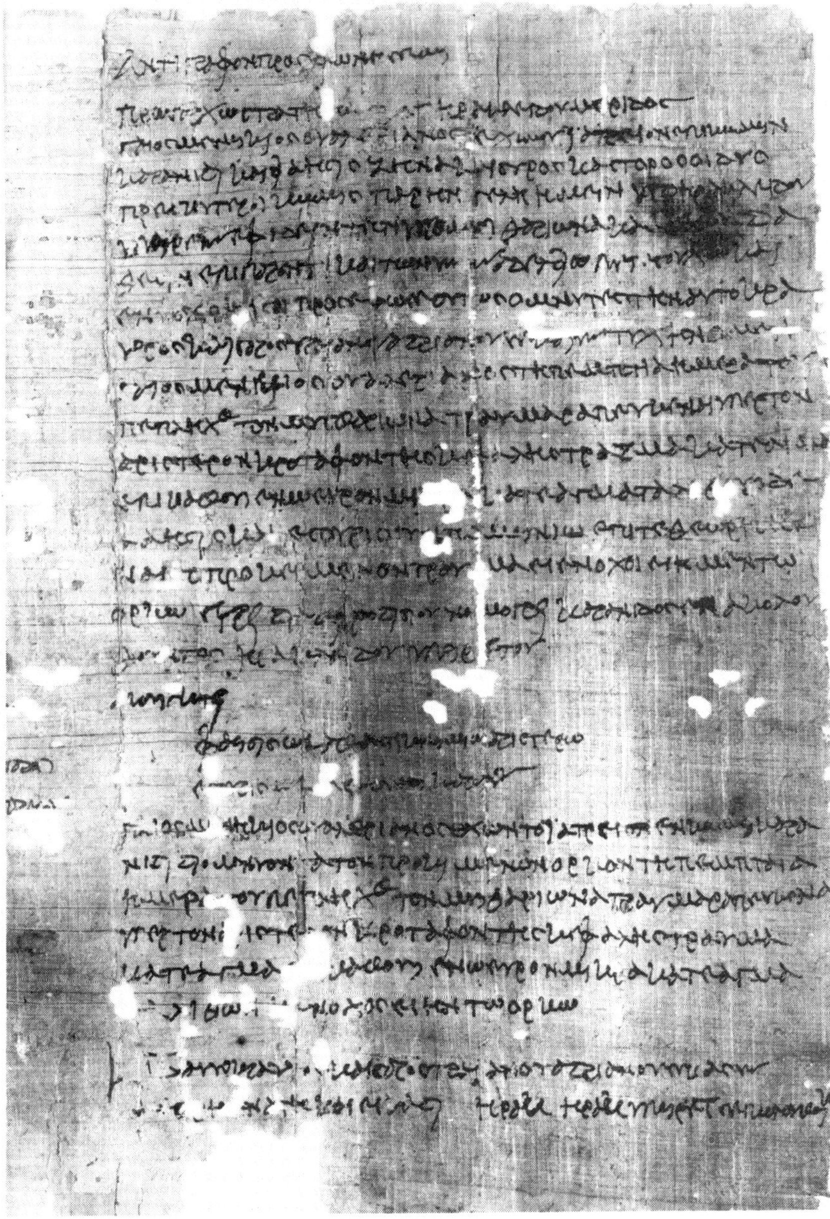

Der wohl berühmteste Fall einer Leichenschau in der Antike lag zu jener Zeit schon länger zurück. Die Untersuchung des ermordeten Diktators Gaius Julius Caesar im Jahre 44 v. u. Z. hatte der römische Arzt Antistius vorgenommen. Nach seinem Urteil war von den dreiundzwanzig Wunden des Caesar die zweite Brustwunde tödlich. Bereits die Zwölftafelgesetze von 451/450 v. u. Z., die als früheste Niederschrift des römischen Rechts gelten, enthielten eine Verordnung über die Besichtigung gewaltsam Getöteter. Doch wird angenommen, daß bei den Römern eine Leichenschau nicht allgemein üblich war, sondern, wie im Falle Caesars, von Angehörigen aus privatem Interesse in Auftrag gegeben wurde. Gegen die im alten Rom häufig vorgekommenen sogenannten Kunstfehler von Ärzten richtete sich eine der *leges Corneliae**, die der römische Diktator Lucius Cornelius Sulla zwischen 82 und 79 v. u. Z. erließ. In anderen Gesetzestexten finden sich Erörterungen über Zurechnungsfähigkeit sowie Abtreibung und Kindestötung. Solche Tatbestände sind ohne Mitwirkung eines Arztes nicht hinreichend aufzuklären. Obwohl die antike Heilkunde in hoher Blüte stand, lassen alle Gesetze einen Hinweis auf die Notwendigkeit ärztlicher Gutachten als Beweismittel vermissen.

* Gesetz heißt lateinisch *lex*, im Plural *leges*.

Der letzte bedeutende Repräsentant der wissenschaftlichen Medizin in der Antike war der aus Pergamon stammende Arzt Galen. Von seinen zahlreichen Schriften verdient in gerichtlich-medizinischer Hinsicht das Werk „Über die Erkennung der Simulation" besondere Aufmerksamkeit. Darin schildert er die Umstände, die Menschen dazu veranlassen können, sich krank zu stellen. Galen betrachtete es als Aufgabe der Ärzte, mit Hilfe ihrer speziellen Kenntnisse und Erfahrungen die Wahrheit herauszufinden.

Wie die überlieferten Dokumente belegen, fanden in verschiedenen Gesetzestexten und einigen medizinischen Schriften des Altertums bereits gerichtlich-medizinische Probleme Berücksichtigung. Ebenso trugen schon damals Ärzte als Gutachter zur Entscheidung von Rechtsstreitigkeiten bei. Ein fest umrissenes Fachgebiet Gerichtliche Medizin, das der antiken Anatomie oder Pharmakologie vergleichbar gewesen wäre, existierte jedoch noch nicht.

Von den Anfängen im Mittelalter

Der germanische Söldnerführer Odoaker stürzte im Jahre 476 den Kaiser Romulus Augustulus. Während damit das Weströmische Reich sein Ende fand, bestand auf oströmischem Territorium bis 1453 das Byzantinische Reich. Der im 6. Jahr-

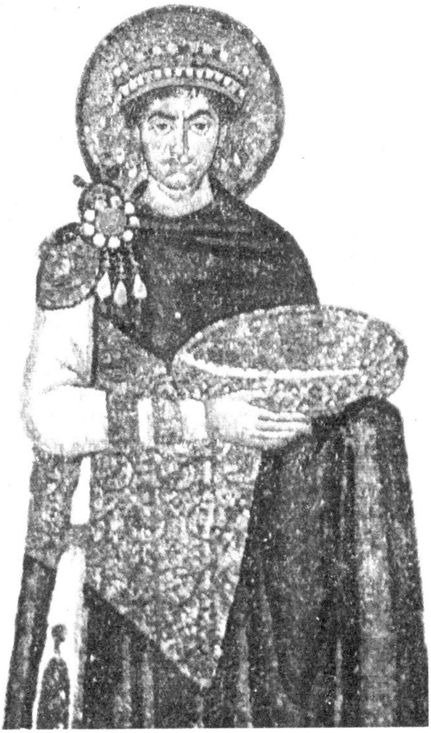

Justinian I. (482–565), oströmischer Kaiser seit 527, erstrebte die Wiederherstellung des Römischen Reiches in seinen früheren Grenzen. Der restaurativen Stabilisierung im Innern diente insbesondere die von ihm veranlaßte Kodifikation des gültigen römischen Rechts.

hundert herrschende Kaiser Justinian I. beauftragte bald nach seinem Regierungsantritt 527 eine Kommission mit der Sammlung und Bearbeitung überlieferter römischer Rechtsvorschriften. Das vierteilige Gesetzeswerk erhielt später die Bezeichnung *Corpus Iuris Civilis.*

Dem Statthalter oblag als Oberhaupt einer römischen Provinz auch die Rechtsprechung. Ebenso verpflichtete ihn das Gesetz, einige gerichtlich-medizinische Untersuchungen durchzuführen. So war die Beurteilung des Geisteszustandes von Verbrechern dem Richter und nicht etwa einem Arzt vorbehalten. Eine entsprechende Bestimmung sah vor, daß der Statthalter feststellen sollte, an welcher Art von Erkrankung eine für geistesgestört gehaltene Person litt, die einen Totschlag begangen hat, oder aber, ob der Täter aus Furcht vor Strafe nur simuliert. Es wird vermutet, daß die Statthalter bei manchen Untersuchungen Ärzte um Rat gefragt haben. Gesetzlich gefordert war eine Mitwirkung ärzt-

Das seit dem 16. Jahrhundert als *Corpus Iuris Civilis* bezeichnete, wichtige juristische Sammelwerk besteht aus vier Teilen. Zuerst erschien der *Codex Iustinianus,* mit dessen Inkrafttreten am 16. April 529 verschiedene ältere Gesetze ihre Gültigkeit verloren. Der zweite Teil, 533 in fünfzig Büchern veröffentlicht, enthielt Auszüge aus den Schriften römischer Juristen, die bis zum 3. Jahrhundert publiziert worden waren. Dieses Werk nannte man *Digesten* oder *Pandekten.* Nach 533 entstanden die *Institutiones* als Lehrbuch für den Rechtsunterricht. Im vierten Teil, den *Novellae,* wurden die Verfügungen und Gesetze zusammengefaßt, die Kaiser Justinian von 535 bis 565 erlassen hatte.

licher Sachverständiger allerdings nicht.

Auf dem Territorium des Weströmischen Reiches entwickelten sich seit dem 5. Jahrhundert zahlreiche germanische Staaten. In der zeitlichen Reihenfolge, wie die einzelnen Germanenstämme römisches Gebiet besiedelten, erfolgte auch ihre Gesetzgebung. Der Inhalt der ersten geschriebenen Stammesrechte geht auf die alten, lange Zeit praktizierten Volksrechte zurück. Das früheste Gesetzeswerk ist von den Westgoten überliefert. König Eurich ließ um 475 das geltende westgotische Recht in einem Kodex zusammenfassen. Um 501 entstand während der Herrschaft von König Gundobad das Gesetz der Burgunder. Noch im 6. Jahrhundert folgten die ersten Rechtsaufzeichnungen der fränkischen Hauptstämme, der Salier und Ripuarier. Die Gesetzgebung bei den Germanen fand im 8. Jahrhundert weitgehend ihren Abschluß. Bedeutend später als bei allen anderen Stämmen, erst vom 11. bis 13. Jahrhundert, vollzog sich die Kodifikation bei den in Skandinavien lebenden Nordgermanen.

Die offizielle Geltungsdauer der germanischen Stammesrechte war nur kurz. Trotzdem kommt diesen Gesetzeswerken auch in gerichtlich-medizinischer Hinsicht eine hervorragende Bedeutung zu. Das liegt darin begründet, daß die Mitwirkung von Ärzten bei der Rechtsprechung nicht nur nachweislich praktiziert, sondern durch die Stammesrechte zur Vorschrift erhoben wurde.

In den verschiedenen germanischen Gesetzbüchern ist eine wahre Fülle medizinisch relevanter Tatbestände berücksichtigt. Eine bevorzugte Abhandlung erfahren Körperverletzungen und Tötungsdelikte. Bezüglich der genauen Definition und Klassifikation von Wunden bei Körperverletzungen sind die nordischen Gesetzeswerke von besonderem Interesse. Nach dem Gesetz der Isländer galten solche Körperverletzungen als Wunden, die mit Waffen beigebracht wurden und aus denen Blut floß. Nicht durch Waffen oder zumindest scharfe Werkzeuge verursachte Verletzungen hießen Schläge und, wenn keine Blutung auftrat, trockene Schläge. Gemäß einer detaillierten Wundklassifikation waren differenzierte Geldbußen für die einzelnen Körperverletzungen festgelegt.

Eine bemerkenswerte Forderung findet sich im Gesetz der Langobarden. Danach sollte die Befragung eines Arztes über die Todesursache erfolgen, wenn ein Verletzter innerhalb eines Jahres verstarb. Erklärte der Arzt, der Tod sei nicht durch die Verwundung, sondern durch irgendeinen anderen Umstand bedingt, wurde der Täter nur für die Verletzung haftbar gemacht. Hier begegnet uns also die Frage nach dem ursächlichen Zusammenhang zwischen einer Körperverletzung und dem Todeseintritt.

Als die deutschen Städte seit dem 11. Jahrhundert nach und nach eine eigene Gerichtsbarkeit erlangten, bestand die Notwendigkeit, neue Gesetzeswerke zu schaffen. Besonders seit dem 13. Jahrhundert wurde germanisches Recht, teilweise nach jahrhundertelanger Unterbrechung, erneut aufgeschrieben. Bei diesen Rechtsaufzeichnungen fand das überlieferte Gewohnheitsrecht naturgemäß Berücksichtigung. Die Gleichartigkeit der juristischen Auffassungen über die Tötungsdelikte zeigt das eindrucksvoll. Dennoch stellen die deutschen Stadtrechte des Mittelalters insgesamt gesehen eine Weiterentwicklung alten germanischen Rechts dar. Ein entscheidender Fortschritt vollzog sich hinsichtlich der geforderten Beweisführung. Nach den germanischen Stammesrechten genügte die Aussage des behandelnden Arztes vor Gericht. Durch die mittelalterlichen Stadtrechte wurde die ärztliche Sachverständigentätigkeit vereidigten Wundärzten übertragen.

Zu den frühesten Rechtsaufzeichnungen deutscher Städte und Landschaften gehören Sachsenspiegel und Schwabenspiegel aus dem 13. Jahrhundert. Ein gegenüber den germanischen Stammesrechten gewachsenes Verständnis für Geisteskrankheiten und ihre strafrechtliche Bewertung kommt im Schwabenspiegel zum Ausdruck: „Ueber einen rechten toren unde ueber einen sinnelosen Mann soll man ouch nit richten."

Die Aufzählung der Körperverletzungen in den deutschen Stadtrechten des 13. und 14. Jahrhunderts ist weniger detailliert. Der ärztliche Sachverständige mußte lediglich entscheiden, ob eine Wunde einen schweren oder nur einen leichten Körperschaden darstellte. Diese Unterscheidung war ein strafprozessuales Erfordernis, denn es hatte sich ein erheblicher Wandel in der Art der Bestrafung vollzogen. Die bis ins einzelne gehende Wundklassifizierung in den germanischen Stammesrechten ergab sich aus der Notwendigkeit, für jede Verletzung (auch bei tödlichem Ausgang) eine genau bestimmte Bußezahlung festzulegen. In der spätmittelalterlichen Gesetzgebung dagegen waren für schwere Körperverletzungen leibliche Strafen angedroht, während eine leichte Verletzung durch Bußezahlung abgegolten werden konnte. Die ärztliche Feststellung des Kausalzusammenhangs zwischen einer Körperverletzung und dem später eingetretenen Tod findet sich im Hamburger Stadtrecht aus dem Jahre 1497 wieder.

Zur selben Zeit wie in Deutschland galten in den großen Städten Oberitaliens ähnliche Bestimmungen. Fest angestellte Stadtärzte, die sich in Bologna seit 1249 und in Venedig seit 1260 nachweisen lassen, waren zugleich als Gerichtsärzte tätig. Sie vereinigten auf sich die Funktionen des Polizei-, Gerichts- und Armenarztes. Damit setzten sie in direkter Linie die Tradition der öffentlichen Ärzte aus dem griechisch-römischen Altertum fort.

Mit Bologna verbindet sich ein ganz besonderes Ereignis. In dieser Stadt wurde auf Anordnung des dortigen Gerichts am 15. Februar 1302 die erste bekanntgewordene gerichtsärztliche Leichenöffnung vorgenommen.

Nach den Statuten der oberitalienischen Städte erfolgte die Zuziehung vereidigter Ärzte bei Verwundungen und gewaltsamen Todesfällen, wie aus Padua (1316), Bassano del Grappa (1389), Verona (1450), Bologna (1525) und Genua (1556) überliefert ist. Am Leichnam mußten Tödlichkeit und Anzahl der tödlichen Wunden festgestellt werden. Gewöhnlich beteiligten sich zwei Ärzte, bei Meinungsverschiedenheiten ein dritter, an der Begutachtung. Als Voraussetzung für eine gerichtsärztliche Tätigkeit wurden wissenschaftliche und praktische Vorbildung gefordert.

Vergleichsweise wenig ist aus dem mittelalterlichen Frankreich bekannt. In einer Verfügung König Philipps des Kühnen vom Mai 1278 sind vereidigte Chirurgen erwähnt. Sie waren verpflichtet, bei Gerichtsverhandlungen Gutachten zu erstatten. Die Worte „... meine sehr lieben Gerichts-Chirurgen ...“ kommen in einem Erlaß Philipps des Schönen aus dem Jahre 1311 vor. Als Sachverständige betätigten sich damals auch beeidete Hebammen.

Aus einem anderen Kulturkreis, und zwar aus China, stammt eines der ältesten Bücher über Gerichtsmedizin – das Hsi-yüan-lu. Der Titel bedeutet in wörtlicher Übersetzung „Aufzeichnungen über das Wegwaschen von Unrecht“. Das Werk umfaßte ursprünglich zwei Kapitel und ein vom Verfasser gezeichnetes Vorwort aus dem Jahre 1247. Sein Inhalt, später bis auf sechs Kapitel erweitert, basiert auf alten; verlorengegangenen Schriften. Der Verfasser des Buches, Sung Tz'u, war Beamter in der Justizverwaltung. Über eine ärztliche Ausbildung oder Tätigkeit ist nichts bekannt. Nach Aufbau und Inhalt muß das Hsi-yüan-lu als eine Art Lehrbuch für die Untersuchung von Kriminalfällen angesehen werden. Trotz vieler Irrtümer enthalten alle Kapitel auch richtige Beobachtungen. Das Hsi-yüan-lu war bis ins 19. Jahrhundert hinein in Gebrauch.

Anatomischer Unterricht bei Mondino de Luzzi (um 1275–1326) in Bologna. Der Professor doziert vom Katheder, während ein Gehilfe, der Dissektor, die Leiche zergliedert.

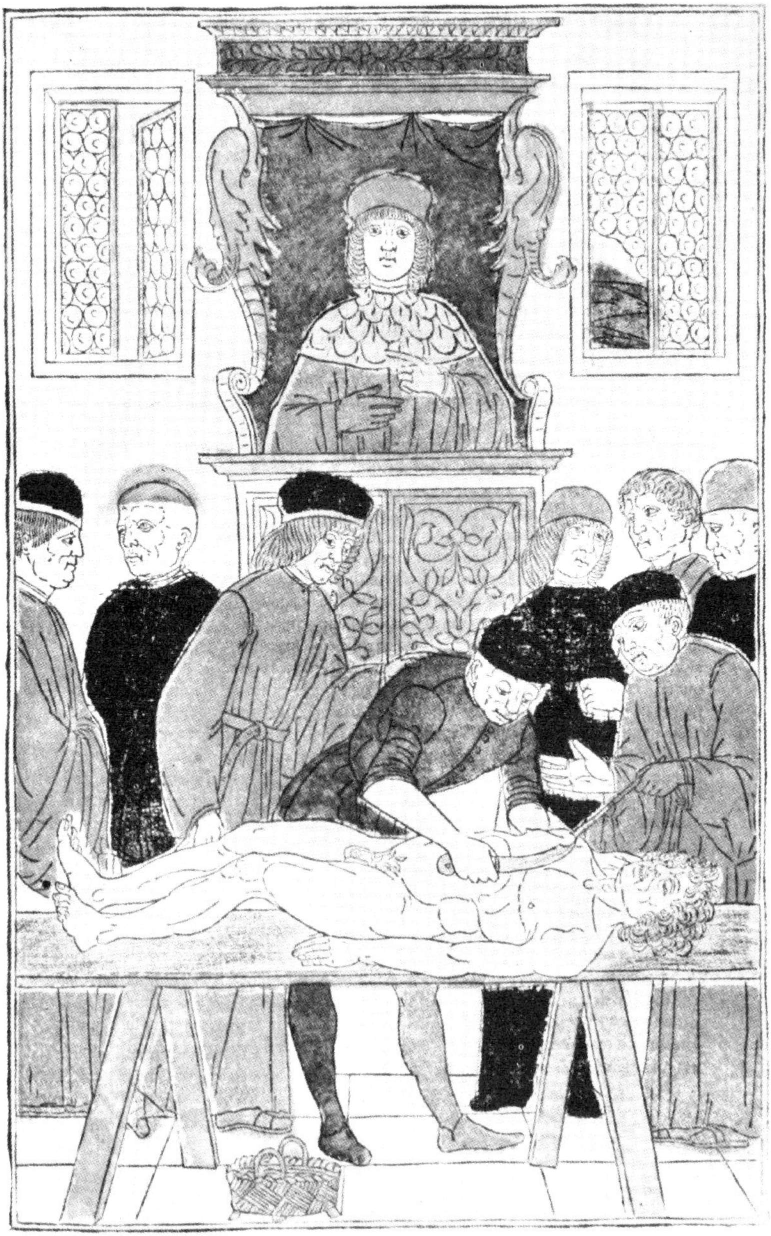

Während des Mittelalters vollzog sich im europäischen Raum eine Weiterentwicklung von Strafrechtstheorie und Rechtsprechung. Was hatte die Medizin demgegenüber in dieser Zeit hervorgebracht?

Um das Jahr 1000 begann in Westeuropa eine kulturelle Erneuerung. Einem breiten Bildungsbedürfnis folgend, entstanden zahlreiche Domschulen, die zwischen dem 12. und 14. Jahrhundert zu Universitäten erweitert wurden. Der damit verbundene Bedarf an Wissen erklärt die Rezeption der seinerzeit überlegenen arabisch-islamischen Wissenschaft. Zu Zentren der medizinischen Lehre und Forschung entwikkelten sich – in Fortsetzung der Traditionen von Salerno und Montpellier – bald auch Paris, Bologna und Padua.

Das Wiedererwachen des anatomischen Interesses im ausgehenden Mittelalter belegt das 1316 erschienene Buch „Anathomia" von Mondino de Luzzi aus Bologna. Mondino gab darin eine Anleitung zur Präparation und berücksichtigte sowohl die Pathologie als auch die Chirurgie. Sein Werk blieb bis ins 16. Jahrhundert das Standardlehrbuch der Anatomie.

Ebenfalls in Bologna formierten sich die ersten mittelalterlichen Chirurgenschulen. Bekanntlich gehörte die Einschätzung des durch eine Verletzung zugefügten Schadens von alters her zu den gerichtsmedizinischen Aufgaben. Durch den Fortschritt der Chirurgie veränderten sich die Kriterien für die Begutachtung. Gegen Ende des 14. Jahrhunderts dienten Bildtafeln, auf denen verschiedene Wunden nach heilbaren und nichtheilbaren eingeteilt waren, als Grundlage für das Urteil über die Gefährlichkeit einer Verletzung.

In den entwickelten Ländern Europas nahmen Medizin und Recht während des Mittelalters einen bedeutenden Aufschwung. Vereidigte Sachverständige führten Wund- und Leichenschauen, vereinzelt sogar schon gerichtlich angeordnete Leichenöffnungen aus und erstatteten Gutachten vor Gericht. Die mittelalterlichen Stadtrechte, die teilweise auf frühe germanische Gesetzeswerke zurückgehen, und das Statuarrecht italienischer Städte weisen gleichermaßen die Anfänge der Gerichtlichen Medizin aus. Insbesondere an der Wende zur Neuzeit verstärkten sich die Wechselbeziehungen zwischen Medizin und Recht auf der Grundlage des Fortschritts beider Disziplinen.

Schema heilbarer und nicht heilbarer Wunden (curabilis/incurabilis) aus dem 14. Jahrhundert. Derartige Bildtafeln konnten bei chirurgischen Wundbegutachtungen als Entscheidungshilfe herangezogen werden.

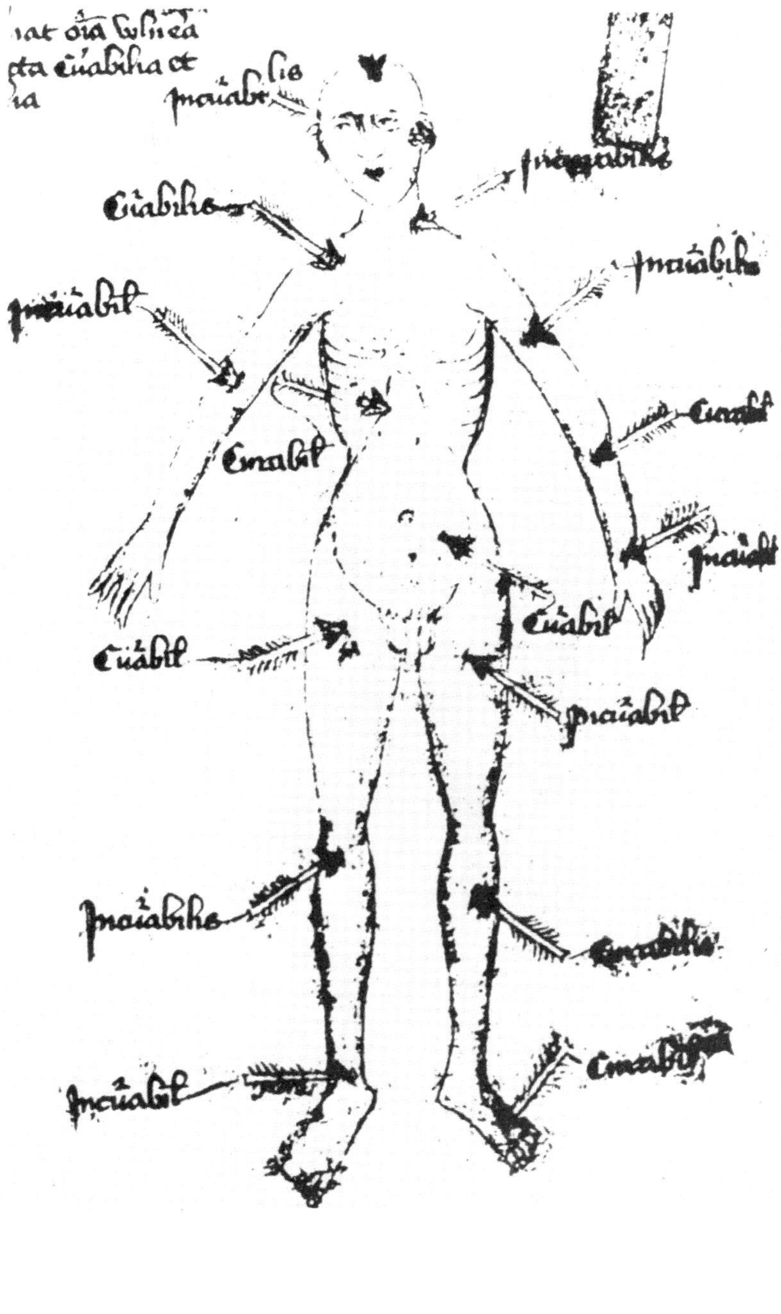

Die Herausbildung der modernen Gerichtsmedizin

Zu Beginn des 16. Jahrhunderts entstanden jene Gesetzbücher, die das neuzeitliche Strafrecht nachhaltig beeinflußt haben. Im Jahre 1507 trat die von dem Rechtsgelehrten Johann von Schwarzenberg verfaßte Bambergische Halsgerichtsordnung in Kraft. Der Grundtext wurde später durch ein *Correctorium*, das auch Anweisungen zur gerichtsärztlichen Leichenschau enthielt, ergänzt und verbessert. Insbesondere diese Rechtsvorschriften bildeten neben übernommenem römischem Recht und deutschem Gewohnheitsrecht die Grundlage für die *Constitutio Criminalis Carolina*, kurz *Carolina* genannt. Der Endfassung sind mehrere Entwürfe vorausgegangen, von denen der älteste aus dem Jahre 1521 datiert. Die Annahme des definitiven Gesetzestextes erfolgte am 27. Juli 1532 auf dem Reichstag zu Regensburg. „Des Keyser Karls des fünfften: vnnd des heyligen Rőmischen Reichs peinlich gerichts ordnung“ war, wie im Titel der Originalausgabe zum Ausdruck kommt, das erste einheitliche Gesetzbuch des Straf- und Strafprozeßrechts für das ganze Reich. In der *Carolina* wurden alle Einzelbestimmungen über die medizinische Sachverständigentätigkeit zusammengefaßt und mit dem Inkrafttreten allgemein verbindlich. Daraus resultierten sowohl eine

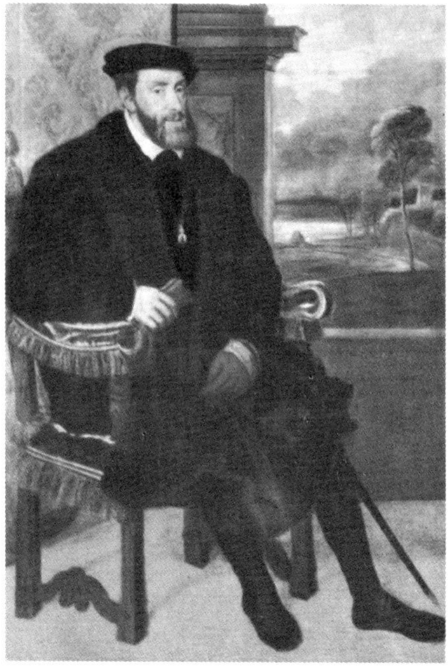

Karl V. (1500–1558), römisch-deutscher Kaiser von 1519 bis 1556, herrschte über ein Universalreich, das er mit Hilfe der katholischen Kirche zusammenhielt. Während seiner Regierungszeit trat 1532 die durch ihre Grausamkeit berüchtigte Constitutio Criminalis Carolina in Kraft.

gefestigte Stellung als auch eine verstärkte Einbeziehung von Ärzten in die Rechtspflege, so bei Abtreibungen und Kindestötungen, Todesfällen im Zusammenhang mit ärztlicher Behandlung sowie Körperverletzung und Mord. Das bedingte wiederum die Notwendigkeit, qualifizierte medizinische Grundlagen für die Begutachtung zu schaffen. Insofern übte die *Carolina* auch starken Einfluß auf die Entwicklung der Gerichtsmedizin aus.

Die ersten Versuche einer wissenschaftlichen Bearbeitung forensisch-medizinischer Probleme unternahmen gegen Ende des 16. Jahrhunderts der französische Chirurg Ambroise Paré und der italienische Arzt Giovanni Battista Codronchi. Sie beschäftigten sich in verschiedenen Abhandlungen unter anderem mit der Lehre von den Wunden, Vergiftungen, Empfängnis und Schwangerschaft sowie Abtreibungsmitteln.

Unter dem Titel „*De relationibus medicorum*" (Über die Berichte der Ärzte) veröffentlichte der Italiener Fortunatus Fidelis 1602 in Palermo Grundsätze für die gerichtlich-medizinische Begutachtung. Fidelis erörterte in vier Büchern die Arten der Verletzungen, gewaltsame Todesursachen, Simulation, Sexualdelikte und eine Reihe weiterer, zum Teil hygienischer Fragen.

Das erste systematische Handbuch der Gerichtlichen Medizin verfaßte der italienische Universalgelehrte Paolo Zacchia. Es trägt den Titel „*Quaestiones medico-legales*" (Medizinisch-gesetzliche Untersuchungen). Das umfangreiche, ursprünglich siebenbändige Werk schrieb Zacchia in den Jahren 1621 bis 1650. Abgesehen von manchem zeitbedingtem Irrtum und Vorurteil enthält es durchaus fortschrittliche Auffassungen.

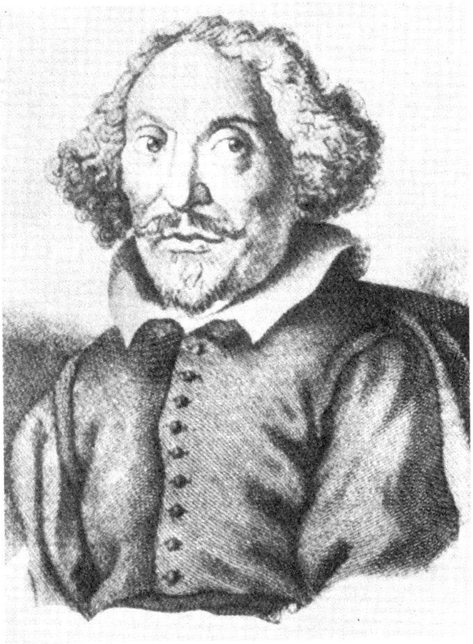

Paolo Zacchia, der „Vater der Gerichtlichen Medizin", wurde 1584 in Rom geboren. Die Schule und das anschließende Medizinstudium absolvierte er in seiner Heimatstadt. Neben der Tätigkeit als Leibarzt der Päpste Innozenz X. und Alexander VII. übte er das Amt eines Sachverständigen der obersten Gerichtsbehörde der römisch-katholischen Kirche, der Rota Romana, aus. Zacchia galt bei seinen Zeitgenossen nicht nur als einer der gelehrtesten Ärzte und Philosophen, sondern er soll auch über hervorragende juristische und theologische Kenntnisse verfügt haben. Hochgeehrt starb er 1659 in Rom. Die letzte Auflage seines fundamentalen Werkes „Quaestiones medico-legales" erschien im Jahre 1774.

Beispielsweise wandte sich Zacchia gegen den Aberglauben des Bahrrechts, nach dem an der Leiche eines Getöteten in Gegenwart des Schuldi-

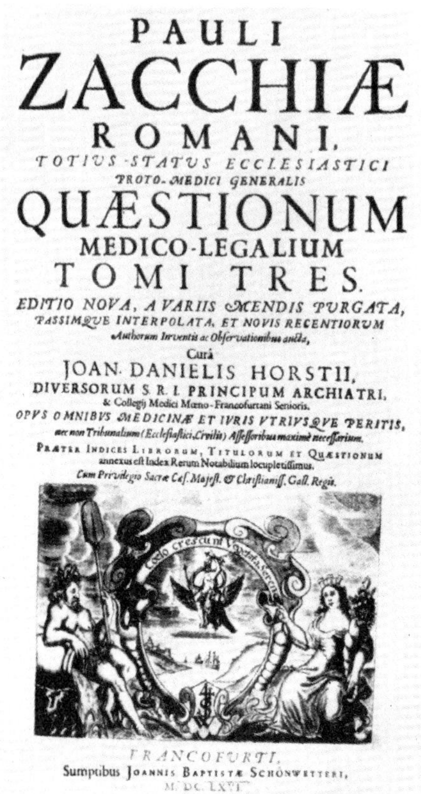
PAULI
ZACCHIÆ
ROMANI,
TOTIUS STATUS ECCLESIASTICI
PROTO-MEDICI GENERALIS
QUÆSTIONUM
MEDICO-LEGALIUM
TOMI TRES.
EDITIO NOVA, A VARIIS MENDIS PURGATA,
PASSIMQUE INTERPOLATA, ET NOVIS RECENTIORUM
Authorum Inventis ac Observationibus aucta,
Curâ
JOAN. DANIELIS HORSTII,
DIVERSORUM S. R. I. PRINCIPUM ARCHIATRI,
& Collegij Medici Mœno-Francofurtani Senioris.
OPUS OMNIBUS MEDICINÆ ET IURIS UTRIUSQUE PERITIS,
nec non Tribunalium (Ecclesiastici, Civilis) Assessoribus maximè necessarium.
PRÆTER INDICES LIBRORUM, TITULORUM ET QUÆSTIONUM
annexus est Index Rerum Notabilium locupletissimus.
Cum Privilegio Sacræ Cæs. Majest. & Christianiss. Gall. Regis.
FRANCOFURTI,
Sumptibus JOANNIS BAPTISTÆ SCHÖNWETTERI,
M. DC. LXVI.

Titelblatt eines Bandes der 1666 erschienenen Neuausgabe von Paolo Zacchias Handbuch

gen die Wunden aufbrechen und bluten sollten.

Im deutschen Sprachraum gehören Bernardus Suevus und Melchior Sebitz zu den ältesten gerichtsmedizinischen Autoren. Große Verdienste um die Entwicklung des Faches während der zweiten Hälfte des 17. Jahrhunderts erwarben sich auch die Leipziger Mediziner Gottfried Welsch und Johannes Bohn. Nachdem Welsch schon 1660 die dringende Notwendigkeit gerichtlicher Obduktionen betont hatte, forderte Bohn im Jahre 1700 bei ungeklärten und gewaltsamen Todesfällen eine Sektion mit Eröffnung aller drei Körperhöhlen – ein Vorgehen, das sich gegen den anfänglichen Widerstand seitens der Juristen schließlich durchsetzte.

Während des 18. Jahrhunderts verschwanden aus dem gerichtsmedizinischen Schrifttum weitgehend abergläubische Vorstellungen und von älteren Autoren kritiklos übernommene Hypothesen. An ihre Stelle traten systematisch gesammeltes medizinisches Erfahrungswissen und exakte naturwissenschaftliche Beobachtungen. So brachten die Arbeiten französischer und deutscher Geburtshelfer neue Erkenntnisse über Schwangerschaft und Geburt auch in forensischer Hinsicht. Embryologische und experimentell-physiologische Untersuchungen bereicherten das Wissen der Gerichtsärzte über das Neugeborene und die Zeichen des Neugeborenseins. Ebenso förderlich wirkten sich die weiteren Fortschritte der Chirurgie und der Aufstieg der neu begründeten Pathologischen Anatomie aus.

Die zunehmend rascher verlaufende Entwicklung der Medizin im allgemeinen wie der Gerichtsmedizin im besonderen setzte sich im 19. Jahrhundert fort. Neben einer

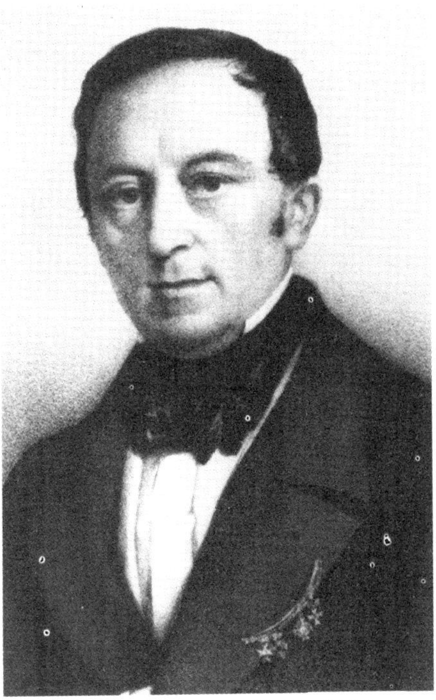

Johann Ludwig Casper (1796–1864), von 1850 bis 1864 Direktor der Unterrichtsanstalt für Staatsarzneikunde an der Universität Berlin, war der Begründer der modernen Gerichtsmedizin in Preußen und hat darüber hinaus maßgeblich zur Reform des Faches in Deutschland beigetragen.

vervollkommneten Sektionstechnik führte vor allem die routinemäßige Anwendung des Mikroskops zu einer Qualifizierung der gerichtsärztlichen Diagnostik. Bahnbrechende Arbeiten erschienen auf den Gebieten der forensischen Psychiatrie und analytischen Chemie.

Am weiteren Ausbau der wissenschaftlichen Basis des gesamten Faches war Johann Ludwig Casper in Berlin wesentlich beteiligt. Auf der Grundlage reicher eigener Erfahrungen, zur damaligen Zeit durchaus keine Selbstverständlichkeit, entstand sein 1857/58 erschienenes zweibändiges „Practisches Handbuch der gerichtlichen Medicin“. Das Buch enthält eine wahre Vielfalt verschiedener Falldarstellungen, die zugleich den gewachsenen Aufgabenumfang der Gerichtsärzte eindrucksvoll widerspiegelt.

Die großartigen Traditionen der Wiener Gerichtsmedizin begründete zu Beginn des 19. Jahrhunderts Joseph Bernt, der erst Jahrzehnte später in Eduard von Hofmann einen würdigen Nachfolger fand. Ein weiteres Zentrum bildete sich in Paris, wo seit 1819 einer der Begründer der forensischen Toxikologie, Mathéo-José-Bonaventure Orfila, und nach ihm Ambroise-Auguste Tardieu wirkten.

Der rasche Wissenszuwachs in der Medizin während des 19. Jahrhunderts führte zwangsläufig zu einer Spezialisierung, die sich, abgesehen vom Zerfall der alten Staatsarzneikunde, auch innerhalb der Gerichtsmedizin auszuprägen begann. Unmittelbar wirkte sich ebenfalls der naturwissenschaftlich-technische Fortschritt auf die weitere Entwicklung des Faches aus.

Im Herbst 1895 entdeckte der Würzburger Physiker Wilhelm Con-

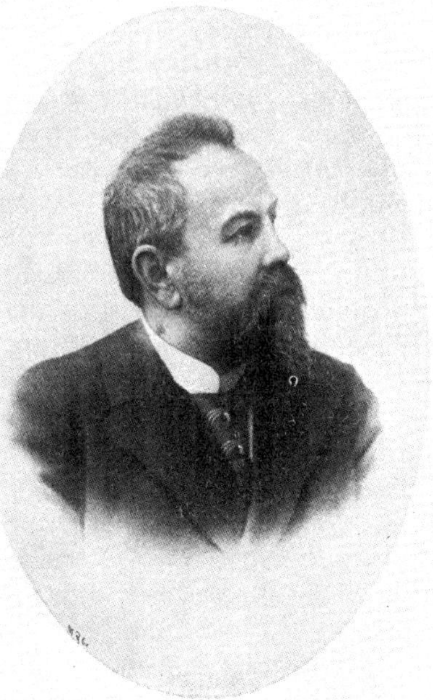

Eduard Ritter von Hofmann (1837–1897), seit 1875 Ordinarius an der Wiener Universität, wurde durch grundlegende Arbeiten zum Erneuerer der Gerichtlichen Medizin in Österreich.

rad Röntgen eine neuartige Strahlung, die später seinen Namen erhielt. Die forensisch-medizinischen Einsatzmöglichkeiten des Röntgenverfahrens reichen vom Nachweis metallischer Fremdkörper in Leichen über die Diagnostik von Knochenbrüchen und Verrenkungen bis zur Identifikation unbekannter Toter. Als neues Spezialgebiet entstand die forensische Radiologie.

Mit dem Jahr 1901 ist eine der hervorragendsten wissenschaftlichen Leistungen unseres Jahrhunderts verbunden: die Entdeckung der Blutgruppen des Menschen durch den Österreicher Karl Landsteiner. Damit hatte er die entscheidende Vorbedingung für erfolgreiche Bluttübertragungen geschaffen. Überdies können die Blutgruppen in der Gerichtsmedizin zur Klärung strittiger Abstammungsverhältnisse genutzt werden. So entwickelte sich ausgehend von Landsteiners Entdeckung als weiteres Spezialgebiet die forensische Serologie.

Schließlich brachte die Motorisierung des Straßenverkehrs einen großen Aufgabenbereich für den Gerichtsarzt mit sich, und zwar die Mitwirkung bei der umfassenden Aufklärung tödlicher Verkehrsunfälle. Vielfältige biomechanische Versuchsreihen lieferten wichtige Grundlagen für die Unfallrekonstruktion aus den Obduktionsbefunden.

Beachtliche Fortschritte gab es auch auf den Gebieten, die traditionell zur Gerichtlichen Medizin gehören. Als neue Methode bereicherte die Gaschromatographie Ende der fünfziger Jahre die forensische Toxikologie. Durch dieses Verfahren wurde es möglich, mit kleinsten Probenmengen zeitsparend zuverlässige Ergebnisse zu erzielen. Die weitere Entwicklung der chemischen Analytik führte dazu, daß heute beispielsweise in einem Mi-

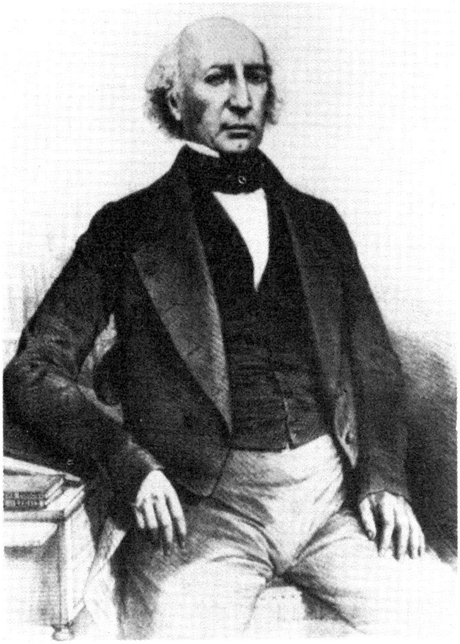

Mathéo-José-Bonaventure Orfila (1787 bis 1853), französischer Gerichtsmediziner spanischer Herkunft, war ab 1819 Professor an der Universität Paris. Mit mehreren Werken schuf er wesentliche Grundlagen der experimentellen und forensischen Toxikologie.

kroliter Blut innerhalb weniger Minuten bis zu fünfzig Arzneistoffe nachgewiesen werden können.

Eine wertvolle Ergänzung der konventionellen Lichtmikroskopie stellen die elektronenoptischen Untersuchungsmethoden dar. Von einer Budapester Arbeitsgruppe um den Gerichtsmediziner Endre Somogyi wurde in den sechziger Jahren die Durchstrahlungselektronenmikroskopie in die Gerichtliche Medizin eingeführt, der Anfang der siebziger Jahre die Rasterelektronenmikroskopie folgte. Solche modernen Techniken haben zu einer außerordentlichen Erweiterung bekannter morphologischer Befundmuster geführt.

Die zahlreichen neuartigen oder grundsätzlich verbesserten Untersuchungsverfahren und technischen Hilfsmittel, die im Laufe dieses Jahrhunderts hinzugekommen sind, ermöglichen es dem Gerichtsarzt, seine Aufgaben mit immer größerer Genauigkeit und Zuverlässigkeit zu lösen. Zugleich treten ständig neue wissenschaftliche Fragestellungen auf, an deren Klärung intensiv gearbeitet wird. Doch schon gegenwärtig haben alle Teilgebiete der Gerichtlichen Medizin einen so großen Umfang angenommen, daß jedes einzelne nur noch von Spezialisten beherrscht werden kann.

Thanatos, Gott des Todes

Tod und Leichenerscheinungen

Die Tode eines Menschen

Am Ende jeden Lebens stehen Sterben und Tod. Seit Jahrtausenden beschäftigt dieses Naturgesetz die Menschen. Ein Ausdruck dessen sind die verschiedenartigen sinnbildlichen Darstellungen des Todes in Malerei und Literatur. Bereits in der Antike begegnet uns der Tod als geflügelter Dämon und spätestens seit dem 12. Jahrhundert als Knochenmann. Seine Macht über alle Stände und Geschlechter schildern allegorisch die Anfang des 15. Jahrhunderts aufkommenden Totentänze. Die bekannte Gestalt des Sensenmannes symbolisiert den als Schnitter gedachten Tod, der die Menschen dahinrafft. Demgegenüber machte der Dichter Matthias Claudius das Hüllwort Freund Hein für den Tod als willkommenen Erlöser populär.

Stets bestimmten religiöse und philosophische Anschauungen auf der Grundlage des jeweiligen Wissensstandes die unterschiedliche Einstellung der Menschen zum Tod. Schon vor langer Zeit erwuchs aus der Unwissenheit eine geradezu phantastisch anmutende Vielfalt abergläubischer Vorstellungen, die sich teilweise hartnäckig bis in die Gegenwart erhalten haben. Verstorbene wurden zum Wiedergänger, bekannt als schwarzer Mann und weiße Frau, oder Vampir erklärt. Die Furcht, als „Scheintoter" lebendig begraben zu werden, breitete sich aus. Die moderne Medizin hat all dem fundierte Erkenntnisse über den Ablauf des Sterbens und die Leichenerscheinungen entgegenzusetzen.

Das meist langsame Erlöschen der Lebensfunktionen des Organismus wird als Agonie bezeichnet und geht mit einer Herabsetzung wichtiger Stoffwechselprozesse einher. Diese letzte Phase des Lebens kann auch sehr kurz sein beziehungsweise bei bestimmten gewaltsamen Todesfällen völlig fehlen. Nach den vorliegenden Beobachtungen wird das Eintreten des Todes vom Sterbenden nicht mehr wahrgenommen, da bereits vorher das Bewußtsein schwindet. Noch heute trifft man gelegentlich die Auffassung an, die Gesichtszüge

Der Knochenmann als Sinnbild des Todes. Solche Allegorien widerspiegeln die Einstellung der Menschen zum Tod, die sich im Laufe der Jahrhunderte immer wieder gewandelt hat.

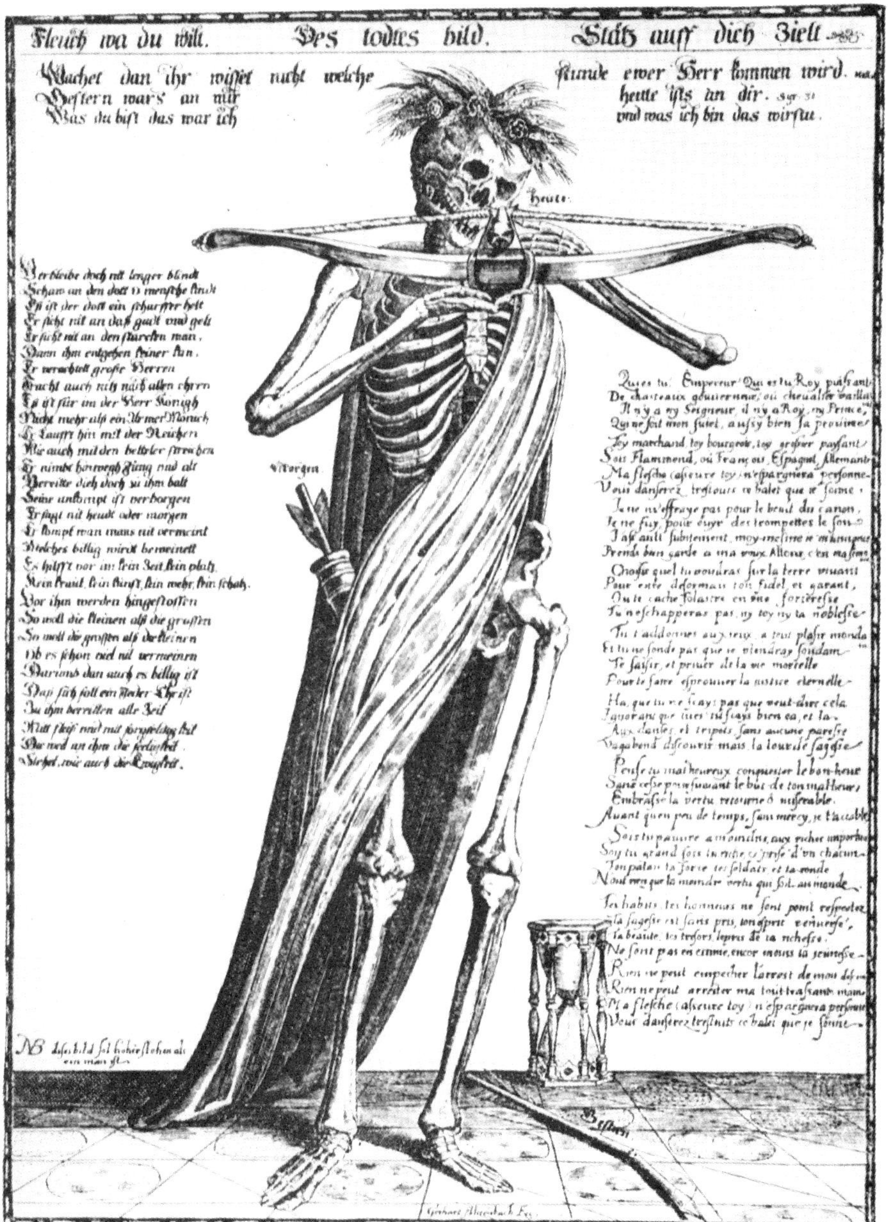
Fleuch wa du wilt.
Des todtes bild.
Statz auff dich Zielt
Wachet dan ihr wisset nicht welche
stunde ewer Herr kommen wird.
Gestern wars an mir
heutte ists an dir.
Was du bist das war ich
vnd was ich bin das wirstu.

des Verstorbenen widerspiegelten seine Empfindungen unmittelbar vor dem Tode. In Berichten über den Deutsch-Französischen Krieg von 1870/71 ist zu lesen, daß tote Soldaten mit finsteren, von Schmerz verzerrten Gesichtern und andere mit einem „lustig lachenden Gesicht“ aufgefunden wurden. Daraus resultierte die Annahme, daß die einen im Gefecht, die anderen „während eines heiteren Gespräches“ gefallen seien. Eine derartige Schlußfolgerung, so schrieb der Prager Gerichtsmediziner Josef Maschka bereits vor über einem Jahrhundert, „ist jedoch gänzlich werthlos und entbehrt eines jeden begründeten Anhaltspunktes“. Mit dem Tode erschlaffen sämtliche Muskeln des Körpers, demzufolge auch die mimische Muskulatur.

Der Tod stellt das irreversible Ende des Lebens dar. Hinter dieser einfachen Feststellung verbergen sich komplizierte biologische Zusammenhänge. So zeigt sich bei genauerer Betrachtung, daß es gar keinen momentanen Übergang vom Leben zum Tod gibt. Vielmehr läuft das Sterbegeschehen in mehreren, unterschiedlich langen Etappen ab, die jeweils durch den Ausfall bestimmter Lebenserscheinungen gekennzeichnet sind. Das Ende jeder einzelnen Sterbephase wird mit einem speziell definierten Todesbegriff bezeichnet. Zeitlich nacheinander treten der sogenannte klinische Tod, der Individualtod und der biologische Tod ein. Als Kriterien für den sogenannten klinischen Tod gelten Atem- und Herzstillstand. Der wissenschaftlich-technische Fortschritt brachte der Medizin Beatmungsgeräte, Herzschrittmacher und Herz-Lungen-Maschinen. Damit lassen sich Atemfunktion und Herztätigkeit apparativ aufrechterhalten, so daß der lebensnotwendige Sauerstoff für die Stoffwechselprozesse im Organismus weiterhin bereitsteht und das Absterben der Körperorgane verhindert wird. Eine Rückkehr vom klinischen „Tod“ zum Leben ist also unter bestimmten Voraussetzungen möglich. Die Definition des Todes als irreversibles Ende des Lebens trifft demnach heute erst auf den Hirntod zu, der mit dem Erliegen aller Hirnfunktionen eintritt. Bekanntlich sind die spezifischen Lebensäußerungen eines Menschen von der Funktionsfähigkeit verschiedener Hirnregionen abhängig. Deshalb wird der Hirntod dem Individualtod gleichgesetzt. Diesem schließt sich die Phase des sogenannten intermediären Lebens an, in der Gewebe und Organe entsprechend ihrer Sauerstoffmangelempfindlichkeit unterschiedlich lange überleben. Durch bestimmte Reize können an einzelnen Geweben und Organen, die noch nicht abgestorben sind, während eines begrenzten Zeitraumes auftretende Reaktionen ausgelöst werden.

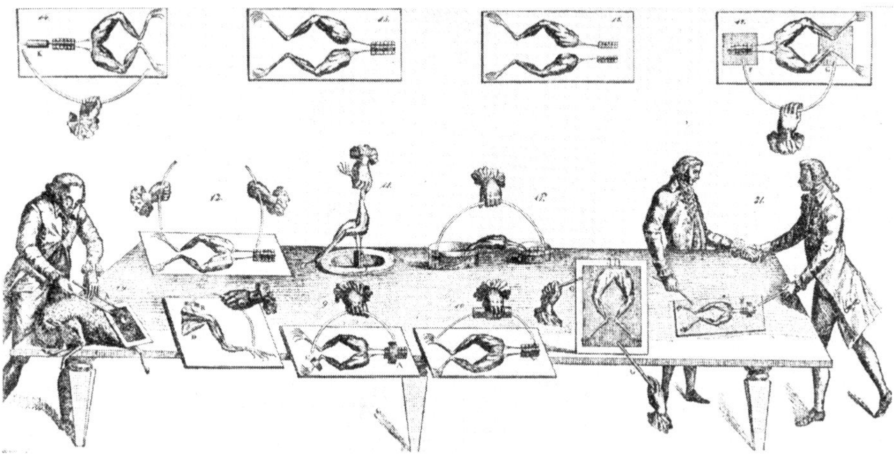

Berühmt gewordene Versuche von Luigi Galvani (1737–1798). Seine Annahme, die Ursache der beobachteten Muskelzuckungen sei eine „tierische Elektrizität", hat Alessandro Volta (1745–1827) wenige Jahre später widerlegt.

Bügel aus zwei Metallen zur galvanischen Reizung der Leichenmuskulatur, beschrieben im Jahre 1796

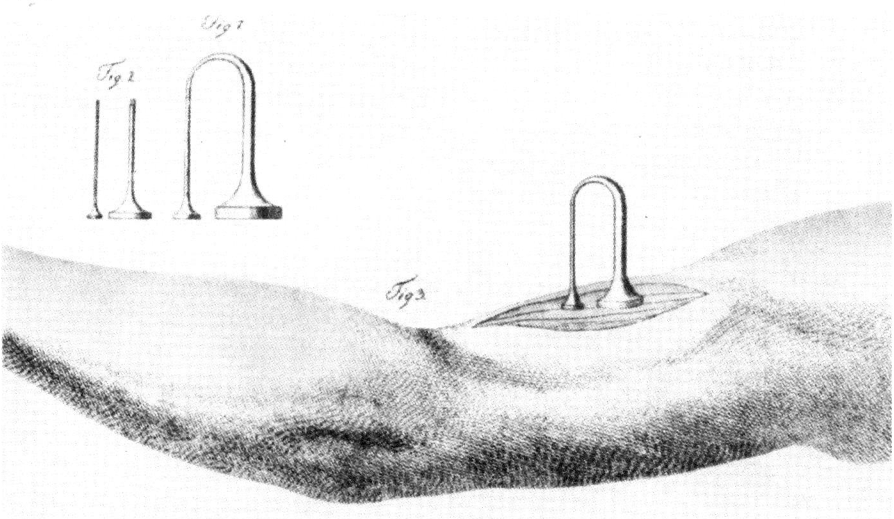

Zu den am längsten bekannten Erscheinungen gehört die elektrische Erregbarkeit des Leichenmuskels. Ein Zufall hatte im Jahre 1789 zur Entdeckung der galvanischen Elektrizität geführt. Der italienische Arzt Luigi Galvani beobachtete, daß frisch präparierte Froschschenkel in dem Moment zucken, wenn die Muskeln mit einem Kupferdraht an einem Eisengitter aufgehängt werden. Nach Wiederholung der Versuche deutete der italienische Physiker Alessandro Volta im Gegensatz zu Galvani diese Beobachtung richtig und stellte daraufhin 1793 die elektrochemische Spannungsreihe der Metalle auf. Die praktische Anwendung von Galvanis Experimenten an der menschlichen Leiche beschrieb 1796 Carl Caspar Créve, Professor der Medizin an der Universität Mainz. Er empfahl zur Prüfung der Reaktionsfähigkeit der Muskulatur einen einfachen Bügel aus Silber mit einer Zink- und einer Silberplatte an den Enden. Heute wird als Spannungsquelle für die sogenannte galvanische Reizung eine Taschenlampenbatterie eingesetzt. Bis maximal vier Stunden nach Eintritt des Individualtodes kann damit eine Muskelzuckung erzeugt werden. Mit dem Absterben der letzten Körperzellen ist das intermediäre Leben beendet. Es tritt der biologische Tod ein, der auch als totaler oder absoluter Tod bezeichnet wird.

Als frühe Leichenerscheinungen bilden sich Totenflecke, Totenstarre und Leichenkälte aus. Bereits zwanzig bis dreißig Minuten nach dem Kreislaufstillstand können an den seitlichen Halspartien die ersten Totenflecke beobachtet werden. Infolge Fehlens der Kreislauftätigkeit sinkt das Blut der Schwere nach in die tiefer gelegenen Körperpartien. Dort werden die prall gefüllten und erweiterten kleinen Blutgefäße als grau-violette Hautverfärbungen – Totenflecke genannt – sichtbar. Wenn man die Leiche während der ersten Stunden in eine andere Lage bringt, bilden sich die Totenflecke an der nun unten befindlichen Körperseite neu aus. Da das Blut durch Wasserverlust zunehmend konzentriert wird, verschwinden später die ursprünglichen Totenflecke nicht mehr vollständig. So kann eine Lageveränderung der Leiche erkannt werden. Kriminalistisch wichtig ist auch das Phänomen der Wegdrückbarkeit der Totenflecke. Auf Druck mit dem Finger oder einem Gegenstand entweicht das Blut aus den Gefäßen, und es kommt infolgedessen zu einer umschriebenen Abblassung. Diese Erscheinung läßt, ebenso wie die Verlagerbarkeit, innerhalb eines gewissen Zeitraums Rückschlüsse auf die Todeszeit zu. Den Totenflekken folgt alsbald die Totenstarre, deren Ursache bereits im 18. Jahrhundert lebhaft diskutiert wurde. Die zahlreichen älteren Theorien über das Starrwerden der Muskulatur haben sich sämtlich als unzutreffend erwiesen. Heute weiß man, daß dem Adenosintriphosphat (ATP), das als sogenannter Weichmacher wirkt, die entscheidende Bedeutung zukommt. Wenn die ATP-Reserve der Muskulatur aufgebraucht ist, entwickelt sich die Totenstarre.

Am 13. März 1847 verstarb in Wien der Professor für Gerichtliche Medizin an der dortigen Universität Jakob Kolletschka. Während einer Obduktion hatte ein Student den Professor mit dem Messer am Finger verletzt. Die scheinbar harmlose Wunde führte zu einer Erkrankung, die innerhalb kurzer Zeit mit dem Tode endete. Starb Jakob Kolletschka an „Leichengift"? Nein, sein Tod war die Folge einer Allgemeininfektion durch Verschleppung von Krankheitserregern und deren Giften auf dem Blutweg mit Eiterherdbildung in den inneren Organen. Das Risiko einer Infektion bei der Leichenöffnung besteht also tatsächlich. Zu fürchten ist allerdings nicht irgendein „Leichengift", sondern die Ansteckung mit krankheitserregenden Bakterien und Viren. Bei der Obduktion Verstorbener, die an einer infektiösen Erkrankung gelitten haben, können die Erreger über eine geeignete Eintrittspforte, etwa eine Hautverletzung, in den Körper des Obduzenten eindringen. Eine generelle Gesundheitsgefährdung beim Umgang mit Leichen darf daraus jedoch nicht abgeleitet werden.

Die Leichenzersetzung durch Autolyse, Fäulnis und Verwesung hängt von den Umweltverhältnissen, vor allem der Temperatur, ab, so daß im zeitlichen Verlauf große Unterschiede bestehen. Kennzeichnend für die Leichenfäulnis, die durch bestimmte Bakterien verursacht wird, sind die Gasbildung und die Verflüssigung des Gewebes. Beim Eiweißabbau entstehen die Substanzen, die der faulenden Leiche den charakteristischen Geruch geben. Das sind insbesondere Tyramin und Ammoniak. Das Tyramin gehört zu einer Gruppe chemischer Verbindungen, die als Ptomaine – abgeleitet von dem griechischen Wort für Kadaver – bezeichnet werden.

Ein echtes Problem stellten die

> Der Eiweißabbau bei der Leichenfäulnis vollzieht sich über einige Zwischenstufen zunächst bis zu den Aminosäuren, also den einfachsten Bausteinen der Eiweißkörper. Daraus entstehen durch Abspaltung von Kohlendioxid die auch als biogene Amine bezeichneten Ptomaine, zum Beispiel Kadaverin, Putreszin und Tyramin. Bei deren weiterem Abbau bilden sich schließlich die Fäulnisgase wie Ammoniak, Methan und Schwefelwasserstoff mit seinem charakteristischen Geruch nach faulen Eiern.

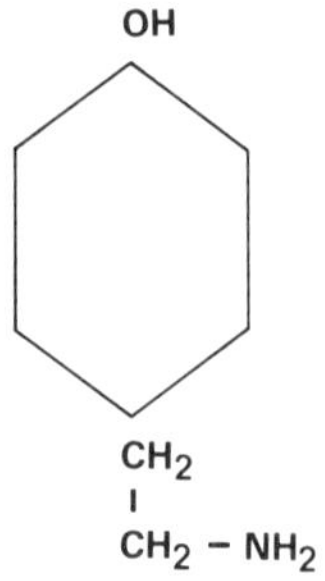

Das Tyramin, ein Zwischenprodukt des Eiweißabbaus bei der Leichenfäulnis, gibt zusammen mit Ammoniak der Leiche den charakteristischen Fäulnisgeruch.

Fäulnisprodukte noch im 19. Jahrhundert für die forensisch tätigen Toxikologen dar. Bedingt durch die damaligen Analysemethoden, kam es immer wieder zu Verwechslungen mit bestimmten pflanzlichen Giftstoffen, den Pflanzenalkaloiden, zu denen so bekannte Gifte wie Coniin und Strychnin gehören. Erste systematische Untersuchungen der Eiweißabbauprodukte, die bei der Fäulnis entstehen, nahm der Italiener Francesco Selmi vor. Auf ihn geht auch der noch heute gebräuchliche Begriff Ptomaine zurück. Im Jahre 1878 erschien seine grundlegende Monographie über die Leichenalkaloide, die auch einige berühmt gewordene Gutachten Selmis enthält. Durch sorgfältige Analysen war es ihm wiederholt gelungen, einen bestehenden Giftmordverdacht zu entkräften.

Der unerwartete Tod eines gewissen Generals Gibbone hatte zu allerlei Spekulationen Anlaß gegeben. Die toxikologisch-chemische Analyse schien den Nachweis von Delphinin, einem Rittersporn-Alkaloid, erbracht zu haben. Der Verdacht richtete sich gegen den Diener des Generals. Allein der Umstand, daß jegliches Tatmotiv fehlte, veranlaßte das Gericht, Selmi mit einem Obergutachten zu beauftragen. Als erstes stellte er neue Extrakte aus den Leichenteilen her. Die Untersuchung seiner Organauszüge mit den Reagenzien, die Delphinin anzeigen, ergab ein klares Resultat. Die Reaktionen fielen positiv aus. Also doch ein Giftmord? Selmi begnügte sich aufgrund seiner Erfahrungen jedoch nicht damit, sondern begann mit Tierexperimenten. Er injizierte einigen Fröschen echtes Delphinin und anderen die Organextrakte. In beiden Versuchsreihen trat bei den Tieren ein Herzstillstand auf. Selmis Aufmerksamkeit entging aber der entscheidende Unterschied nicht. Im Gegensatz zum Delphinin verursachten seine Extrakte einen Herzstillstand während der Systole, der Kontraktionsphase der Herzaktion. Das war beim Delphinin nie zu beobachten. Sorgfältig wiederholte

Titelblatt der Monographie „Über Ptomaine oder Leichenalkaloide und ihre Bedeutung in der Toxikologie" von Francesco Selmi (1817–1881)

SULLE

PTOMAINE OD ALCALOIDI CADAVERICI

E

LORO IMPORTANZA IN TOSSICOLOGIA

OSSERVAZIONI

DEL

PROF. FRANCESCO SELMI

AGGIUNTAVI

UNA PERIZIA PER LA RICERCA DELLA MORFINA

IN BOLOGNA
PRESSO NICOLA ZANICHELLI
SUCCESSORE ALLI MARSIGLI E ROCCHI

MDCCCLXXVIII.

Selmi alle Versuchsreihen und nahm schließlich die Suche nach neuen Reagenzien auf, die einen spezifischen Nachweis von Delphinin ermöglichen sollten. Dazu verwendete er unter anderem Gold-Natriumhyposulfit. Während es bei der Reaktion mit Delphinin zur Entstehung eines Bodensatzes kam, blieb bei Zugabe der Leichenextrakte die Bildung eines Niederschlages aus. Selmi widerlegte mit diesen eindeutigen Ergebnissen die Behauptung vom Giftmord an General Gibbone. Die von den Chemikern bei den ersten Analysen verwendeten Reagenzien waren demnach für den Untersuchungszweck ungeeignet und hätten fast zu einem verhängnisvollen Justizirrtum geführt.

Überzeugende Resultate erzielte Selmi auch in einem zweiten Fall. Der Tod der Witwe Sonzogno in Cremona hatte ebenfalls einen Giftmordverdacht entstehen lassen. Mehrere Chemiker wurden mit der Untersuchung des exhumierten Leichnams beauftragt. Aus ihren Analysenergebnissen leiteten sie die Schlußfolgerung ab, in den Organextrakten Morphin gefunden zu haben. Auch in diesem Fall ließ sich die vermeintliche Feststellung von Gift im Körper der Toten nicht recht in die Ermittlungsergebnisse einordnen. Es lagen nämlich keine anderen Anhaltspunkte für ein Verbrechen vor. Weitere Analysen, die Chemiker in Mailand und Brescia ausführten, sollten Klarheit bringen. Sie konnten zwar kein Morphin nachweisen, bestätigten aber das Vorhandensein eines Alkaloids. Das Gericht bestellte Selmi zum Obergutachter. Tatsächlich ließen einige der von ihm angewandten Nachweisreaktionen eine verdächtige Färbung erkennen. Dagegen fielen die meisten Tests auf Morphin negativ aus. Eindeutig verliefen die Tierexperimente mit Kaninchen und Fröschen. Die Wirkungen der Leichenextrakte auf die Versuchstiere waren so grundverschieden von denen des Morphins, daß Selmi jeglichen Zweifel ausräumen konnte.

Die Leiche der Witwe Sonzogno enthielt keine Spur von Morphin, sondern wiederum hatten Ptomaine das Vorhandensein eines Pflanzenalkaloids vorgetäuscht. Erst seitdem die unspezifischen Analysemethoden durch moderne Trenn- und Nachweisverfahren ersetzt wurden, besteht diese Gefahr nicht mehr.

Von den konservierenden Leichenveränderungen werden die Mumifikation und das sogenannte Fettwachs am häufigsten beobachtet. Eine natürliche Mumie entsteht unter geeigneten Bedingungen durch Austrocknung des Körpers ohne vorangegangene Konservierungsmaßnahmen. Im Gegensatz dazu vollzieht sich die chemische Umwandlung des körpereigenen Fettgewebes zum sogenannten Fettwachs im feuchten Milieu unter völligem oder teilweisem Luftabschluß. Günstige Bedingungen für den Entstehungsprozeß herrschen im Wasser und in feuchten Erdgräbern. Erstmals beschrieben die Franzosen Michel-Augustin Thouret und Antoine-François de Fourcroy im Jahre 1786 diese Erscheinung nach Beobachtungen auf einem Pariser Friedhof. Die Leichen hatten zwischen fünfzehn und dreißig Jahre in Massengräbern gelegen. Jeweils eintausend bis eintausendfünfhundert Särge waren in großen Gruben möglichst eng neben- und übereinander geschichtet worden. Bei der Öffnung fanden sich zum Erstaunen der Beteiligten nicht, wie erwartet, Skelette, sondern auf besondere Weise erhaltene Leichname. In seinem „Bericht über die Leichen, die aus dem Kirchhofe und der Kirche der unschuldigen Märtyrer ausgegraben wurden" schrieb Michel-Augustin Thouret: „An den Leichen, deren mehrere in eine gemeinschaftliche Grube geworfen worden waren, war kein Fasergewebe mehr wahrzunehmen, sondern alle weiche Theile zu einem meistens sehr festen mehr oder weniger weißen Mark geworden, das sich fett anfühlte, an trockener Luft hart, und zuweilen glänzend, beynahe wie Metall, wurde an feuchter Luft wieder aufgeweicht, stank, schimmelte, und mit den lebhaftesten und mannigfaltigsten Farben anlief; von außen war es von der Haut gebildet, die man noch an ihrem körnigen Gewebe erkennt ..." Die ursprüngliche, auf die Erstbeschreiber zurückgehende Bezeichnung Adipocire, die von den lateinischen Wörtern *adeps* für Fett und *cera* für Wachs abgeleitet ist, hat sich als chemisch falsch erwiesen, wird aber heute noch gebraucht. Das Umwandlungsprodukt enthält kaum Fett und kein Wachs, sondern besteht hauptsächlich aus gesättigten höheren Fettsäuren.

Die gerichtsmedizinische beziehungsweise kriminalistische Bedeutung der natürlichen Leichenkonservierung resultiert vor allem daraus, daß sich verschiedene Verletzungen aufgrund der weitgehenden Erhaltung des Leichnams noch lange Zeit nach dem Todeseintritt erkennen lassen. So berichtete im Jahre 1887 aus Graz der Gerichtsmediziner Julius Kratter über die Aufdeckung des Mordes an einem Mann, der etwa sechs Monate in einem Wassertümpel gelegen hatte. Bei der Obduktion des größtenteils in Adipocire umgewandelten Leichnams fand sich am Hals der mehrfache Abdruck eines Strickes, der später gesucht und schließlich auf dem Grunde des Tümpels gefunden wurde. Die weiteren Nachforschungen ergaben, daß der Mann mit einem sogenannten Kälberstrick erdrosselt worden war.

Gibt es einen „Scheintod"?

„Wißt Ihr nicht, wie weh das tut, wenn man wach im Grabe ruht ...", schrieb die Lyrikerin Friederike Kempner in einem ihrer Gedichte. Die Vorstellung, lebend in einem Sarg beerdigt zu sein, erweckt wohl bei jedem ein gewisses Unbehagen. Machen doch Finsternis, Stille und Grabeskühle keineswegs eine behagliche Atmosphäre aus. Die Folgen verfrühter Beerdigungen weiß Edgar Allan Poe in seiner Erzählung „Lebendig begraben" meisterhaft zu schildern. Da fällt nach drei Jahren Aufenthalt in der Familiengruft dem eintretenden Ehemann das Skelett seiner Frau in dem noch nicht vermoderten Leichengewand klappernd in die Arme; oder eine junge Frau wird um Mitternacht durch die zärtlichen Berührungen ihres Liebhabers aus einem Schlummerzustand erweckt, in dem sie zuvor beerdigt worden war. „Ich könnte, wenn nötig", behauptete Edgar Allan Poe, „sofort hundert gutbeglaubigte Beispiele anführen." Tatsächlich kostet es nur wenig Mühe, Berichte über die seltsamsten Begebenheiten in großer Zahl zu sammeln. Hierzu einige Schlagzeilen aus der Boulevardpresse: „Die Flucht aus dem Beinhaus", „Obduktion abgesagt – der Tote lebt", „Die eigene Trauerfeier miterlebt" oder „Auferstandene Scheintote verursacht Panik".

Die Verringerung wichtiger Stoffwechselprozesse und das Erlöschen der Lebensfunktionen des Organismus kennzeichnen die letzte Phase des Lebens. Durch äußere Einflüsse, wie Blitzschlag, Unterkühlung und Vergiftung, oder seltener bei Krankheiten, zum Beispiel Epilepsie, können alle Lebenserscheinungen auf ein Minimum herabgesetzt sein. Äußerlich sind in solchen Fällen Herz-Kreislauf- und Atemtätigkeit kaum wahrnehmbar, und es besteht eine tiefe, unter Umständen langdauernde Bewußtlosigkeit. Für diesen Zustand, bei dem die Unterscheidung zwischen Leben und Tod stark erschwert ist, wurde der Begriff „Scheintod" geprägt. Gelingt durch geeignete Behandlungsmaßnahmen die volle Wiederherstellung der Lebensfunktionen, bedeutet das also nicht die „Erweckung eines Toten", sondern die Genesung eines Schwerstkranken. Unmißverständlich ist der neuere medizinische Fachausdruck *vita minima*, der besagt, daß es sich um einen auf das Äußerste verminderten Zustand des Lebens handelt.

Weit zurück reichen die Versuche, den „Scheintod" als eine besondere Zustandsform des menschlichen Daseins zu deuten und dem „wahren" Tod gegenüberzustellen. So wurde beispielsweise als mögliches Unterscheidungsmerkmal definiert: „Der wahre Tod setzt einen unerregbaren Stillstand der Nerventätigkeit voraus, der Scheintod einen erregbaren.“ Die mangelnden Kenntnisse über den Ablauf des Sterbens und den Tod überhaupt in früherer Zeit bedingten zwangsläufig derartig verworrene Vorstellungen. Durch die im 18. Jahrhundert einsetzende intensive medizinische Erforschung des Todes konnten nach und nach wesentliche Zusammenhänge geklärt werden. Trotzdem fand der Begriff „Scheintod“ in Ermangelung einer besseren Bezeichnung weiterhin Verwendung. Das geschah auch, wenn Ärzte in wissenschaftlichen Zeitschriften über die erfolgreiche Behandlung von Patienten mit einer *vita minima* berichteten. Bei sachunkundigen Lesern konnte so der Eindruck entstehen, daß es mit dem „Scheintod“ doch etwas auf sich haben muß. Erst seit den sechziger Jahren setzt sich langsam der korrekte Terminus *vita minima* in der medizinischen Fachliteratur durch.

Im gewissen Sinne fördernd auf den Scheintodglauben wirkten sich ebenso bestimmte ärztliche Maßnahmen aus. Bis in die jüngste Vergangenheit wurden gelegentlich Ärzte von Angehörigen eines Verstorbenen aufgefordert, den sicheren Tod durch einen sogenannten Pulsaderschnitt oder einen Herzstich festzustellen. Testamentarisch verfügte beispielsweise der schwedische Chemiker Alfred Nobel die Öffnung seiner „Pulsadern“; der berühmte Kriminalist Hans Gross, selbst der Arzt und Schriftsteller Arthur Schnitzler verlangten die Ausführung eines Herzstichs. Die Ursachen für den Scheintodglauben sind aber noch weitaus vielfältiger und zum Teil uralt.

Schon in grauer Vorzeit mußten sich die Menschen mit Naturerscheinungen auseinandersetzen. Ihnen fehlten allerdings die Kenntnisse, die Beobachtungen richtig zu deuten. Das Aufkommen abergläubischer Vorstellungen war die Folge. Schriftliche Überlieferungen und volkskundliche Studien vermitteln einen Eindruck darüber, welche Erscheinungen an Leichen zu Fehldeutungen Anlaß gaben: Der Tote „schwitzt“ – in Wirklichkeit Kondenswasser auf der abgekühlten Leiche. Die Barthaare „wachsen“ – in Wirklichkeit Folge der Eintrocknung des Gewebes mit passivem Hervortreten des Bartes. Die Lage der Leiche verändert sich – in Wirklichkeit verursacht durch Eintreten und Lösen der Totenstarre, später durch Fäulnis. „Totenlaute“ sind zu vernehmen – in Wirklichkeit eine Leichenerscheinung, bedingt durch das Hochdrücken des Zwerchfells infolge Fäulnisgasansammlung im Bauchraum mit Entweichen von Luft durch die Stimmritze. Die Aufrichtung des männlichen Gliedes – in Wirklichkeit Fäulnisgasansammlung im Gewebe der äußeren Geschlechtsorgane. „Frisches Blut“ fließt aus Nase und Mund – in Wirklichkeit Austritt von Fäulnisflüssigkeit aus den Körperöffnungen. Die Leiche läßt eine „ganz frische Haut“ und „neue Nägel“ erkennen – in Wirklichkeit Ablösung der Oberhaut zusammen mit den Nägeln infolge Fäulnis, so daß die rosig und feucht wirkende Lederhaut beziehungsweise die Nagelbetten freiliegen. Eine verstorbene Schwangere „gebärt“ im Sarg ihr Kind – in Wirklichkeit kommt eine sogenannte Sarggeburt durch einen starken Fäulnisgasdruck im Bauchraum zustande, der ebenso einen Kotabgang an der Leiche bewirken kann. Solche Leichenerscheinungen sind es auch, die den Scheintodglauben bis heute wachgehalten haben.

Schon aus dem alten Rom gibt es Mitteilungen über „Scheintote“ und verfrühte Beerdigungen. Ein Fall von beinahe historischer Tragweite ereignete sich 1244 in Frankreich. Der neunundzwanzigjährige, an Ruhr leidende König Ludwig IX. wurde von seinen Ärzten für tot erklärt. Nach einer Stunde, die Priester hatten bereits mit dem Lesen der Totenmesse begonnen, waren die Lebenszeichen wieder unübersehbar. Erst sechsundzwanzig Jahre später starb der König wirklich.

Die Berichte über die Rückkehr für tot gehaltener Personen zum Leben und über lebendig Begrabene mehrten sich seit dem späten Mittelalter. Der Franzose Jacques-Jean Bruhier d'Ablaincourt hat derartige Fälle gesammelt und im Jahre 1742 veröffentlicht. Sein umfangreiches Werk erschien 1754 in deutscher Sprache unter dem Titel „Abhandlung von der Ungewissheit der Kennzeichen des Todes, und dem Misbrauche, der mit übereilten Beerdigungen und Einbalsamirungen vorgeht“. Obwohl nur wenige der zweihundertachtundsechzig darin enthaltenen Fallberichte überprüfbar waren, erkannten Medizinische Fakultäten und Akademien Bruhiers Buch an. Es fand rasch weite Verbreitung und wurde von vielen Laien gelesen. So weitete sich im 18. Jahrhundert die Furcht vor dem „Scheintod“ und dem Lebendigbegrabenwerden zu einer Massenerscheinung aus.

Als positive Auswirkung begann, wie bereits erwähnt, eine intensive medizinische Erforschung des Todes. Weitere Konsequenzen waren die Errichtung von Leichenhäusern und die Gründung von Rettungsgesellschaften. In Deutschland entstand das erste Leichenhaus 1791 in Weimar auf Initiative des bekannten Arztes Christoph Wilhelm Hufeland. Bereits vorher waren, ausgelöst durch das Buch von Bruhier, solche Einrichtungen in London, Amsterdam, Wien und Prag in Betrieb genommen worden. In den Leichenhäusern wurden verschiedene Konstruktionen zur Erkennung des „Scheintodes“ installiert. Anfang des 19. Jahrhunderts erhielt das Leichen-

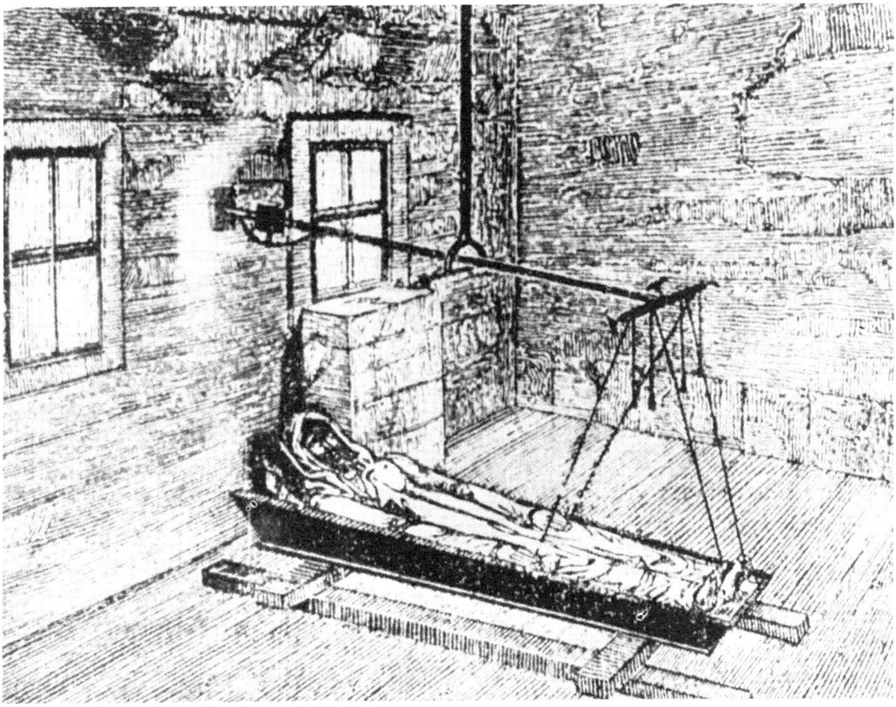

„Scheintodklingel" im Leichenhaus von Leipzig um 1830. Bedingt durch die weit verbreitete Furcht vor dem Scheintod waren zur damaligen Zeit in den Leichenhäusern vieler Städte ähnliche Anlagen zu finden.

haus in Leipzig eine Läutevorrichtung. An den Fingern und Zehen jedes Eingelieferten wurden Drähte befestigt, die über eine Rolle zu einer im Flur angebrachten Glocke führten. Durch eine Bewegung der Gliedmaßen konnte die Glocke in Tätigkeit gesetzt werden. Von solchen einfachen „Scheintodklingeln" über Sicherheitsröhren im Grab bis zur Konstruktion sogenannter Sicherheitssärge reicht die Palette kurioser Erfindungen. Nicht weniger sonderbar muten heute die alten Methoden zur Feststellung des Todes an, die sich sämtlich als unsicher erwiesen haben. Zum Ausschluß des „Scheintodes" sollten eine Flaumfeder vor Mund und Nase gehalten, ein bis zum Überlaufen mit Wasser gefülltes Glas auf den Brustkorb gestellt oder Siegellack auf die Haut getropft werden. Die systematische Anwendung der sogenannten Le-

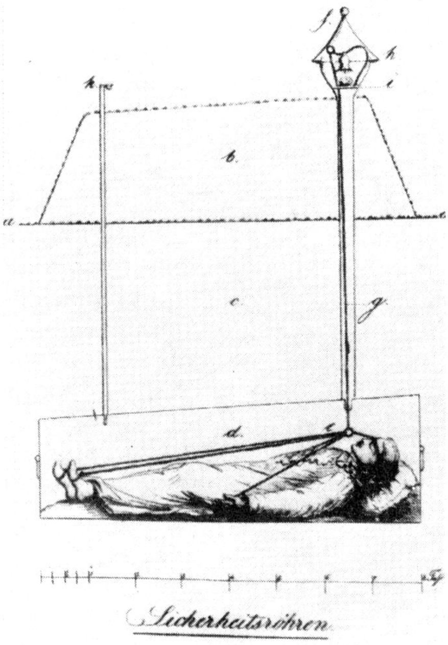

„Sicherheitsröhren" sollten ein Weiteratmen im Sarg ermöglichen. Eine Läutevorrichtung komplettiert dieses Kuriosum aus dem Jahre 1829.

bensproben empfahl die Rettungsgesellschaft in Amsterdam, die als erste in der Welt 1767 gegründet wurde. Ihr erklärtes Ziel war die Rettung und Wiederbelebung „Scheintoter".

Zweifellos bestand im 18. Jahrhundert die dringende Notwendigkeit, den Tod mit größerer Sicherheit festzustellen. Dazu fehlte es aber vor allem an geeigneten Mitteln und Methoden. Das erste Stethoskop konstruierte der berühmte Pariser Arzt René-Théophile-Hyacinthe Laënnec im Jahre 1819. Doch die von ihm eingeführte Auskultation, das Abhorchen des Körpers, setzte sich erst um die Mitte des 19. Jahrhunderts als ärztliche Untersuchungsmethode durch. Ludwig Julius Caspar Mende, Verfasser eines vielbeachteten sechsbändigen Handbuches der Gerichtlichen Medizin, hatte bereits 1829 auf den großen Wert des Stethoskops für die Feststellung des Todes aufmerksam gemacht. Er konnte damit bei einem Neugeborenen, das für tot erklärt wurde, noch eine halbe Stunde später den Herzschlag wahrnehmen und rettete so dem Knaben das Leben. Eine mangelnde Sorgfalt bei der Untersuchung angeblich Verstorbener war zur damaligen Zeit weit verbreitet. Auch Christoph Wilhelm Hufeland wies wiederholt darauf hin.

Wirksame staatliche Maßnahmen mußten die Initiativen einzelner Ärzte ergänzen, wenn ein durchgreifender Erfolg erzielt werden sollte. Die älteste Vorschrift über eine behördliche Leichenschau in Deutschland enthält das Preußische Allgemeine Landrecht von 1794. Danach mußte der Pfarrer bei der Anzeige von Sterbefällen nach der Todesart fragen und den Totengräber beauftragen, bei der Einsargung anwesend zu sein. Die Anwesenheit des Totengräbers allein dürfte kaum eine geeignete Methode darstellen, um der Gefahr der Toderklärung eines Lebenden zu begegnen. Im Jahre

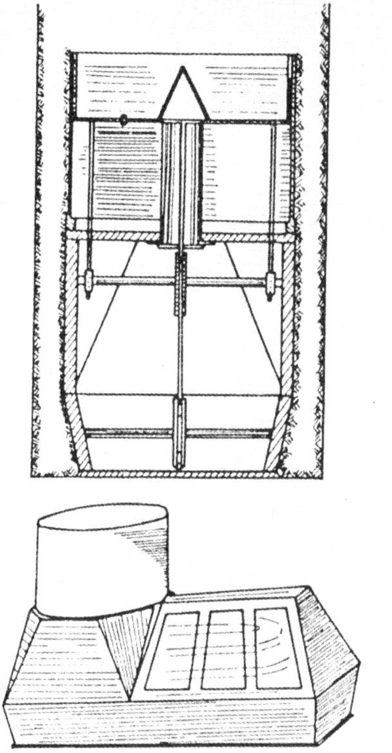

Sogenannter Sicherheitssarg mit komplizierter Mechanik zur Selbstrettung „Scheintoter" aus dem Grab. Für diese unnütze Konstruktion vergab das Reichspatentamt am 5. Dezember 1884 die Patentschrift Nr. 29357.

1796 hat der Berliner Arzt Johann Ludwig Formey die Forderung erhoben, „daß kein Mensch beerdigt werden soll, ohne von einem Arzt vorher besichtigt worden zu seyn". Ein „Circularrescript" der Königlich-Preußischen Ministerien der Justiz, des Inneren sowie der geistlichen, Unterrichts- und Medizinalangelegenheiten vom 15. Juni 1822 bestimmte, daß die Ermächtigung zur Beerdigung „entweder nur auf das Zeugnis eines approbirten Arztes über den wirklich erfolgten Tod oder mit der Beschränkung zu ertheilen ist, daß die Beerdigung erst nach Ablauf von 72 Stunden seit dem von den Zeugen bekundeten Moment des angeblichen Todes erfolgen darf". Die Praxis sah allerdings etwas anders aus. In ländlichen Gebieten, in denen kein Arzt ansässig war, erfolgte oft überhaupt keine Leichenschau. Die Laienleichenbeschauer hatten einen denkbar schlechten Ruf. Es waren „Individuen, welche auf der niedersten Stufe der Intelligenz stehen und sich durch ihr unsinniges und mechanisches Niederschreiben von Leichenschauscheinen schon allwärts bekannt und lächerlich gemacht haben". Im Jahre 1900 erhob der 28. Deutsche Ärztetag in einer Resolution erstmalig die Forderung nach der gesetzlichen Einführung einer obligatorischen ärztlichen Leichenschau, die heute allgemein üblich ist.

In den Jahren 1919/20 ging ein Fall durch die Tagespresse und die medizinische Fachliteratur, der den Scheintodglauben gewaltig aufleben ließ. Am 28. Oktober 1919 nachmittags war die dreiundzwanzigjährige Krankenpflegerin Minna Braun leblos im Berliner Grunewald aufgefunden worden. Der herbeigerufene Gemeindearzt stellte Pulslosigkeit sowie Fehlen der Herztöne und der Atemtätigkeit fest. Aufgeträufelter Siegellack ergab keine Hautrötung. Die vermeintliche Tote wurde daraufhin in eine Leichenhalle überführt und eingesargt. Nach vierzehn Stunden mußte der Sarg geöffnet werden, weil Kriminalisten an den Kleidern der bis dahin Unbekannten nach Wäschezeichen suchen wollten. Sie stellten zu ihrer Verwunderung leichte Kehlkopfbewegungen fest und ließen denselben Arzt nochmals rufen. Er vernahm bei der erneuten Untersuchung einige dumpfe Herztöne und veranlaßte umgehend einen Transport ins Krankenhaus. Nach einem heißen Bad, kräftiger Bürstenmassage, zeitweiliger Sauerstoffbeatmung und fortgesetzter medikamentöser Behandlung erlangte die Patientin am 30. Oktober das Bewußtsein zurück. Auf Befragen gab sie an, aus Liebeskummer am 28. Oktober gegen 14 Uhr Morphinlösung und Veronalpulver eingenommen zu haben. Minna Braun konnte schließlich gesund aus dem Krankenhaus entlassen werden. Wie das Beispiel zeigt, hatte der Arzt bei der ersten „Leichenschau" die minimalen Lebensäußerungen übersehen.

Das Bekanntwerden dieses Falles löste eine Flut von Mitteilungen über „Scheintodfälle" in der Tagespresse aus. Einige wurden eingangs zitiert. Im Jahre 1943 überprüfte der Straßburger Gerichtsmediziner Gerhard Rossow eine Sammlung von Zeitungsmeldungen. Resümierend schrieb er: „Wie wir an den gebrachten Beispielen gesehen haben, handelt es sich in allen diesen Fällen um frei erfundene, der Phantasie entsprungene Märchen, die sich kaum von jenen unterscheiden, die schon vor hundert und mehr Jahren dem Publikum aufgetischt wurden." Auch die „Berichterstattung" von Edgar Allan Poe ist schnell erklärt. Sein Beispiel zeigt, was der kranke Geist eines opiumsüchtigen Alkoholikers hervorzubringen vermag.

Mumien aus alter und neuer Zeit

Unweit der Fernverkehrsstraße 102 im Süden des Kreises Kyritz liegt Neustadt an der Dosse. In dem nur wenige Kilometer entfernten Ortsteil Kampehl gibt es eine vielbesuchte Dorfkirche. Doch nicht der Umstand, daß es sich um ein frühgotisches Bauwerk aus dem 13. Jahrhundert handelt, lockt jährlich rund einhunderttausend Gäste ins Dorf. Die zahlreichen Besucher kommen zu einem kleinen Gruftanbau an der Nordseite der Kirche. Die Tür trägt ein großes Schild mit der Aufschrift „Halt! Besichtigt Kahlbutz, das biologische Rätsel, über 300 Jahre alt, bis heute wissenschaftlich ungelöst". Lassen auch wir uns zu einem Besuch verführen.

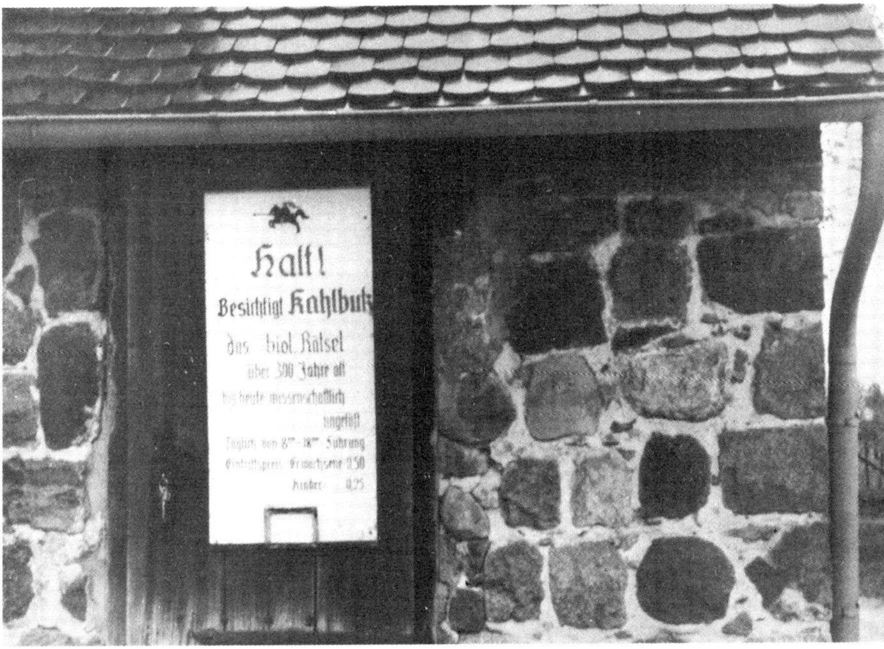

Gruftanbau an der Dorfkirche von Kampehl. Bei Kahlbutz handelt es sich nicht, wie auf dem Schild angekündigt, um ein „biologisches Rätsel", sondern um eine durch natürliche Leichenveränderungen entstandene Mumie.

Über einige ausgetretene Steinstufen geht es in die enge, düstere Grabkammer hinab. Ziemlich in der Mitte der Gruft steht ein alter Sarg aus Eichenholz, in dem sich noch ein zweiter, aus Tannenholz gefertigter befindet. Unter Glas ruht darin auf weißem Leinentuch der mumifizierte Leichnam des Christian Friedrich von Kahlbutz. Laut Kirchenbucheintragung starb der Kornett von Kahlbutz im Alter von einundfünfzig Jahren am 3. November 1702, morgens zwischen 4 und 5 Uhr. Daß selbiger wirklich vor uns liegt, sei mit Sicherheit festgestellt. Die eingestickten Buchstaben „C. F." in einem der Leinentücher hätten die Identifizierung ermöglicht. Der 1,71 Meter lange mumifizierte Leichnam mit einem Gewicht von 9,8 Kilogramm liegt ausgestreckt auf dem Rücken, die Hände über dem eingesunkenen Bauch gefaltet. Insgesamt ist die Mumie dank der fachkundigen Betreuung durch Berliner Museologen recht gut erhalten. Nach ausgiebiger Besichtigung von

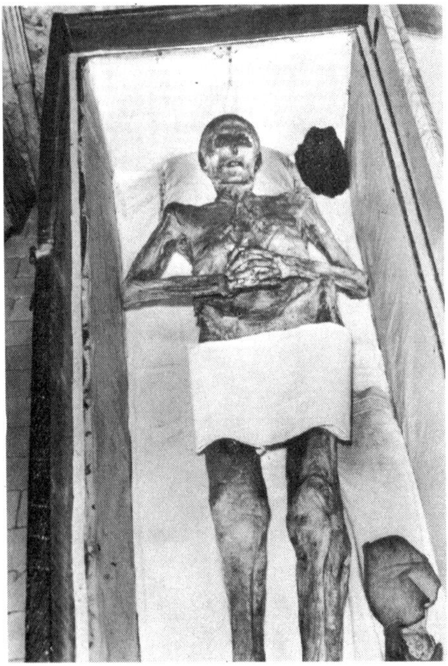

Mumifizierter Leichnam des 1702 verstorbenen Christian Friedrich von Kahlbutz

Junker Kahlbutz kehren alle ins Freie zurück. Zum Abschied gönnen wir uns noch einen letzten Blick auf die inzwischen wieder verschlossene Tür zur Gruft. Da war doch ein „biologisches Rätsel“ angekündigt worden? Junker Kahlbutz bleibt tatsächlich ein Rätsel, nur kein biologisches. Es lautet: Was führt alljährlich die einhunderttausend Besucher in dieses düstere Grabgewölbe? Vielleicht ist es die Geschichte vom mysteriösen Ende des Bückwitzer Schäfers Picker, die während der Besichtigung erzählt wird. Danach soll Junker Kahlbutz beharrlich versucht haben, die Braut jenes Schäfers, eine gewisse Maria Leppin, von seinem „Recht der ersten Nacht“ zu überzeugen. Sie aber verwehrte sich ihm und blieb ihrem Bräutigam treu. Im Sommer des Jahres 1690 wurde Pikker in der Nähe einer Brücke über die Dosse erschlagen aufgefunden. Der dringende Tatverdacht fiel auf Kahlbutz. Bei der Gerichtsverhandlung trug der landgräfliche Wundarzt vor, daß des Schäfers Kopf „durch ein scharfes Instrument verletzt“ worden sei. Der richterlichen Aufforderung, seine Waffe vorzuzeigen, konnte Kahlbutz nicht nachkommen. Er habe, so behauptete er, diese erst unlängst verloren. Kurzentschlossen ließen die Richter Herrn von Kahlbutz den Reinigungseid schwören und sprachen ihn danach frei. Als nun 1794, inzwischen waren zweiundneunzig Jahre seit seinem Tode vergangen, die Dorfkirche renoviert und dazu auch die Grabkapelle geräumt werden sollte, wurden die zur Beerdigung bestimmten Särge aus der Gruft zuvor noch einmal geöffnet. Siehe da, Junker Kahlbutz lag als Mumie im Sarg. Eine „Erklärung“ war schnell gefunden. Zur Bekräftigung seines Reinigungseides soll Herr von Kahlbutz seinerzeit hinzugefügt haben, daß er nie verwesen wolle, wenn er wirklich der Mörder gewesen wäre. Seither gehören Mumie und Mordgeschichte als dauerhafte Geldquelle zusammen. Allerdings Einmaligkeit kann den Kampehler Bürgern für ihren „Mumienschatz" nicht bescheinigt werden.

Im Winter des Jahres 1677 starb in Herzberg am Harz der einundsiebzig Jahre alte Curd Schachtrup. Als angesehener Kaufmann konnte er sich eine Bestattung in eigener Familiengruft leisten. Anläßlich der Beisetzung seines Sohnes wurde Vater Schachtrup nach siebenunddreißig Jahren mumifiziert in den zerfallenen Sargresten vorgefunden. Wie sollte es anders sein, auch in seinem Leben gab es eine geheimnisvolle Affäre. Kaufmann Schachtrup hatte unter anderem mit Eisen aus England gehandelt. Als nun eines Tages statt der Eisenwaren eine mit Gold gefüllte Kiste eintraf, behielt er das edle Metall stillschweigend für sich. Doch der unfreiwillige Goldlieferant bemerkte seinen Irrtum und forderte alles zurück. Schachtrup beschwor, nie eine Kiste mit Gold erhalten zu haben, und setzte die Beteuerung hinzu: „So wahr ich nach meinem Tode verwesen werde!" Kommentar: Was dem Kornett von Kahlbutz aus Kampehl sein Reinigungsmeineid, ist dem Herzberger Kaufmann Schachtrup seine Versicherung an Meineides Statt wider den Verdacht des Betruges.

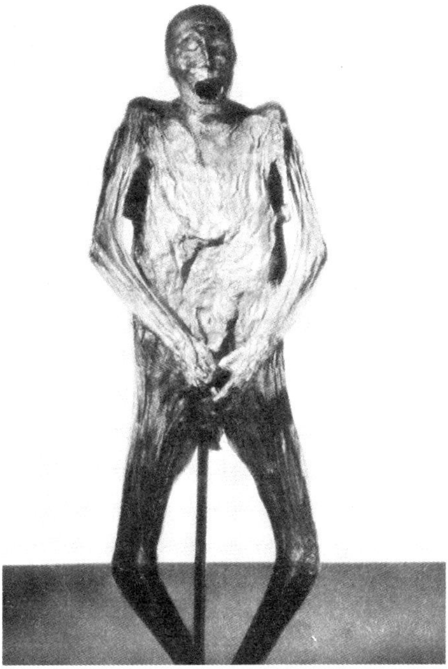

Mumie des Curd Schachtrup aus Herzberg am Harz. Sein Leichnam wurde 1677 in der Familiengruft beigesetzt und 1714 mumifiziert im Sarg aufgefunden.

Ohne jeden Zweifel entstanden die Mumien des Christian Friedrich von Kahlbutz und des Curd Schachtrup durch natürliche Leichenveränderungen. Daran ist nichts Ungewöhnliches. Ein Gerichtsmediziner hat Jahr für Jahr nicht nur eine teilweise oder vollständig mumifizierte Leiche zu untersuchen. Gleich mehrere auf natürliche Weise entstandene Mumien, von denen einige weitaus besser erhalten sind als Kahlbutz, ruhen in den Kirchengrüften von Berlin-Buch, Rheinsberg und Illmersdorf bei Cottbus. Darüber hinaus wurden, um nur die berühmtesten zu nennen, mumifizierte Gruftleichen im Bleikeller unter dem Bremer Dom oder in Palermo und Toulouse gefunden. Charakteristisch ist die faltige Haut von brauner, lederartiger Beschaffenheit, die Skelett und zusammengesunkene Weichteile straff umschließt. Günstige Bedingungen für eine natürliche Mumifikation herrschen überall dort, wo Leichen in kühler und trockener Umgebung einem mehr oder weniger starken Luftzug ausgesetzt sind. Das kann im Freien, auf zugigen Dachböden und eben auch in Grüften sein. Bei Erdbestattung begünstigt Sandboden die Mumifizierung, weil die Körperflüssigkeit rasch in das Erdreich absickert. Der Wasserentzug führt zu einer Austrocknung des Körpers mit Schrumpfung von Haut und Weichteilen. Der Fäulnisprozeß bleibt weitgehend aus, denn durch Trockenheit und niedrige Temperatur wird das Bakterienwachstum gehemmt. Unter entsprechenden Lagerungsbedingungen sind natürlich entstandene Mumien praktisch unbegrenzt haltbar.

Neben der natürlichen Mumifikation menschlicher Leichen können durch Einbalsamierung künstlich Mumien erzeugt werden. Das haben bekanntlich die alten Ägypter mit großer Meisterschaft beherrscht. Ihrem Jenseitsglauben zufolge existierte die Seele des Toten nur so lange, wie der Körper fortbestand. Bis in die Pyramidenzeit war im alten Ägypten die Mumifizierung auf den König und seine nächsten Angehörigen beschränkt. Danach wurde aus diesem Privileg ein Brauch für alle. Je nach finanzieller Aufwendung führten die Spezialisten unterschiedliche Prozeduren mit den Körpern der Verstorbenen aus. Im Anschluß an die konservierende Vorbehandlung erfolgte das Bandagieren der Leichen mit Leinenstreifen und zur Zierde das Auftragen verschiedener Ornamente. Von den kunstvoll gefertigten Mumien blieben, begünstigt durch das trockene Klima Ägyptens, viele erhalten. Einige können noch heute in der Abteilung „Totenwesen“ des Berliner Ägyptischen Museums besichtigt werden.

Kriminalhistorisch interessant ist in diesem Zusammenhang ein Fall aus dem Jahre 1903. Beim Ausheben einer Fälscherwerkstatt in Odessa entdeckte die Polizei eine Produktionsstätte für Mumien. Menschliche Leichen aus verschiedenen Krankenhäusern wurden durch entsprechende Verfahren zu „Mumien ägyptischer Pharaonen“ hergerichtet. Gegen ein Entgelt sollen diese Fälschungen als Echtheiten an einige Provinzmuseen verkauft worden sein.

Ein Auftrag für den Sachverständigen

Die Untersuchung gewaltsamer Todesfälle

Der Tote auf der Landstraße

Kurz nach Mitternacht des 1. August 1961 ging bei der Police Judiciaire am Quai des Orfèvres in Paris eine nicht alltägliche Meldung ein. Auf der Chaussee nach Tours, so teilte der anrufende Streifenpolizist mit, habe ein gewisser Jean Cellier vor einer halben Stunde mit seinem Auto einen unbekannten Mann angefahren. Die Mithilfe der Kriminalpolizei wäre deshalb erforderlich, weil der Fahrer des Wagens behauptete, der Unbekannte hätte schon vor dem Unfall auf der Fahrbahn gelegen.

Gegen Morgen untersuchte der Polizeiarzt am Ereignisort die Leiche. Die Ausbildung der Totenflecke und die Intensität der Totenstarre ließen darauf schließen, daß der Mann zum Unfallzeitpunkt mindestens seit vierundzwanzig Stunden tot war. An seinem Kopf fanden sich Zeichen eines Streifschusses. Bei der Leichenöffnung stellten die Obduzenten später außerdem einen Lungensteckschuß und als Todesursache eine Stichverletzung des Herzens fest.

Zum Zwecke der Identifikation nahmen die Gerichtsmediziner eine sogenannte Leichentoilette vor. Sie reinigten und schminkten das Gesicht des Toten. Sein Foto wurde in mehreren Tageszeitungen veröffentlicht. Nach reichlich einer Woche meldete sich eine Frau, die ihn wiedererkannt hatte. Der Mann hieß Ricardo Medrano und verdiente seinen Lebensunterhalt mit dunklen Geschäften. Die Hinweise der Frau führten auf die richtige Spur. Nach umfänglichen Ermittlungen gelang es der Polizei, drei Ausländer festzunehmen und sie des gemeinschaftlich begangenen Raubmordes zu überführen.

Wie bereits erwähnt, leistet der Gerichtsmediziner seinen fachspezifischen Beitrag zur Aufklärung gewaltsamer Todesfälle hauptsächlich durch die Untersuchung der Leiche. Das beschriebene Verbrechen zeigt, welche Bedeutung dabei der Leichenöffnung zukommt. Zwar konnte durch die Leichenschau schon am Ereignisort die Unfallversion ausgeschlossen, jedoch erst bei der Obduktion die wirkliche Todesursache erkannt werden. Der Mann war nicht an einer Schußverletzung, sondern infolge eines Messerstichs verstorben. Die Leichenöffnung ist zur genauen Feststellung aller Verlet-

Schon während des 19. Jahrhunderts haben sich im deutschsprachigen Raum regional im wesentlichen drei verschiedene Sektionstechniken durchgesetzt. Die Methode des Wiener Pathologen Karl von Rokitansky basiert auf dem Prinzip, die Zergliederung der inneren Organe, soweit wie möglich, in ihrer natürlichen Lage in der Leiche vorzunehmen. Friedrich Albert von Zenker, Professor für Pathologie in Erlangen, empfahl die Herausnahme von Organkomplexen aus dem Körper, zum Beispiel der Halsorgane zusammen mit den Brustorganen, und erst danach die Ausführung der Organsektion. Bei einer Obduktion nach der Methode des Berliner Pathologen Rudolf Virchow wird jedes innere Organ für sich aus dem Körper entnommen und einzeln seziert. Virchow veröffentlichte seine auch für die Gerichtsmedizin bedeutsame Anleitung unter dem Titel „Die Sections-Technik im Leichenhause des Charité-Krankenhauses, mit besonderer Rücksicht auf gerichtsärztliche Praxis erörtert".

zungen einschließlich der Todesursache unerläßlich. Das Obduktionsergebnis bildet die Grundlage für das gerichtsmedizinische Sachverständigengutachten, das ein wichtiges Beweismittel im Strafverfahren darstellt.

Um bei der Leichenöffnung keinen Befund zu übersehen oder gar zu zerstören, erfordern verschiedene Arten der Gewalteinwirkung spezielle Untersuchungstechniken. Deshalb erfolgt beispielsweise bei Todesfällen durch Strangulation die Sektion der Halsregion in sogenannter künstlicher Blutleere. Die Methodik hat 1934 der damals in Halle tätige Gerichtsmediziner Kurt Walcher beschrieben. Durch ein entsprechendes Vorgehen bei der Obduktion werden zunächst die Blutgefäße entleert, bevor man mit der schichtweisen Präparation der Halsweichteile beginnt.

Im August des Jahres 1950 erwarb der Jamaikaner Charles Brown das Haus Rillington Place Nr. 10 im Londoner Stadtteil Notting Hill. Die beiden oberen Etagen vermietete er an Landsleute, während im Erdgeschoß das Ehepaar Ethel und John Christie wohnen blieb.

Anfang Dezember 1952 gab Mr. Christie seine Anstellung als Schreiber bei einer Straßenbaufirma auf, um mit seiner Frau nach Sheffield überzusiedeln. So jedenfalls begründete er die Kündigung. Während Mrs. Christie letztmalig Mitte Dezember in Rillington Place gesehen wurde, zog ihr Mann erst am 20. März 1953 aus. Nun mietete auch die Wohnung im Erdgeschoß ein Jamaikaner. Der neue Wohnungsinhaber, Beresford Brown, entrümpelte und renovierte die Zimmer. Beim Einrichten der Küche versuchte er, ein Wandbrett für sein Radio anzubringen. Aber alle Versuche mißlangen. Jedesmal verschwand der Nagel nach wenigen Schlägen in der dünnen Wand. Neugierig geworden, untersuchte Brown den Verschlag. Er leuchtete mit einer Taschenlampe hinein und entdeckte eine nackte Frauenleiche. Brown berichtete sogleich den Nachbarn von seinem Fund. Dann eilte er zur Notting Hill Police Station.

Kurze Zeit später begann ein Einsatzkommando der Polizei, die Zwischenwand in der Küche zu entfernen. Aus dem engen Alkoven förderten die Polizisten am 24. März insgesamt drei Frauenleichen zutage. Bei der Durchsuchung der übrigen Räume fanden sie in der Wohnung noch eine vierte Leiche. Die Tote lag unter den Dielen des Wohnzimmers. Es war Ethel Christie.

Auch der Garten des Hauses Rillington Place Nr. 10 wurde abgesucht. Am 27. März entdeckten die Polizisten in einem Blumenbeet verschiedene menschliche Skeletteile und als Stütze für den Zaun einen Oberschenkelknochen. Beim Umgraben des Gartens kamen weitere Knochen und außerdem Menschenhaare zum Vorschein.

Die gerichtsmedizinische Untersuchung in drei verschiedenen Instituten ergab übereinstimmend, daß die Skelette von zwei Frauen stammten. Beide konnten identifiziert werden. Die eine, die Wienerin Ruth Fuerst, war im August 1943 und die andere, Christies Bekannte Muriel Eady, im Oktober 1944 als vermißt gemeldet worden. Seinerzeit mußten die Ermittlungen in beiden Fällen ergebnislos eingestellt werden.

Die Vermißtenkartei von Scotland Yard enthielt auch die Namen der drei Frauen, die man im Alkoven gefunden hatte. Es handelte sich um die Prostituierten Kathleen Maloney, Rita Nelson und Hectorina MacLennan, die Anfang 1953 innerhalb weniger Wochen verschwunden waren.

Sofort nach der Aufdeckung der Morde begann eine Großfahndung nach John Christie. In den Morgenstunden des 31. März 1953 wurde der Gesuchte im Londoner Stadtteil Putney von einem Streifenpolizisten festgenommen. Noch am selben Tag legte Christie ein Geständnis ab. In den Verhören versuchte er immer wieder den Eindruck zu erwecken, daß er geisteskrank sei. Doch die Psychiater bescheinigten ihm lediglich eine abnorme sexuelle Veranlagung, nicht aber die Zurechnungsunfähigkeit.

Vom 22. bis 25. Juni 1953 fand in Old Bailey die Gerichtsverhandlung gegen John Christie statt. Die Anklage bezog sich auf den Mord an Ethel Christie. Wie die Obduktion ergeben hatte, war sie erdrosselt worden. Dieselbe Todesursache wurde bei den drei Frauen aus dem Alkoven festgestellt. Zudem fanden sich Zeichen einer Leuchtgasvergif-

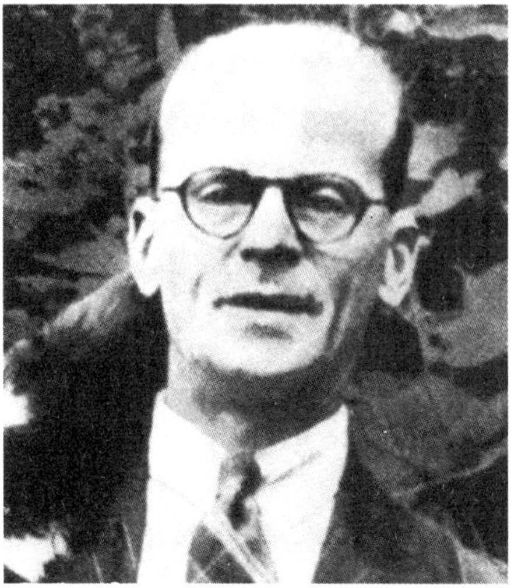

Der Londoner Massenmörder John Halliday Reginald Christie tötete zwischen 1943 und 1953 mindestens sechs Frauen.

tung, die laut toxikologisch-chemischem Befund zwar nicht tödlich, aber ausreichend war, um die Opfer zu betäuben. An den Toten konnte auch die Vornahme sexueller Handlungen nachgewiesen werden. Dem Antrag der Verteidigung, die für Zurechnungsunfähigkeit plädierte, folgte das Gericht nicht. So endete John Christie, der als „Massenmörder von Notting Hill" in die Kriminalgeschichte einging, am 15. Juli 1953 im Londoner Zuchthaus Pentonville am Galgen.

Die Feststellung der Todesursache sagt im Einzelfall nichts darüber aus, ob der Tod durch eigene oder fremde Hand herbeigeführt wurde. Wertvolle Anhaltspunkte für die Klärung dieses Problems kann beim Erdrosseln und Erhängen die mikroskopische Untersuchung von Faserspuren liefern. Eine einfache Methode zur Spurensicherung mit Klebeband gab der Schweizer Max Frei-Sulzer an. Das Verfahren beruht auf folgender Überlegung: Wenn sich jemand vor der Selbsttötung ein faserndes Strangwerkzeug, zum Beispiel einen Strick, um den Hals legt, dann muß vor allem die Innenseite seiner Hände Faserspuren aufweisen. Nachdem Frei-Sulzer über fünf Jahre systematisch alle gesicherten Selbsttötungsfälle durch Erhängen in und um Zürich untersucht hatte, entschloß er sich 1955 zur Veröffentlichung der gesammelten Erfahrungen.

Als einem der ersten gelang es dem Schweizer Ernst P. Martin, mit Hilfe der Freischen Faserprobe eine Tötung durch Erhängen aufzuklären. In der Baseler Utengasse wurde eine Frau in ihrer Wohnung erhängt vorgefunden. Die Polizisten entdeckten zwar ein Nachthemd des Ehemannes mit abgerissenen Ärmeln, doch schien seine Erklärung für das Zustandekommen der Zerreißungen einleuchtend. Weil sich am Ereignisort keine anderweitigen Verdachtsmomente ergaben, wurde eine Selbsttötung angenommen. Erst durch die mikroskopische Untersuchung der Klebebandabzüge von den Händen der Toten kamen Zwei-

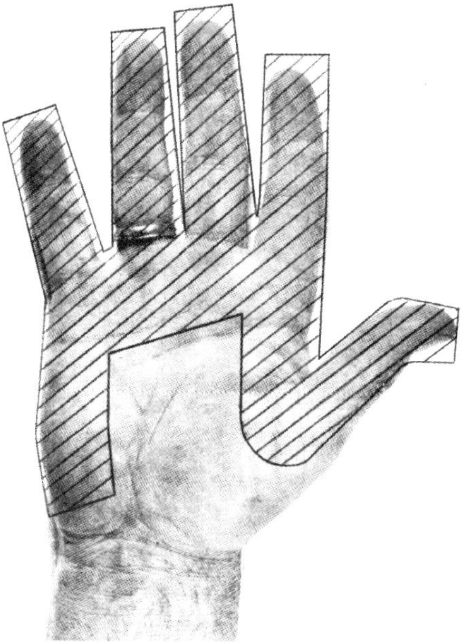

Spurensicherung für die Freische Faserprobe. Auf der Abbildung ist die Fläche der Handinnenseite schraffiert, von der die Faserspuren mit Klebeband abgenommen werden.

fel am Suizid auf. Martin fand nämlich kaum Fasern des Seils, das als Strangwerkzeug benutzt worden war, dagegen Fasern vom Nachthemd des Ehemannes in großer Zahl. Wie sich bei den daraufhin eingeleiteten Ermittlungen bestätigte, hatte zwischen Opfer und Täter eine Auseinandersetzung stattgefunden.

Schon der als Begründer der modernen Pathologischen Anatomie berühmt gewordene Italiener Giovanni Battista Morgagni schrieb 1761, daß beim Erhängen die Schlagadern des Halses komprimiert werden. Über systematische Untersuchungen zur Aufklärung des Erhängungsmechanismus berichtete 1897 der Pariser Gerichtsmediziner Paul-Camille-Hippolyte Brouardel. Sein Ziel war es, festzustellen, wie groß die Zugkraft am Strangwerkzeug sein muß, um den Blutfluß in den Schlagadern zu unterbinden. Er kam zu dem Ergebnis, daß schon wenige Kilogramm ausreichend sind. Durch die Unterbrechung des Blutzuflusses zum Kopf tritt infolge von Sauerstoffmangel im Gehirn fast momentan Bewußtlosigkeit und rasch der Tod ein. Dagegen ist die Behinderung der Atmung durch Zusammendrücken der Luftröhre nur von untergeordneter Bedeutung, denn auch Personen mit einer operativ angelegten Luftröhrenöffnung können durch Erhängen sterben. Als erster hat 1801 der Pariser Arzt Paul-Augustin-Olivier Mahon einen solchen Fall beschrieben. Ein lange gesuchter Londoner Straßenräuber wurde gefaßt und zum Tode verurteilt. Es gelang dem Verbrecher, einen Arzt zu gewinnen, der ihm einige Zeit vor der Hinrichtung die Luftröhre eröffnete und eine kleine Kanüle einlegte. Damit hoffte der Delinquent, am Leben zu bleiben. Er starb aber trotzdem durch Erhängen.

Mit den gerichtlich-medizinischen

Problemen des Erstickungsvorgangs und seinen Folgeerscheinungen hat sich Ambroise-Auguste Tardieu, Professor an der Universität Paris, eingehend beschäftigt. Durch verschiedene äußere Einflüsse kann die Atmung und damit die Aufnahme des lebensnotwendigen Sauerstoffes behindert sein. Eine solche mechanisch bedingte Erstickung tritt beispielsweise ein, wenn ein Fremdkörper in die Atemwege eingedrungen ist und den Kehlkopf oder die Luftröhre verlegt. Infolgedessen entstehen punktförmige, mitunter kleinfleckige Blutungen unter dem Lungenfell und der Herzaußenhaut. Von Tardieu erschien 1855 in einer französischen Fachzeitschrift eine vielbeachtete Arbeit über die Blutungen beim Erstickungstod, die ihm zu Ehren auch Tardieusche Flecke genannt werden. Insbesondere nach einem solchen Befund sucht der Obduzent in entsprechenden Fällen bei der Leichenöffnung.

Eine spezielle Form des Erstikkens ist das sogenannte Burking. Abgewandelt zu diesem Begriff, ging der Name des aus Irland stammenden Massenmörders William Burke in die Geschichte der Gerichtsmedizin ein.

Im Hafenviertel von Edinburgh bezog im Oktober 1828 ein Ehepaar in der Herberge „Tanner's Close" ein billiges Quartier. Nach vierzehn Tagen wurde vom Inhaber William Hare das Zimmer gekündigt. Als Grund gab er an, daß eine Verwandte aus Irland zu Besuch käme. Die Eheleute gingen erneut auf Zimmersuche und konnten auch bald wieder eine Unterkunft finden. Beim Auspacken ihrer Sachen bemerkte die Frau, daß sie in „Tanner's Close" einen Strumpf vergessen hatte. Auf ihre wenigen Habseligkeiten angewiesen, entschloß sie sich, mit ihrem Mann noch einmal zurückzugehen. Als die Frau nun ihre alte Lagerstätte nach dem fehlenden Strumpf zu durchsuchen begann, entdeckte sie statt dessen eine Leiche. Im nächstgelegenen Polizeirevier gaben die Eheleute ihre Beobachtungen zu Protokoll. Gemeinsam mit einem Polizeiarzt eilte der Kommissar zur Herberge „Tanner's Close". Doch eine Leiche konnten die beiden dort ebensowenig finden wie den Inhaber und dessen Bekannten Burke. Das ließ den Kommissar aber keineswegs an den Aussagen des Ehepaares zweifeln. Schließlich hatte sich in Edinburgh herumgesprochen, daß Robert Knox, Anatomieprofessor an der Universität, jede gut erhaltene Leiche kauft, ohne lange nach der Herkunft zu fragen. Also suchten der Kommissar und der Arzt die Anatomie auf. Die nachträglich herbeigeholten Eheleute erkannten unter den Toten sofort den Leichnam wieder, den sie kurz zuvor in „Tanner's Close" gesehen hatten. Bald darauf konnten Burke und Hare festgenommen wer-

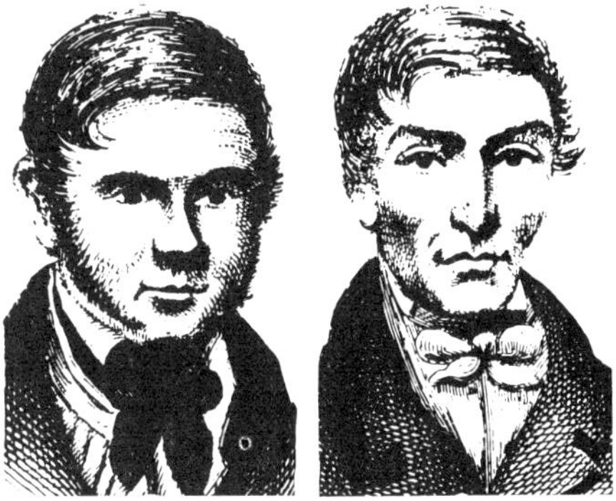

William Burke (links) und William Hare (rechts) begannen mit Leichendiebstahl und endeten als Mörder. Sie verkauften ihre Opfer an die Anatomie der Universität Edinburgh. Burke starb 1829 am Galgen, sein Komplize verbüßte eine lange Freiheitsstrafe.

den. Während der Gerichtsverhandlung gegen Burke im Dezember 1828 trat sein Komplize Hare als Kronzeuge auf. So gelang es dem Gericht, dem Angeklagten sechzehn Morde zu beweisen. William Burke wurde zum Tode verurteilt und am 28. Januar 1829 öffentlich gehängt. Sein Skelett steht noch heute im Anatomischen Museum der Universität Edinburgh.

Mit dem Leichenverkauf hatten Burke und Hare im November 1827 begonnen, als in der Herberge ein alleinstehender Mann plötzlich verstorben war. Kurz entschlossen brachten sie den Leichnam zur Anatomie. Der ihnen ausbezahlte Kaufpreis fiel überraschend hoch aus, und sofort erkannten sie ihre Chance für ein einträgliches Geschäft. Nun gingen Burke und Hare dazu über, Heimatlosen und Landstreichern ein billiges Quartier anzubieten, um sie bei der erstbesten Gelegenheit zu ermorden. Burke tötete seine zuvor alkoholisierten Opfer, indem er sich auf deren Brust setzte oder kniete und ihnen gleichzeitig Mund und Nase zuhielt.

Erst nach dem Erlaß eines sogenannten Anatomie-Gesetzes konnten ab 1832 die Mediziner in Großbritannien die für Lehre und Forschung benötigten Leichen auf legale Weise erhalten, und sie mußten nicht mehr, wie bis dahin, Mordopfer oder auf Friedhöfen gestohlene Leichname kaufen. Trotzdem kamen in der englischen Metropole die Leichendiebe gut fünfzig Jahre später noch einmal ins Gespräch.

Im Londoner East End ereignete sich 1888 ein Kriminalfall, der immer wieder zu Spekulationen Anlaß gab und für den so mancher Superlativ geprägt wurde. Die Rede ist von den Verbrechen des „monströsesten aller Monstren“: Jack the Ripper.

Der Kriminalist Leopold Engelhardt, einer der besten Kenner der englischen Kriminalgeschichte, zitierte in seinem Artikel „Legenden um einen unbekannten Täter“ aus dem Jahre 1930 Chambers' Enzyklopädie: „Jack the Ripper ist der unentdeckte Täter, der 1888 eine Anzahl von Straßendirnen im Ostend von London ermordet und verstümmelt hat und drei Monate lang die Bevölkerung in Furcht und Schrekken hielt." Kommentierend fügte Engelhardt hinzu: „Dies ist der wahre Sachverhalt; alle anderen in Presse und Literatur erschienenen ‚Enthüllungen und Lösungen des Rätsels' sind Phantasien oder günstigenfalls geistreiche Kombinationen." Dem ist ohne Einschränkung zuzustimmen.

Im Jahr der Ripper-Morde war London seiner Einwohnerzahl nach noch immer die größte Stadt der Welt und das East End das Elendsviertel der Metropole. Verfallene Häuser und eine unendliche Zahl enger, schmutziger Gassen bestimmten das Bild. Von den vier Millionen Einwohnern Londons lebten dort vierhundertfünfzigtausend unter denkbar schlechten Bedingungen auf engstem Raum zusammen. Obdachlosenasyle und Armenhäuser waren ständig überfüllt. „Die Menschen im Abgrund" nannte Jack London einmal die Bewohner von East End.

Während mehrerer Wochen herrschte eine wahre Ripper-Hysterie in London. Abgesehen davon, daß die Polizeistreifen nach jedem Mord weiter verstärkt wurden und schließlich fast die gesamte Geheimpolizei zum Einsatz kam, leisteten Hunderte von Bürgern Nacht für Nacht freiwillig Dienst. Die Mitglieder sogenannter Wachsamkeitsausschüsse liefen Streife in dem Labyrinth der berüchtigten Gäßchen und Passagen von Whitechapel und der umliegenden Stadtteile. Aber alles war vergebens. Kaum einen Steinwurf von der Stelle entfernt, wo eben noch ein Posten patrouillierte, wurde ein neues Opfer ermordet und verstümmelt aufgefunden. Immer wieder konnte der Täter im Gassengewirr entkommen und irgendwo einen Unterschlupf finden.

Die Morde, denen ausnahmslos Prostituierte zum Opfer fielen, geschahen zwischen dem 6. August und dem 9. November stets in der Nacht zwischen 23 Uhr und 4 Uhr. An jenem 6. August 1888 wurde eine Viertelstunde vor Mitternacht die Leiche der fünfunddreißigjährigen Martha Turner in der Plumber Street von einem Streifenpolizisten gefunden. Ihr Hals wies eine Schnittwunde auf, und der Unterleib war aufgeschlitzt. Die Untersuchung der Toten nahm Coroner* Wynne E. Baxter vor. Die entscheidenden Sätze aus seinem Gutachten lauten: „Die Organe des Unterleibes wurden mit zielsicheren und geübten Schnitten herausgetrennt. Kein Organ ist verletzt. Der Täter verfügt zweifelsohne über medizinische Kenntnisse und chirurgische Fähigkeiten. Die Richtung der Schnitte deutet auf einen Linkshänder hin. Als Tatwerkzeuge kommen das Seziermesser des Arztes, das Bajonett des Soldaten

* Leichenbeschauer, vielfach medizinische Laien.

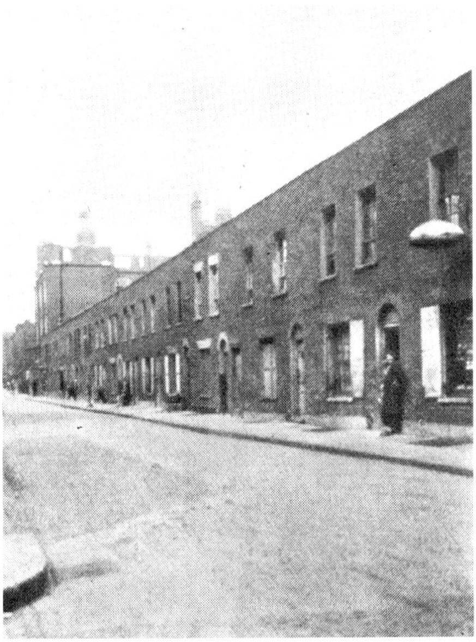

An der Ecke zur Berner Street starb in der Nacht vom 29. zum 30. September als viertes Opfer des unbekannten Täters Elizabeth Stride.

oder das scharfe Fleischmesser des Schlächters in Frage. Jede der drei Möglichkeiten ist wahrscheinlich, keine kann mit Sicherheit bestimmt werden. – Die sorgfältig durchgeführte Untersuchung ergab, daß ein Organ des Unterleibes fehlte."

In den Wochen darauf folgten fünf weitere Morde: am 31. August an Mary Ann Nicholls, am 8. September an Annie Chapman, in der Nacht vom 29. zum 30. September an Elizabeth Stride und Catherine Eddowes und schließlich am 9. November an Marie Jeannette Kelly. Allen Frauen war der Hals durchschnitten und der Unterleib aufgeschlitzt worden. Das sechste und letzte Opfer hatte der Mörder buchstäblich seziert, die inneren Organe aus dem Körper entfernt und neben der Leiche niedergelegt. Die übereinstimmende Tatausführung ließ kaum Zweifel daran, daß es sich immer um denselben Täter gehandelt haben muß.

Nach Ansicht Baxters sollen die

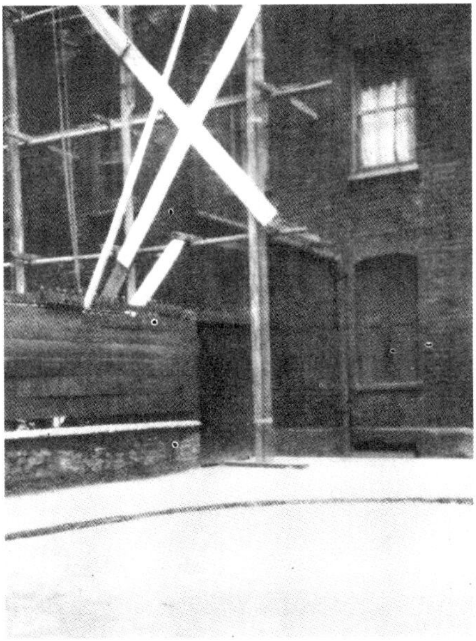

Der zweite Schauplatz des Doppelmordes in der Nacht vom 29. zum 30. September war Mitre Square, nur wenige Straßenzüge westlich der Berner Street gelegen. In der Südwestecke des Platzes wurde die Leiche von Catherine Eddowes gefunden.

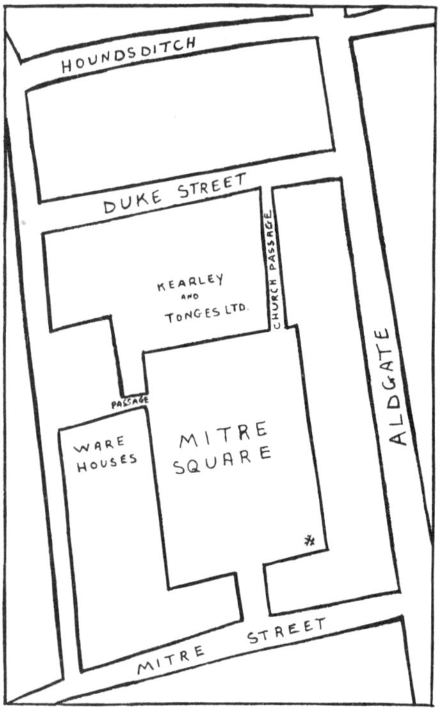

Plan von Mitre Square. Auch nach dem fünften Mord ermöglichten die vielen Passagen und Gäßchen dem Täter die Flucht. Der Stern markiert den Auffindungsort des Opfers.

Ripper-Morde ausgeführt worden sein, um ein ganz bestimmtes inneres Organ, das in keiner zeitgenössischen Quelle benannt ist, für anatomische Präparate zu erlangen und zu verkaufen. Dazu heißt es in seinem Gutachten für den Polizeipräsidenten: „Wir sahen, daß vom Täter aus dem Leib des Opfers ein inneres Organ entfernt wurde. Eine Kaffeetasse würde das Volumen des fehlenden Teils fassen, und wenn die Sektion nicht gründlich und sorgfältig ausgeführt worden wäre, so hätte leicht übersehen werden können, daß ein inneres Organ fehlte. Man hat vermutet, daß der Verbrecher ein mit krankhaften Trieben behafteter Irrsinniger sei. Es mag dies der Fall sein oder nicht; jedenfalls ist der Zweck des Verbrechens handgreiflich klar durch die Tatsachen geoffenbart, und es ist keineswegs nötig, Geisteskrankheit anzunehmen, denn es gibt einen Markt für das fehlende Organ. Um Ihnen dies zu beweisen, muß ich eine Tatsache erwähnen, die zugleich zeigt, wie Öffentlichkeit und Presse an der Aufdeckung von Verbrechen mitarbeiten. Wenige Stunden, nachdem die Morgenblätter den Bericht über das in der letzten Sitzung erstattete ärztliche Gutachten gebracht hatten, erhielt ich von einem Beamten eines unserer ersten medizinischen Institute die Mitteilung, daß sie über eine Information verfügten, die vielleicht für unsere Untersuchung von Wert sei. Ich ging sofort hin und erfuhr von dem Direktor des Pathologischen Instituts, daß vor wenigen Monaten ein Amerikaner bei ihm gewesen sei und ihn gebeten habe, ihm eine Anzahl Exemplare des Organs zu verschaffen, das bei der Leiche der Ermordeten fehlte. Der Besucher habe sich erboten, 20 Pfund Sterling für jedes Stück zu bezahlen; er sei mit einer wissenschaftlichen

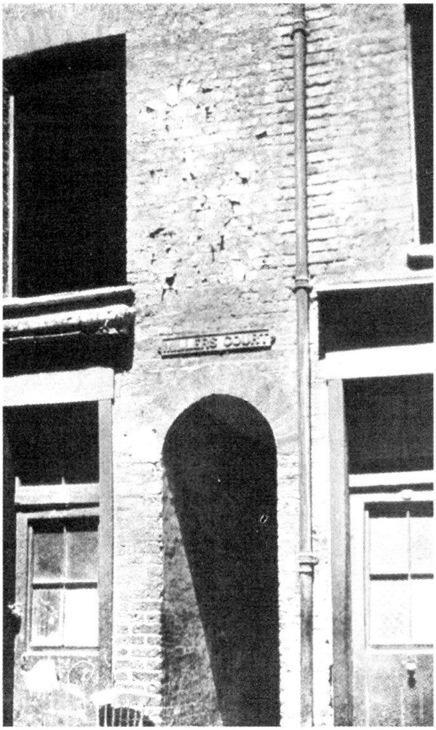

Millers Court in der Dorset Street. In einer elenden Kammer dieses Gebäudes geschah am 9. November der letzte Mord, dem Marie Jeannette Kelly zum Opfer fiel.

Arbeit beschäftigt und beabsichtige, jedem Abdruck ein Exemplar in natura beizugeben. Sein Ersuchen wurde abgelehnt; er beharrte jedoch auf seinem Verlangen; er wünschte die Organe konserviert, nicht in Weingeist, dem üblichen Medium, sondern in Glyzerin, um sie in weichem Zustande zu erhalten; sie sollten direkt nach Amerika geschickt werden. Es ist bekannt, daß dieses Ansinnen bei einem anderen Institut ähnlicher Art wiederholt wurde. Nun ist es nicht ausgeschlossen, daß ein verkommenes Subjekt von diesem Verlangen Kenntnis erhielt und dadurch auf den Gedanken gebracht wurde, sich in den Besitz eines Exemplars zu setzen. Es scheint fast unglaublich, daß ein so abscheulicher Plan im Hirne eines Menschen entstehen kann; leider zeigt aber die Kriminalgeschichte, daß jedes Verbrechen möglich ist." Diese Version Baxters lehnten andere Sachverständige ebenso ab wie seine Feststellung, daß der Täter über medizinische Kenntnisse verfügt haben müsse.

Hier geht es nicht darum, den vielen Mutmaßungen über Jack the Ripper, wer immer es auch gewesen sein mag, weitere hinzuzusetzen. Der Fall und insbesondere die medizinischen Gutachten über die Opfer der Ripper-Morde, die leider nicht wenig zur Legendenbildung beigetragen haben, sollen nur einen wichtigen Grundsatz verdeutlichen: Bei jeder Begutachtung, denn das folgende gilt nicht nur für Schnitt- und Stichverletzungen, muß der Gerichtsarzt alle Aussagen sorgfältig abwägen, um nicht durch spekulative Schlußfolgerungen die polizeilichen Ermittlungen fehlzuleiten oder gar die Verurteilung eines Unschuldigen herbeizuführen. Als oberstes Gebot gilt, die gutachtliche Beurteilung

Jack the Ripper – unbekannt wie die Person ist auch der Schöpfer dieses legendären Namens. Im allgemeinen als Jack der Aufschlitzer übersetzt, wird das englische Wort *ripper* umgangssprachlich auch in der Bedeutung Prachtkerl oder Teufelskerl gebraucht.
Nach dem dritten Mord am 8. September 1888 erhielt die Londoner Nachrichtenagentur „Central News" ein mit diesem Pseudonym unterzeichnetes Schreiben, in dem die Polizei verspottet wurde. Mit dem Tage der Veröffentlichung des faksimilierten Briefes bürgerte sich der Name ein. Es ist aber keineswegs sicher, daß dieses Schreiben wie auch eine folgende Postkarte vom Täter stammten.
Wer war Jack the Ripper? Die unzähligen Vermutungen reichen vom namenlosen Halunken über einen geisteskranken Schuster mit dem Spitznamen „Lederschürze", den Heilgehilfen und Friseur George Chapman, den Heilpraktiker Thomas Neill Cream, mehrere geisteskranke Ärzte bis zu Prinz Albert Victor, dem Sohn des englischen Königs Eduard VII. Die Aufzählung ließe sich fortsetzen. Sicher ist nur eines: Auch die beste retrospektiv aufgestellte Hypothese kann den Mißerfolg von Scotland Yard nicht ausgleichen.

von Verletzungen auf experimentell gesicherte und durch die Praxis bestätigte Gesetzmäßigkeiten zu gründen.

Unter den Folgen schwerer stumpfer Gewalteinwirkung dominieren Schädelbrüche und Schädigungen von Hirnhäuten und Gehirn. Wirken nacheinander mehrere Gewalten auf den Kopf, kann die Frage Bedeutung erlangen, in welcher zeitlichen Reihenfolge die Verletzungen entstanden sind.

Im Jahre 1903 formulierte der damals in Berlin tätige Gerichtsmediziner Georg Puppe folgende Regel über die Priorität der Schädelbrüche: Später entstandene Bruchlinien enden an den schon vorhandenen, ohne diese zu überkreuzen. Puppe selbst hatte als einer der ersten Gelegenheit, die von ihm erkannte Gesetzmäßigkeit zur Geschehensrekonstruktion in der Begutachtungspraxis anzuwenden.

In der Nacht vom 23. zum 24. September 1912 beraubte ein einundzwanzigjähriger Mann einen Viehhändler und erschlug ihn danach mit einer Runge. Bei der Leichenuntersuchung fanden sich auf der Stirn fünf unterschiedlich lange Hautdurchtrennungen und am Hinterkopf eine fünf Zentimeter lange Weichteilwunde. Das Schädeldach war zertrümmert und mußte rekonstruiert werden. Am zusammengefügten Schädel ließen sich zwei Knochenbruchsysteme erkennen, von denen das Zentrum des einen in der Stirnregion und das des anderen hinter dem linken Ohr lag. Mindestens zwei der zum Bruchsystem auf der

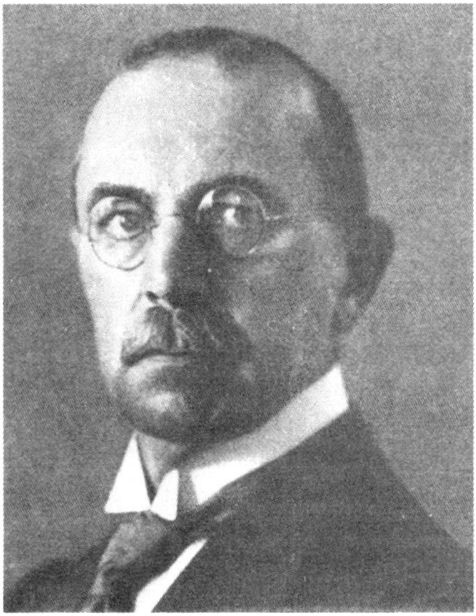

Georg Puppe (1867–1925) formulierte 1903 die Regel über die Priorität der Schädelbrüche. Als Sachverständiger konnte er Ende 1912 in einem Raubmordfall mit Hilfe dieser Gesetzmäßigkeit den Tathergang aufklären.

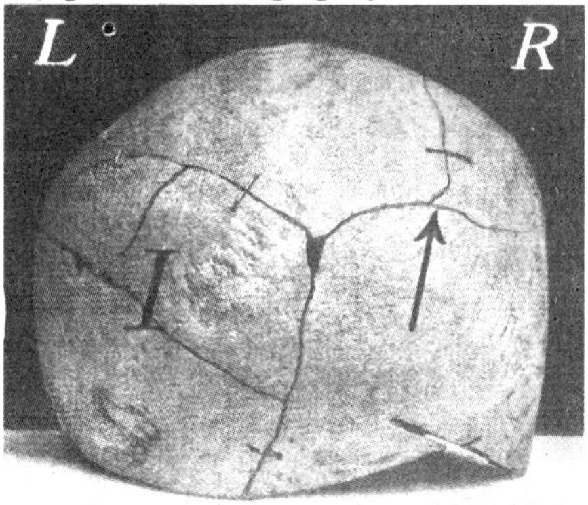

Hinterhaupt des rekonstruierten Schädeldachs vom Opfer. Der Pfeil markiert einen vom Bruchsystem auf der Stirn zum Hinterhaupt verlaufenden Knochensprung, der an einer bereits bestehenden Bruchlinie endet.

Stirn gehörenden Knochensprünge endeten jeweils an einer vom Hinterhaupt ausgehenden Bruchlinie. Daraus ergab sich, daß das hinter dem linken Ohr gelegene Bruchsystem zeitlich vor den in der Stirnregion befindlichen Schädelbrüchen entstanden war. Der Täter hatte also sein Opfer von hinten angegriffen und ihm erst danach mehrere Schläge auf die Stirn versetzt. Er stellte sich später der Polizei und legte ein Geständnis ab, wurde wegen Mordes zum Tode verurteilt und hingerichtet.

Die Puppesche Regel über die Priorität der Schädelbrüche kann auch nach Einwirkung verschiedener Gewaltarten angewendet werden. Die Gerichtsärzte Hermann Merkel und Kurt Walcher hatten in München den Schädel eines 1919 erschossenen Soldaten zu begutachten, der, so behauptete der Beschuldigte, zuvor von einem anderen durch Schläge mit einem Gewehrkolben auf den Hinterkopf schwer verletzt worden war. Die Reihenfolge, in der dem später Verstorbenen die Verletzungen zugefügt wurden, konnte am rekonstruierten Schädel eindeutig festgestellt werden. Der Verlauf der Bruchlinien ließ erkennen, daß in der Scheitel- und Hinterhauptsregion bereits Schädelbrüche vorhanden waren, als das Geschoß den Kopf traf. Damit kamen die Gutachter aufgrund der Untersuchung des exhumierten Schädels noch sechs Jahre nach dem

Tode des Betroffenen zu einer für die Staatsanwaltschaft wichtigen Aussage.

Im allgemeinen stehen jedoch bei der gerichtsärztlichen Begutachtung von Schußverletzungen andere Fragen im Vordergrund. Dazu gehören die Feststellung von Ein- und Ausschuß, der Schußanzahl, der Schußrichtung und der Schußentfernung. Die Bestimmung des Waffentyps und die Identifizierung der Tatwaffe durch Vergleichsuntersuchungen an Hülsen und Geschossen ist die Aufgabe speziell ausgebildeter Kriminaltechniker.

Ein älterer Mann wurde auf einer Landstraße erschossen aufgefunden. Der nach Zeugenaussagen ermittelte Täter behauptete, in Notwehr gehandelt zu haben. Bei der Leichenöffnung fand sich eine Schußwunde in der rechten Schläfe und eine im Nacken. Weder an den Weichteilwunden noch an den Schädeldefekten konnte zweifelsfrei festgestellt werden, welches der Einschuß und welches der Ausschuß war.

Da bei einer Schußabgabe aus geringer Entfernung, auch als Nahschußbereich bezeichnet, charakteristische Hautveränderungen am Einschuß entstehen, bedeutet der Nachweis von Nahschußzeichen zugleich, daß es sich bei der betreffenden Schußwunde um den Einschuß handeln muß. Bei jedem Schuß verlassen mit dem Geschoß auch unverbrannte und angebrannte Pulverteilchen den Lauf der Waffe. Wurde aus Nahdistanz geschossen, sind um die Einschußöffnung herum Pulvereinsprengungen zu finden. Gleichzeitig verursachen die glühenden Pulverpartikeln feinste Verbrennungen der Haut. Die ebenfalls aus der Waffenmündung austretenden Pulververbrennungsgase und Rußteilchen führen zu einer Beschmauchung der Umgebung der Einschußwunde.

Besondere Verhältnisse bestehen dann, wenn die Waffe direkt auf den Kopf aufgesetzt wurde. Bei einem solchen absoluten Nahschuß befindet sich der Schmauch unter der Haut in der sogenannten Schmauchhöhle und im Schußkanal. Die sich ins Unterhautgewebe einwühlenden Pulvergase wölben die Haut nach außen, so daß infolge Überdehnung eine sternförmige Platzwunde entsteht, wobei die Haut mit großer Kraft gegen die Waffenmündung geschleudert wird. Auf die Eigentümlichkeit der dadurch bedingten Hautverletzung hat erstmals 1924 der Wiener Gerichtsmediziner Anton Werkgartner aufmerksam gemacht. Er beobachtete, daß sich das

Tötung durch Schuß in die Stirn mit aufgesetzter Waffe. Oberhalb der linken Augenbraue findet sich eine typische Stanzverletzung. Form der Wunde und Mündungsfläche der Waffe stimmen überein. Tatwaffe war eine Frommer-Stop-Pistole, Kaliber 7,65.

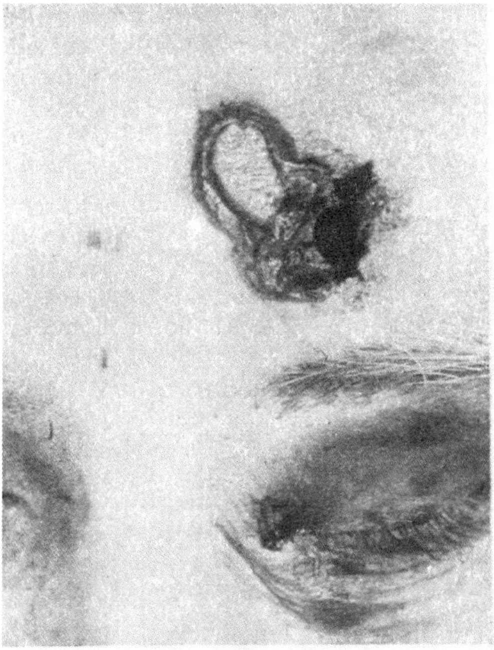

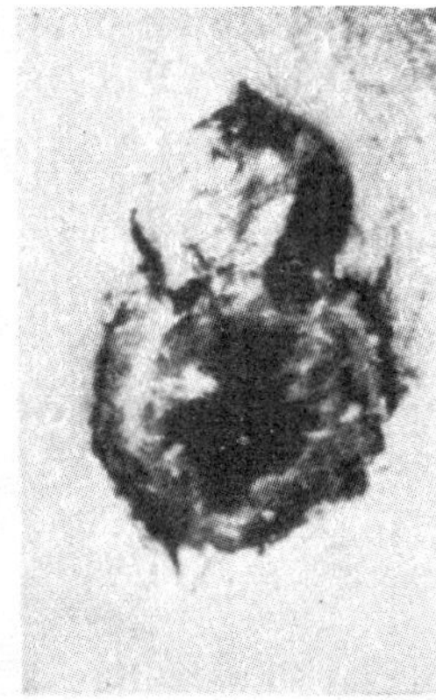

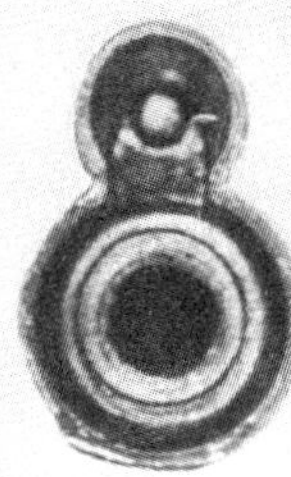

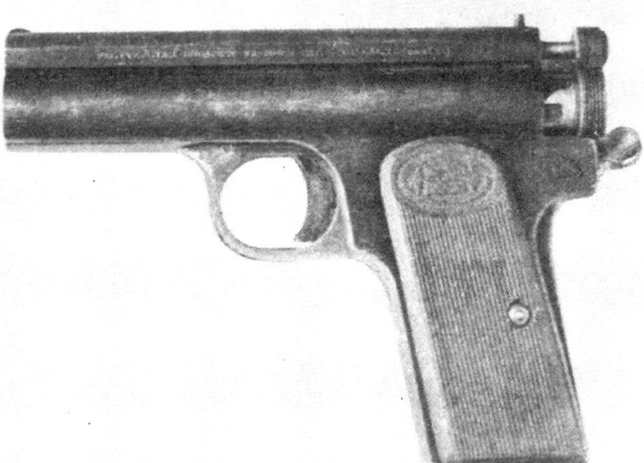

Mündungsprofil der Waffe am Einschuß auf der Haut geradezu abbildet. Dieser Befund wird heute als Werkgartnersche Stanzverletzung bezeichnet.

Bei der Leichenöffnung des erschossen aufgefundenen Mannes konnten die Gerichtsärzte keines dieser Zeichen feststellen. Erst unter intensiver Beleuchtung entdeckten sie in dem abpräparierten Hautstück vom Nacken vereinzelt dunkle Körnchen. Die mikroskopische Untersuchung ergab, daß die Partikeln bis in die Lederhautschicht eingedrungen waren. Zur Feststellung der chemischen Natur der Einsprengungen wandten die Gerichtsärzte die Diphenylamin-Schwefelsäure-Reaktion an.

Dieses Verfahren zum Nachweis von Pulverteilchen hatten A. Wellenstein und H. Kober, Chemiker an dem Nahrungsmittel-Untersuchungsamt der Stadt Trier, im Jahre 1909 entwickelt. Die Reagenzien werden in ein weißes Porzellanschälchen gegeben. Handelt es sich bei dem Probenmaterial um Pulverreste, entstehen sofort nach deren Zugabe in der Lösung blaue Schlieren.

Tatsächlich ergaben die aus der Nackenhaut des Getöteten isolierten Partikeln eine positive Reaktion. Der Kragen der vom Opfer getragenen Lederjacke wies in Nackenmitte eine intensive Schwärzung auf. Auch die aus dem Kleidungsstück gesicherten Körnchen reagierten mit Bildung des blauen Farbstoffs. Aufgrund dieser Untersuchungsergebnisse stand fest, daß der Mann durch einen Schuß in den Nacken aus geringer Entfernung getötet worden war. So konnte die angebliche Notwehr des Täters widerlegt werden.

Seit Ende der zwanziger Jahre, als sich der beschriebene Mordfall in Süddeutschland ereignete, kam eine Reihe neuer Methoden zum Nachweis von Nahschußzeichen dazu. Bis zur Neutronenaktivierungsanalyse reichen heute die Möglichkeiten, um die Schußentfernung – auch außerhalb des Nahschußbereiches – zu bestimmen.

Tatort Badewanne

Die älteste Auffassung über den Ertrinkungstod geht auf den griechisch-römischen Arzt Galen zurück, der annahm, daß der Ertrinkende so viel Wasser schlucke, bis durch eine Überfüllung des Magens und des Darms der Tod eintrete. Von dieser irrigen Vorstellung leitet sich der bis heute gebräuchliche Begriff „Ertrinken" ab.

Gegen die Galenische Hypothese wandte sich erst viele Jahrhunderte später der berühmte Pariser Anatom Jacobus Sylvius. Nach seiner Meinung, so schrieb er 1630, werde der Ertrinkungstod durch das Eindringen von Wasser in die Atmungsorgane verursacht. Sylvius' Ansicht stieß allerdings auf Ablehnung und wurde 1689 in einer Erklärung der Medizinischen Fakultät der Universität Leipzig sogar als Irrtum abgetan. Doch der Italiener Giovanni Battista Morgagni konnte an jungen Schweinen und Katzen nachweisen, daß die Lungen der ertränkten Tiere eine schaumige Flüssigkeit enthielten und zugleich eine starke Überblähung erkennen ließen. Im Jahre 1761 hat er über diese Versuche berichtet. Trotzdem dauerte die Kontroverse um das Wesen des Ertrinkungsvorgangs noch längere Zeit an. Nach zahlreichen Tierexperimenten und Leichenuntersuchungen schrieb der Österreicher Arnold Paltauf in seiner bedeutsamen Monographie „Über den Tod durch Ertrinken" im Jahre 1888: „Es steht wohl für die Todesfälle durch Ertrinken fest, dass das Leben durch Erstickung während dieses Vorganges aus dem Körper getilgt werde, bei der das die Luft abschliessende Mittel eben die Ertränkungsflüssigkeit ist." Das unterliegt heute keinem Zweifel mehr.

Bei der Leichenöffnung Ertrunkener kommt der Feststellung ertrinkungsbedingter Lungenveränderungen besondere Bedeutung zu. Der wichtigste Untersuchungsbefund ist eine charakteristische Überblähung der Lungen, die, wie bereits erwähnt, zuerst von Morgagni beschrieben wurde. Zu den Veränderungen an einer sogenannten Ertrinkungslunge gehören auch unscharf begrenzte, rötliche bis bläulich-violette Verfärbungen an ihrer Oberfläche, die nach dem Gerichtsmediziner als Paltaufsche Flecke bezeichnet werden. Er hat sich in seinem 1888 erschienenen Buch ausführlich mit dem Aussehen, dem Zustandekommen und der Bedeutung dieser Blutungen auseinandergesetzt.

Wie schon von Galen bei der Obduktion ertränkter Affen beobachtet, wird beim Ertrinken mitunter Wasser auch verschluckt und manchmal sogar in großer Menge. Das ist die Ursache für zwei weitere wichtige Untersuchungsbefunde. Auf eine Schaumbildung im Magen Ertrunkener hat 1869 Ferdinand Wydler, ein Arzt in Aarau, aufmerksam gemacht. Der Schaum entsteht während des Ertrinkens durch eine intensive Vermengung der verschluckten Flüssigkeit mit Speisebrei, Magenschleim und Luft. Nach Aufbewahrung des entnommenen Mageninhalts in einem Standglas zeigt sich eine Dreischichtung: oben Schaum, in der Mitte Wasser und unten feste Bestandteile. Diese Erscheinung wird Wydlersches Zeichen genannt. Wenn Ertrinkungsflüssigkeit in erheblicher Menge verschluckt wurde, können durch Überdehnung der Magenwand Risse in der Magenschleimhaut entstehen. Auf den Wert solcher Dehnungsrisse für die Diagnose des Ertrinkungstodes hat erstmalig 1932 der Gerichtsmediziner Erich Fritz in Innsbruck hingewiesen.

Da das verschluckte Wasser oft sehr kalt ist, kann es infolge einer Reizung der Magenschleimhaut zum Erbrechen unter Wasser und zur Einatmung des erbrochenen Speisebreies kommen. Für diesen Vorgang prägte der Freiburger Chirurg Ernst Sehrt im Jahre 1931 den Begriff „Magentod".

Vom eigentlichen Ertrinken sind all jene Todesfälle abzugrenzen, die sich während des Aufenthaltes im Wasser ereignen. So kann beispielsweise ein Herzkranker beim Baden einen tödlich verlaufenden Herzinfarkt erleiden, ein anderer stirbt an einem Schlaganfall. Neben vorbestehenden Erkrankungen kommen noch weitere Ursachen in Betracht. Ein besonderes kriminalistisches Problem stellt in dieser Beziehung der Tod in der Badewanne dar, dessen umfassende Aufklärung stets die Mitwirkung von Gerichtsmedizinern erfordert.

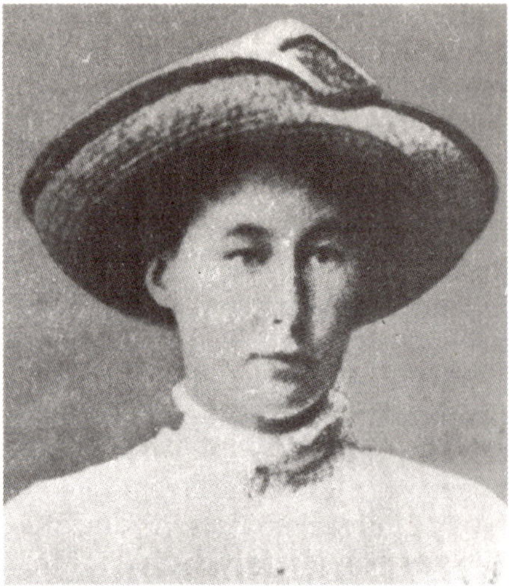

Beatrice Constance Annie Mundy, genannt Bessie, starb am 13. Juli 1912 in Herne Bay.

Ein etwa vierzig Jahre alter Mann, der sich Henry Williams nannte, mietete am 20. Mai 1912 in dem kleinen englischen Seebad Herne Bay für sich und seine Frau Bessie das leerstehende Einfamilienhaus Highstreet Nr. 80. Wenig später zogen die Eheleute ein. Weil in dem Haus kein Bad vorhanden war, kaufte Mr. Williams am 9. Juli eine Badewanne. Am nächsten Tag brachte er seine Frau zu Dr. French, einem Arzt in Herne Bay, und erklärte, sie hätte einen „Anfall" erlitten. Nach den näheren Umständen befragt, erwiderte Mrs. Williams, daß sie sich an keinen Anfall erinnern könne, jedoch Kopfschmerzen habe. Um Einzelheiten über ihre Erkrankung zu erfahren, unterhielt sich Dr. French mit dem Ehemann. Die an Mr. Williams gerichteten Fragen über das Auftreten bestimmter Symptome wurden allesamt bejaht. Dr. French diagnostizierte daraufhin einen epileptischen Anfall. Zwei Tage später, in der Nacht zum 12. Juli, rief Mr. Williams den Arzt zu einem Hausbesuch, weil seine Frau abermals einen „Anfall" erlitten habe. Auch diesmal konnte Dr. French keine krankhaften Befunde feststellen. Mrs. Williams klagte wiederum lediglich über Kopfschmerzen. Als der Arzt am Nachmittag noch einmal zu ihr kam, machte die Frau einen durchaus gesunden Eindruck. Deshalb war Dr. French völlig überrascht, als Mr. Williams am 13. Juli kurz nach 8 Uhr dem Arzt einen Zettel brachte, auf dem geschrieben stand: „Können Sie sofort kommen? Ich fürchte, meine Frau ist tot." Unverzüglich begab sich der Arzt zur Highstreet Nr. 80. In einem Zimmer des Obergeschosses fand er Mrs. Williams in der Badewanne auf dem Rücken liegend vor. Ihr Kopf war unter Wasser, während die Füße am gegenüberliegenden Wannenende aus dem Badewasser ragten. Mit Hilfe von Mr. Williams hob Dr. French die leblose Frau aus dem Wasser und legte sie auf den Fußboden. Seine Wiederbelebungsversuche blieben jedoch ohne Erfolg. Gegen 10 Uhr traf ein Konstabler in der Highstreet Nr. 80 ein. Weder der Arzt noch der Polizist konnten am Körper der Toten irgendwelche Spuren einer Gewaltanwendung finden. Der Termin für den Coroner Inquest* wurde auf Montag, den 15. Juli, 16.30 Uhr festgelegt. Bei dem Leichenschauverfahren waren als Zeugen nur Mr. Williams und Dr. French anwesend. Entsprechend dem ärztlichen Gutachten lautete das abschließende Urteil der Geschworenen: „Tod durch Unglücksfall infolge Ertrinkens im Bad während eines epileptischen Anfalls". Mrs. Bessie Williams geborene Mundy hatte am 8. Juli 1912 – einen Tag vor dem Kauf der Badewanne – ein Testament zugunsten ihres Mannes aufgesetzt. Die Erbschaft, die dem Witwer nach Abzug aller Unkosten zufiel, betrug 2342 Pfund Sterling.

Ende September 1913 lernte in Southsea George Joseph Smith die unverheiratete, fünfundzwanzigjährige Alice Burnham kennen. Trotz einer ziemlichen Leibesfülle erfreute sich Miss Burnham bester Gesundheit. Schon nach wenigen Tagen wurde Verlobung gefeiert, und am 20. Oktober ließ sich das junge Paar im Standesamt von Southsea trauen. Bevor die Eheleute Smith ihre Hochzeitsreise an die Irische See antraten, hatten sie noch zwei wichtige Dinge zu erledigen. Als erstes war eine Lebensversicherung für Mrs. Smith abzuschließen und ferner ein Testament zugunsten ihres Mannes zu errichten. Nun konnte die Reise beginnen. Am 10. Dezember traf das Ehepaar im Seebad Blackpool ein. Dort suchten sie sich ein möbliertes Zimmer. Das erste Angebot lehnte Mr. Smith je-

* Nach englischem Recht mußte bei plötzlichen oder gewaltsamen Todesfällen unter Vorsitz eines Coroners in Anwesenheit von Geschworenen ein Leichenschauverfahren (Coroner Inquest) zur Feststellung von Todesart und Todesursache durchgeführt werden.

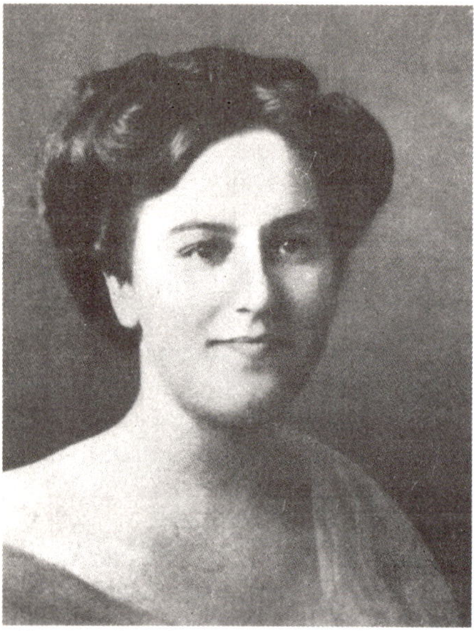

Alice Burnham heiratete am 20. Oktober 1913 und verstarb am 12. Dezember desselben Jahres in Blackpool.

doch strikt ab, denn in dem ganzen Haus gab es kein Bad. Schließlich fanden die Smiths bei einer Mrs. Crossley in der Regents Road ein Quartier, das ihren Vorstellungen entsprach. Das Badezimmer lag im ersten Stockwerk, direkt über der Küche, und hatte eine stabil installierte Badewanne. Noch am Nachmittag des Ankunftstages begleitete Mr. Smith seine Frau zu einem Arzt, weil sie über Kopfschmerzen klagte. Bei der Untersuchung konnte Dr. Billing keine ernst zu nehmenden Symptome feststellen. Am folgenden Morgen erkundigte sich Mrs. Crossley bei der jungen Frau nach ihrem Befinden, worauf Mrs. Smith antwortete: „Danke, ich fühle mich sehr wohl." Den 12. Dezember verbrachte das Ehepaar mit ausgedehnten Spaziergängen. Erst kurz vor 20 Uhr kehrten sie zurück. Verabredungsgemäß war für diese Zeit das Badewasser bereitet worden. Nach einem kurzen Gespräch ging Mrs. Crossley wieder in die Küche, während Mrs. Smith das Bad aufsuchte. Einige Zeit später bemerkten die Crossleys, daß aus dem Badezimmer Wasser durch die Decke in ihre Küche lief. Während sie noch über die Ursache dafür diskutierten, läutete die Hausglocke. Mr. Smith war von einem Einkauf zurückgekehrt. Er hielt zwei Eier in der Hand, die er Mrs. Crossley für das Frühstück am nächsten Morgen übergab. Dann ging er die Treppe hinauf. Mrs. Crossley folgte ihm, kam aber nicht mehr bis in das erste Stockwerk. Von oben hörte sie Mr. Smith rufen: „Holen Sie den Arzt!" Besorgt fragte Mrs. Crossley: „Ach Gott, was ist passiert?" Mr. Smith erwiderte: „Meine Frau kann nicht sprechen, holen Sie Dr. Billing, sie kennt ihn." Nur wenige Minuten später, gegen 20.30 Uhr, traf der Arzt ein. Als Dr. Billing das Badezimmer betrat, stand Mr. Smith neben der Wanne und hielt mit der linken Hand den Kopf seiner Frau über Wasser. Da sie sehr schwer war, mußten beide

Männer zusammen die junge Frau aus der Badewanne heben. Dr. Billing untersuchte sie, konnte aber nur noch den Tod feststellen. Ihr Körper wies keinerlei Anzeichen einer Gewalteinwirkung auf. Gegen 22 Uhr erschien ein Sergeant, um den Tatbestand aufzunehmen. Tags darauf fand der Coroner Inquest statt. Der Sergeant versicherte dem Coroner: „Die Polizei hegt keinen Verdacht, daß etwas nicht mit rechten Dingen zugegangen sei." Innerhalb einer halben Stunde war das Leichenschauverfahren beendet. Die Geschworenen kamen zu folgendem Urteil: „Die Verstorbene litt an Herzbeschwerden und wurde ertrunken in einem heißen Bade gefunden, wahrscheinlich infolge eines Anfalles oder einer Ohnmacht. Es war ein Unglücksfall." In Portsmouth verkaufte Mr. Smith den Nachlaß seiner Frau. Die Lebensversicherungssumme in Höhe von 506 Pfund Sterling wurde ihm am 10. Januar 1914 ausgezahlt. Doch die Hinterlassenschaft von Alice reichte nicht lange.

Im Herbst 1914 machte die ledige, achtunddreißig Jahre alte Margaret Elizabeth Lofty während eines Gottesdienstes in Bristol die Bekanntschaft eines gewissen John Lloyd. Nun wiederholten sich zum drittenmal die bereits bekannten Ereignisse. Nachdem am 27. November für Miss Lofty eine Lebensversicherung auf 700 Pfund Sterling abgeschlossen worden war, fand drei Wochen später in Bath bei Bristol die Trauung statt. Unmittelbar nach der Eheschließung reiste das junge Paar nach Highgate, einem Stadtteil von London. Bei einer Mrs. Blatch in der Bismarck Road mieteten sie ein Zimmer – selbstverständlich mit Bad! Dr. Bates hieß diesmal der Arzt, der die Kopfschmerzen von Mrs. Lloyd behandeln sollte. Auf seine Frage, ob sie noch andere Beschwerden habe, antwortete sie mit einem klaren Nein. Dr. Bates stellte eine erhöhte Körpertemperatur und einen beschleunigten Puls fest. Seine Diagnose lautete „Influenza". Alles das geschah noch am Hochzeitstag, dem 17. Dezember. Am darauffolgenden

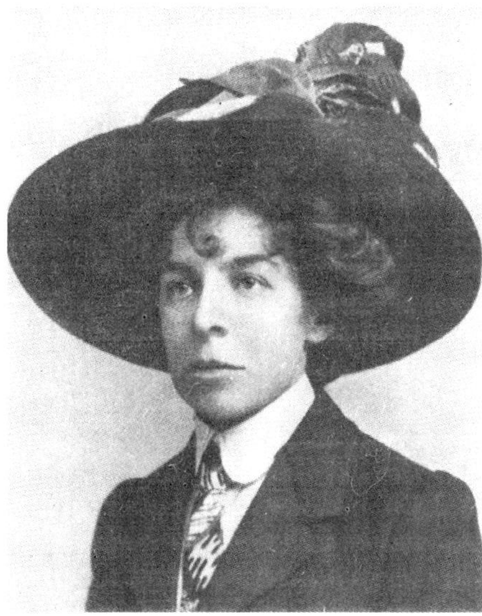

Margaret Elizabeth Lofty starb am 18. Dezember 1914, nur einen Tag nach der Eheschließung, in London.

Tag um 16 Uhr erschien Mrs. Lloyd allein bei einem Rechtsanwalt und setzte ein Testament zugunsten ihres Ehemannes auf. Anschließend kündigte sie schriftlich ihr Sparguthaben. Nach einem gemeinsamen Spaziergang kehrten die Lloyds gegen Abend in die Bismarck Road zurück. Um 19.30 Uhr bereitete Mrs. Blatch das für Mrs. Lloyd bestellte Bad. Während die Zimmerwirtin anschließend in der Küche ihre Wäsche bügelte, hörte sie Schritte im Treppenflur. Wenige Minuten danach vernahm sie aus dem Badezimmer ein Geräusch, das sie später mit folgenden Worten beschrieb: „Der Laut war ähnlich, wie er entsteht, wenn ein Kind gebadet wird oder wenn eine Frau sich das Gesicht wäscht." Wiederum einige Minuten darauf erklang aus dem Wohnzimmer Harmoniumspiel, das etwa eine Viertelstunde andauerte. Da sich um diese Zeit kein anderer Gast im Haus aufhielt, konnte nur Mr. Lloyd musiziert haben. Das nächste, was Mrs. Blatch hörte, war das Zuschlagen der Haustür. Kurze Zeit später kehrte Mr. Lloyd mit einer Tüte Tomaten augenscheinlich von einem Einkauf zurück. Laut den Namen seiner Frau rufend, ging er gleich die Treppe hinauf. Inzwischen vor dem Badezimmer im ersten Stockwerk angekommen, hörte Mrs. Blatch ihn nun von oben rufen: „Sie ist im Bad. Kommen Sie und helfen Sie mir!" Dann fügte er hinzu: „Holen Sie Dr. Bates, sie war gestern abend bei ihm." Auf dem Weg zum Arzt begegnete Mrs. Blatch einem Konstabler und informierte ihn über den Vorfall. Sofort lief der Polizist zu ihrem Haus und suchte Mr. Lloyd im Badezimmer auf. Während beide mit Wiederbelebungsversuchen beschäftigt waren, traf Dr. Bates ein. Er stellte den Tod der Frau fest. Der Coroner Inquest wurde am 1. Januar 1915 durchgeführt. Diesmal lautete das Urteil der Geschworenen: „Erstikkungstod durch Ertrinken im Bad infolge Unglücksfalls". Drei Tage nach dem Leichenschauverfahren erschien Mr. Lloyd bei einem Londoner Rechtsanwalt und beauftragte ihn, die Erbschaftsangelegenheiten zu erledigen.

An diesem 4. Januar 1915 stand Williams-Smith-Lloyd bereits unter unauffälliger polizeilicher Überwachung. Was war dem raffinierten Heiratsschwindler, Mörder und Versicherungsbetrüger zum Verhängnis geworden? Bei seinem letzten Verbrechen hatte er eines nicht einkalkuliert: die Londoner Boulevardpresse.

Ende Dezember 1914 entdeckte Charles Burnham, der Bruder der in Blackpool verstorbenen Alice Burnham alias Mrs. Smith, in der weitverbreiteten Londoner Zeitung „News of the World" eine Meldung mit der fettgedruckten Überschrift „Tot im Bad gefunden!". In dem Artikel wurde über das am 22. Dezember in London-Highgate eingeleitete Leichenschauverfahren zur Aufklärung des plötzlichen Todes der Margaret Lloyd berichtet. Mr. Burnham schien die Übereinstimmung zwischen den geschilderten Ereignissen und dem mysteriösen Tod seiner Schwester so frappant, daß er seinen Rechtsanwalt beauftragte, den Zeitungsausschnitt zusammen mit einem Begleitschreiben an die zuständige Polizeidienststelle in Aylesbury zu schicken. Denselben Pressebericht las fast gleichzeitig Joseph Crossley in Blackpool. Er sandte den Zeitungsausschnitt direkt an Scotland Yard und verwies in seinem Brief auf die Analogie beider Fälle. Aufgrund der Mitteilung Mr. Burnhams erhielt Scotland Yard auch von der Polizei in Aylesbury eine Meldung. Unverzüglich begannen die Ermittlungen, deren Leitung Detektiv-Inspektor Arthur Fowler Neil übertragen wurde. Schon nach vier Wochen hatten die Untersuchungen ein so umfangreiches Belastungsmaterial erbracht, daß gegen Williams-Smith-Lloyd ein Haftbefehl erlassen werden konnte. Als er die Lebensversicherungssumme von Margaret Lofty alias Mrs. Lloyd am 1. Februar 1915 im Büro des Londoner Rechtsanwalts abholen wollte, verhaftete ihn Inspektor Neil. Nach einigem Zögern gab er zu, nicht John Lloyd, sondern in Wirklichkeit George Joseph Smith zu heißen, dem zuvor in Blackpool die Ehefrau verstorben war. „Aber was ist dabei", fügte Smith hinzu, „der Eintrag im Register war falsch, das ist das einzige, das mir zur Last gelegt werden kann." Inspektor Neil entgegnete: „Die Untersuchung wird sich mit anderen gegen Sie erhobenen Anschuldigungen zu befassen haben." Darauf erwiderte Smith: „Allerdings, ich muß zugeben, daß die zwei (!) Todesfälle ein phänomenales Zusammentreffen darstellen; das ist eben mein Verhängnis."

Den Auftrag, die medizinische Seite der rätselhaften Todesfälle in der Badewanne zu untersuchen, erhielt der versierte Londoner Gerichtsarzt Bernard Spilsbury. Am 4. Februar 1915 nahm er auf dem Friedhof von Islington an der Exhumierung des Leichnams der Margaret Lloyd geborene Lofty teil. Die Frau war im Dezember 1914 auf Anordnung des Coroners von Dr. Bates seziert worden. Im Protokoll der Leichenöffnung hatte der Obduzent lediglich eine winzige Unterblutung oberhalb des linken Ellenbogens vermerkt. Spilsbury konnte darüber hinaus keine Verletzungen finden, die als Anhaltspunkt für eine äußere Gewalteinwirkung anzusehen gewesen wären. Die Zeichen des Ertrinkens ließen sich noch einigermaßen erkennen. Herz und Blutgefäße wiesen keine krankhaften Veränderungen auf.

Am 10. Februar 1915 fuhren Spils-

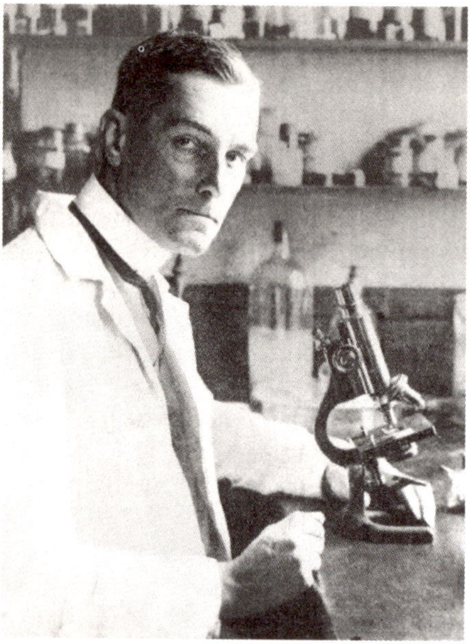

Sir Bernard Henry Spilsbury (1877–1947), einer der erfahrensten englischen Gerichtsmediziner, unternahm zahlreiche Experimente, bis er in der Lage war, den plötzlichen Tod der drei jungen Frauen zu erklären.

bury und Inspektor Neil nach Blackpool. Aber die Obduktion des exhumierten Leichnams von Alice Smith geborene Burnham brachte kein verwertbares Ergebnis. Reichlich ein Jahr nach ihrem Tod war es für Spilsbury aufgrund der fortgeschrittenen Leichenzersetzung unmöglich, aussagekräftige Befunde zu erheben.

Nachdem die Zeitungen über Smiths Verhaftung berichtet hatten, erhielt Scotland Yard von der Polizei in Herne Bay einen Bericht über den Todesfall Bessie Williams geborene Mundy. Wiederum war die Übereinstimmung so augenfällig, daß die Ereignisse vom Juli 1912 ebenfalls in die Ermittlungen gegen Smith einbezogen wurden. Aus diesem Grunde erfolgte am 18. Februar auch die Exhumierung der Leiche von Bessie Williams. Doch die Obduktion brachte Spilsbury nicht weiter, denn die Leichenveränderungen waren schon zu weit fortgeschritten. So blieb der plötzliche Tod der drei jungen Frauen nach wie vor rätselhaft.

Auf Veranlassung von Spilsbury wurden alle drei Badewannen in die Londoner Polizeistation Kentishtown überführt. Am 23. Februar traf als letzte die Wanne aus Herne Bay ein. Nun begann Spilsbury mit den beabsichtigten Experimenten, die ihn bis in den März hinein Tag für Tag in Anspruch nahmen. Am Ende der ersten Märzwoche hatte er schließlich die entscheidende Idee. Spilsbury beschäftigte sich zum wiederholten Male mit dem Tod von Bessie Williams. Sie war 1,70 Meter groß, während die Badewanne, in der sie tot aufgefunden wurde, nur eine Gesamtlänge von 1,50 Meter hatte. Die Länge des Wannenbodens betrug sogar nur wenig mehr als

Badewanne aus Herne Bay. Ausschlaggebend für die Aufklärung des Tathergangs war das Mißverhältnis zwischen der Wannengröße und den Körpermaßen von Bessie Mundy.

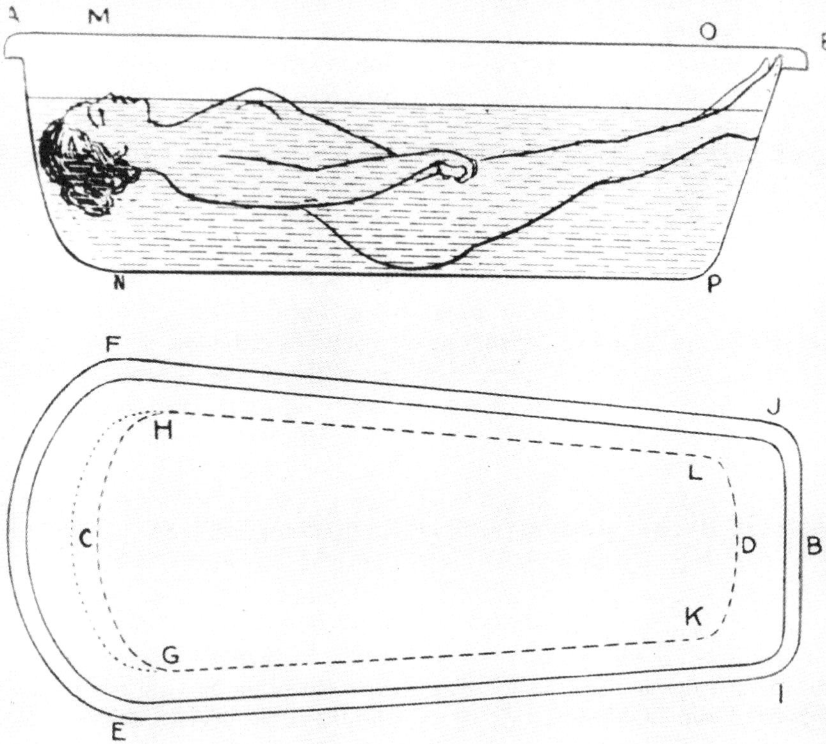

Herne Bay Bath

Length, inside, 5 feet - - - - - - -	A-B*
,, flat bottom, 3 feet 8 ins. - - - - -	C-D
Width, sloping end, top, 2 feet - - - - -	E-F
,, ,, bottom, 1 foot 6 ins. - - - -	G-H
,, tap end, top, 1 foot 7 ins. - - - -	I-J
,, ,, bottom, 1 foot 1½ ins. - - -	K-L
Depth, sloping end, 1 foot 4 ins. - - - - -	M-N
,, top end, 1 foot 4¾ ins. - - - - -	O-P

Height of woman, 5 feet 8 ins., or 5 feet 9 ins.
(Undertaker's measurement, 5 feet 11 ins.)

* B is the spot where the taps would have been fitted.

einen Meter. Laut Urteil der Geschworenen des Coroner Inquests vom 15. Juli 1912 war Bessie Williams während eines epileptischen Anfalls ertrunken. In welche Lage hätte ihr Körper, so fragte sich Spilsbury, unter den gegebenen Umständen geraten können? In keiner der Anfallsphasen schien ihm die seinerzeit von Dr. French beschriebene Lage der Toten in der Badewanne vorstellbar. Der Arzt hatte die Frau in Rückenlage mit dem Kopf unter Wasser gefunden, wobei die Beine gestreckt waren und die Füße aus dem Wasser herausragten. Es blieb nur eine Erklärung: Smith mußte unverhofft die Beine der Frau ergriffen und blitzschnell an sich gezogen haben, so daß ihr Gesicht augenblicklich unter Wasser gelangte. Die Überraschung des Opfers ließ keine Abwehr zu und machte das Fehlen von Spuren einer Gewaltanwendung verständlich. Das plötzlich durch Nase und Mund eindringende Wasser konnte dann entweder einen Reflextod verursacht oder eine Bewußtseinstrübung mit nachfolgendem Ertrinken herbeigeführt haben.

Die achttägige Schwurgerichtsverhandlung gegen Smith vor dem Central Criminal Court in London begann am 22. Juni 1915. Die Anklage lautete auf Mord, begangen an Bessie Mundy 1912 in Herne Bay. Darüber hinaus legte der Staatsanwalt in seiner Anklagerede die offenkundige Übereinstimmung dar, die mit dem Tod von Alice Burnham und Margaret Lofty bestand. Die ausführlichen Gutachten der ärztlichen Sachverständigen wurden durch ein gewagtes Experiment im Gerichtssaal veranschaulicht, das nach einem Prozeßbericht wie folgt verlief: „Inspektor Neil hatte eine Dame seines Bekanntenkreises, eine Sportschwimmerin, bewogen, sich für ein Experiment vor Gericht zur Verfügung zu stellen. Eine Badewanne wurde aufgestellt und mit Wasser gefüllt, die Dame trat im Schwimmdreß ein und setzte sich in das Bad. Der Inspektor zog vom Fußende der Wanne aus ihre Füße in die Höhe, so daß ihr Kopf unter Wasser kam. Die trainierte Schwimmerin, die auf den Angriff vorbereitet war, verlor augenblicklich das Bewußtsein und kam gar nicht dazu, sich zu wehren oder auch nur mit den Händen an den Rändern der Wanne sich festzuhalten. Das Experiment wurde sofort abgebrochen, die Ärzte bemühten sich um die mutige Sportlerin, die rasch wieder zu sich kam.“ Nur dreißig Minuten berieten die Geschworenen, dann verkündete ihr Obmann den Schuldspruch. George Joseph Smith wurde zum Tode durch den Strang verurteilt und am 13. August 1915 hingerichtet.

Schon 1889 hatten sich die Gerichtsmediziner Paul Brouardel und Paul Loye in Paris experimentell mit Reflexwirkungen als Ursache plötzlicher Todesfälle im Wasser beschäf-

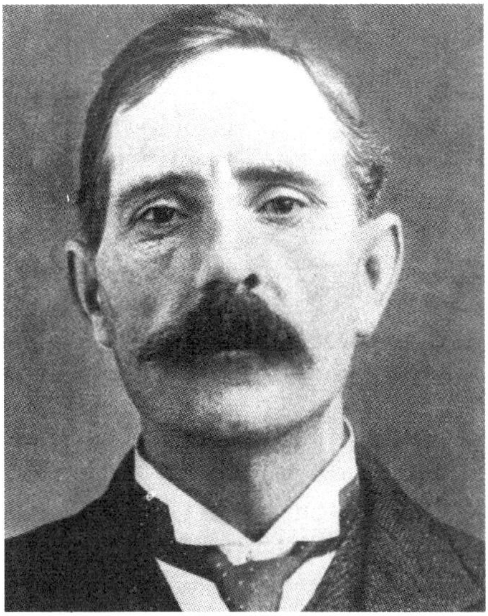

Der Mörder und Versicherungsbetrüger George Joseph Smith erhielt die Todesstrafe und wurde am 13. August 1915 in London gehängt.

tigt. Über ähnliche Tierversuche berichtete später, im Jahre 1932, der Schweizer Édouard Frommel. Bei Kaninchen konnte er durch Anfeuchten der Nasenschleimhaut mit Wasser schwere Kreislaufstörungen auslösen. Die nachfolgenden Experimente in einem Schwimmbecken zeigten die praktische Bedeutung dieser Erscheinung. Geriet ein Tier im Moment des Auftretens der Kreislaufstörungen mit den Nasenlöchern unter Wasser, dann ließ es den Kopf sinken, atmete im Wasser weiter und ertrank.

Grundlegende Arbeiten über die von der Gesichtshaut ausgehenden Reflexmechanismen veröffentlichte 1943/44 der Bonner Physiologe Ulrich Ebbecke. Bei Reihenuntersuchungen einer größeren Anzahl von Versuchspersonen beobachtete er einen sogenannten Schluckreflex. Durch Eintauchen des Gesichts in kaltes oder sehr warmes Wasser kam eine unwillkürliche Schluckbewegung, ein echtes Leer- und Trockenschlucken, als Gesichtshautreflex zustande, der sich in gleicher Weise auch bei Kaninchen hervorrufen ließ. Bei einzelnen Menschen genügte es, nur die Nase oder die Nasen-Mund-Region in das Wasser zu tauchen, um den Reflex auszulösen. Während der Eintauchprobe verlangsamte sich bei manchen Versuchspersonen der Herzschlag so stark, daß Minutenfrequenzen unter vierzig vorkamen und in einigen Fällen sogar ein mehrere Sekunden andauernder Herzstillstand auftrat. Auch deutliche Blutdruckschwankungen konnten registriert werden. Im Elektrokardiogramm, bekannt unter der gebräuchlichen Abkürzung EKG, zeigten sich bemerkenswerte Abweichungen wie unregelmäßige zusätzliche Herzschläge. Sowohl der Schluck- als auch der Herzreflex gehen vom dreigeteilten Nerven, dem *Nervus trigeminus*, aus. Die Kreislaufwirksamkeit entsteht durch Überspringen der Erregung auf die zum Herzen führenden Äste eines als *Nervus vagus* bezeichneten

Hirnnerven, der die reflektorische Herzhemmung bewirkt. Daraus resultiert die Bedeutung dieses Reflexmechanismus im Zusammenhang mit plötzlichen Todesfällen im Wasser und mit dem Ertrinken.

Im Stadtkrankenhaus von Fürth verstarb am 9. Juni 1956 um 23.50 Uhr die einundfünfzig Jahre alte Pauline A. Sie war erst wenige Minuten zuvor mit Verbrühungen eingeliefert worden. Nach Angabe ihres Ehemannes hatte sich Frau A. die Verletzungen durch einen Unfall beim Baden in der Badewanne zugezogen. Am nächsten Morgen informierte der diensthabende Arzt routinemäßig die Kriminalpolizei über den nichtnatürlichen Todesfall. Zugleich teilte er mit, daß die Todesursache nicht klar wäre, denn die Verbrühungen allein könnten seiner Meinung nach nicht todesursächlich sein.

Um Einzelheiten über den Unfallhergang in Erfahrung zu bringen, wurde der dreiundfünfzigjährige Ehemann der Verstorbenen, Georg A., befragt. Seiner Darstellung zufolge habe Frau A. am Vortag gegen 22 Uhr ihr übliches Samstagabendbad vorbereitet. Dazu sei das Wasser im Einwecktopf auf einem zweiflammigen Gasherd erhitzt worden. Wie immer sollte das Bad in einer zwischen Gasherd und Küchentisch aufgestellten Zinkbadewanne genommen werden. Bevor sich seine Frau zwischen 22.15 Uhr und 22.30 Uhr in die Badewanne gesetzt habe, sei erneut ein voller Einwecktopf auf den Gasherd gestellt worden, um das Badewasser für ihn zu bereiten. Gewohnheitsgemäß sei seine Frau erst einige Zeit in der Badewanne sitzen geblieben, bevor sie mit dem Waschen begann. An jenem Abend habe er selbst währenddessen am Küchentisch gesessen und eine elektrische Uhr repariert. Als das Wasser auf dem Gasherd bereits gekocht habe, sei er von seiner Frau gebeten worden, ihr Apfelsaft zu holen. Ihrem Wunsch folgend, habe er die Küche verlassen und sei nach etwa sieben bis acht Minuten mit einer Flasche Apfelsaft zurückgekommen. Die Situation, die sich ihm nun darbot, schilderte Georg A. wie folgt: „Bei meiner Rückkehr sah ich meine Frau mit dem Gesicht und dem Körper halb im Wasser liegen; die Beine ragten hinten über die Wanne halb heraus. Zwischen dem leblosen Körper und der Wanne lag der Einwecktopf." Als Erklärung gab er zwei Möglichkeiten an: Entweder habe seine Frau heißes Wasser aus dem Topf in die Wanne nachschütten wollen und sei dabei ausgeglitten, oder sie habe bei dem Versuch, nach der Seife hinter dem Gasherd zu greifen, den nicht ganz fest auf den beiden Brennstellen stehenden Topf heruntergerissen. Während seiner Schilderung des vermutlichen Unfallhergangs, die mit der Wohnsituation durchaus in Übereinstimmung

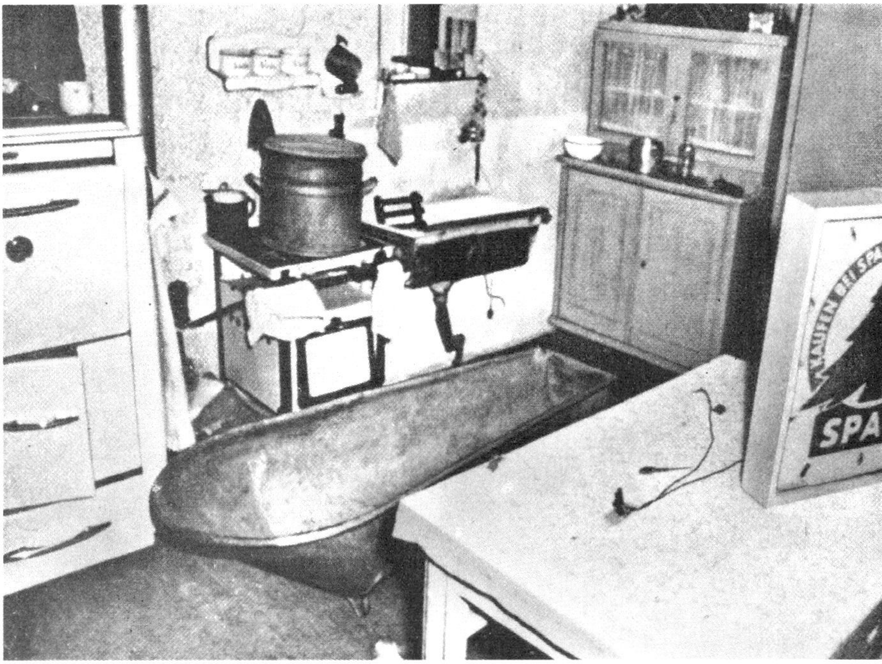

Wohnküche der Familie A. Zwischen Tisch und Gasherd steht die Badewanne, in der Georg A. seiner Frau die tödlichen Verletzungen beigebracht hat. Die sogenannte Anschlußplatte liegt neben der selbstgebauten Uhr auf dem Küchentisch.

zu bringen war, wirkte Georg A. ausgesprochen bedrückt und schmerzerfüllt.

Erhebliche Zweifel an der Version des Ehemannes kamen bei der Besichtigung des Leichnams von Frau A. am Vormittag des 11. Juni auf. Deshalb wurde am folgenden Tag eine gerichtliche Leichenöffnung vorgenommen. Außer flächenhaften Verbrühungen des Oberkörpers und der Beine ließen sich auf dem Rükken der Frau rundliche, scheibenförmige Spuren mit einem Durchmesser von acht bis neun Millimetern feststellen, von denen jeweils drei dicht beieinander lagen. Eine solche Gruppierung konnte insgesamt sechsmal nachgewiesen werden. Da in der Mitte schlitzförmige Erhebungen erkennbar waren, wirkten diese Hautveränderungen wie Abdrücke von Schraubenköpfen. Für einen Tod aus natürlicher Ursache ergab die Obduktion keinen Anhalt. Dagegen erregte das Spurenbild auf dem

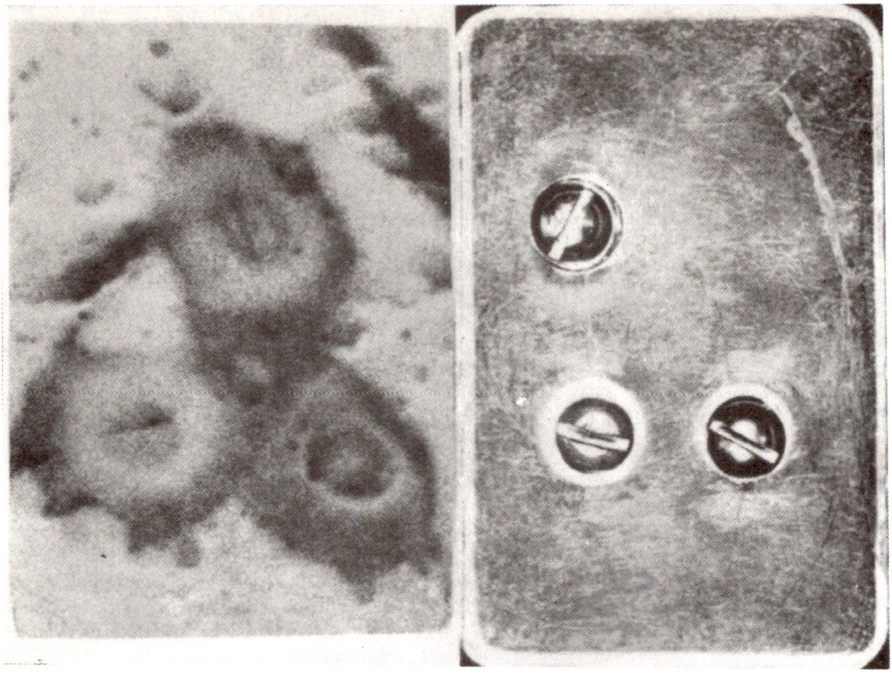

Links eine Gruppe charakteristischer Strommarken vom Rücken der Leiche. Rechts zum Vergleich die vom Täter nachgebildete Anschlußplatte.

Rücken der Leiche den Verdacht auf die Einwirkung elektrischen Stroms.

Auf Anraten der Obduzenten erfolgte nach der Leichenöffnung erneut eine Besichtigung der Wohnung der Familie A. Ohne danach gefragt worden zu sein, erklärte der anwesende Georg A., daß er bei der Uhrenreparatur ein Bauteil verwendet habe, das von ihm als „Anschlußplatte" bezeichnet wurde. Beim Aufräumen der Küche nach dem „Unfall" habe er diese Platte aus Versehen zertreten, inzwischen aber eine neue angefertigt. Es handelte sich bei dem vorgewiesenen Werkstück um den Plexiglasdeckel einer Käseschachtel mit nur einer statt drei Schrauben. Eine plausible Erklärung für den Verwendungszweck konnte A. nicht geben.

Aufgrund des vorläufigen Gutachtens der Gerichtsmediziner und der bis dahin vorliegenden Ermittlungsergebnisse wurde A. noch am Abend des 12. Juni wegen Mordverdachts festgenommen. Zu Anfang blieb er bei seiner ursprünglichen Version.

Als am 15. Juni eine Vernehmung in Anwesenheit eines der Obduzenten erfolgte, präsentierte A. eine neue Variante. Er gestand die Schuld am Tod seiner Frau ein, gab jedoch eine Darstellung des Vorfalles, die immer noch nicht der Wahrheit entsprach: Um seiner Frau den Rücken zu waschen, habe er sich, nach der Seife greifend, über die Badewanne gebeugt und dabei den Einwecktopf vom Gasherd gestoßen. Die Unglaubwürdigkeit dieser Version war ganz offenkundig, denn durch ein bloßes Anstoßen konnte der schwere, mit Wasser gefüllte Topf niemals vom Herd fallen. Insbesondere ließen sich so erst recht nicht die Hautveränderungen auf dem Rücken der Frau erklären. Bei der mehrstündigen Vernehmung wurde A. immer unsicherer und verwikkelte sich zunehmend häufiger in Widersprüche.

Schon am folgenden Tag gestand er, seine Frau mit der Anschlußplatte getötet zu haben. Es sei aber nicht beabsichtigt gewesen, sie zu töten. Vielmehr habe er ihr „nur" Schmerzen zufügen wollen. Auf diese Weise gedachte A. einen zum wiederholten Male aufgekommenen Streit wegen eines außerehelichen Kindes von ihm zu beenden. Er habe sich nicht vorstellen können, daß die unter Strom stehende Anschlußplatte den Tod seiner Frau verursachen würde. Als er die Abdrücke der Platte auf dem Rücken entdeckte, sei ihm die Idee gekommen, einen Unfall vorzutäuschen. Auch mit dieser Darstellung war der Tod von Frau A. noch nicht restlos aufgeklärt.

Angesichts der Tatsache, daß A. mehrere Jahre in einem Elektroinstallationsbetrieb gearbeitet hatte, konnte seine Behauptung, die tödliche Wirkung des Stroms nicht erwartet zu haben, keinesfalls akzeptiert werden. Wiederum ging von den Gerichtsmedizinern die entscheidende Anregung aus.

Bei einer der nächsten Vernehmungen wurde A. nach Haustieren und deren Verbleib befragt. Seine ersten Äußerungen über den Tod zweier Hunde waren widersprüchlich. Wenige Tage später gab er dann zu, die Tiere schon vor Monaten mit elektrischem Strom getötet und die Kadaver im Garten vergraben zu haben. A. korrigierte frühere Aussagen auch dahingehend, daß er bereits Ende 1955 den Entschluß gefaßt habe, seine Frau zu töten. Die Tierversuche dienten ausschließlich diesem Vorhaben. An den Hunden wollte er die Stromwirkung studieren. Im Ergebnis der Experimente nahm er an, daß die Anschlußplatte keinerlei Spuren auf der Haut seiner Frau hinterlassen würde. Allerdings hatte A. die unter dem Fell der Hunde verborgenen strombedingten Hautveränderungen, die sogenannten Strommarken, übersehen.

Die für den Elektrotod typische

Das Gesetz über die Stromwärme formulierte der englische Physiker James Prescott Joule im Jahre 1840. Als Joulesche Wärme wird die Wärmemenge W bezeichnet, die ein elektrischer Strom mit der Stromstärke I in einem Widerstand R in der Zeit t erzeugt. Nach der Formel $W = I^2 \cdot R \cdot t \cdot c$ läßt sich die entstehende Wärmemenge errechnen.
Mit den komplizierten Problemen der Einwirkung elektrischer Energie auf den menschlichen Organismus und deren Folgeerscheinungen haben sich seit Anfang dieses Jahrhunderts zahlreiche Gerichtsmediziner befaßt. Genannt seien der „Altmeister der Elektropathologie" Stefan Jellinek in Wien und später in Oxford, Gerhard Schrader in Halle, Ferdinand Pietrusky in Bonn und Hans Klein in Heidelberg, die mit ihren Untersuchungen wesentlich zur Vervollkommnung der gerichtsmedizinischen Diagnostik des Stromtodes beitrugen. Erwähnung verdienen auch der Physiologe Hans Schaefer in Heidelberg und der Internist Siegfried Koeppen in Wolfsburg für ihre grundlegenden Arbeiten über die Stromwirkung an Lebenden.

Strommarke entsteht durch die Wärmewirkung des elektrischen Stroms, stellt also eine lokale Verbrennung der Haut an der Kontaktstelle mit dem spannungführenden Teil dar. Zur Unterscheidung von primär thermisch oder mechanisch bedingten Hautveränderungen sind subtile feingewebliche Untersuchungen erforderlich, die durch den chemischen oder physikalischen Nachweis eingelagerter Leitermetallspuren ergänzt werden können.

Wie die Gerichtsmediziner bei Tierversuchen zeigen konnten, waren unter den gegebenen Bedingungen auch nach Einwirkung von 220 Volt Strommarken feststellbar. Deren Form entsprach weitgehend der Gestalt der verwendeten Kontakte.

Vom Schwurgericht in Nürnberg wurde Georg A. am 11. Juli 1957 wegen Mordes an seiner Ehefrau zu lebenslangem Zuchthaus unter Aberkennung der bürgerlichen Ehrenrechte auf Lebenszeit verurteilt.

Die Kriminaluntersuchungsabteilung der Polizei von Bradford, einer Stadt in der mittelenglischen Grafschaft Yorkshire, erhielt kurz vor Mitternacht des 3. Mai 1957 von einem praktischen Arzt telefonisch die Mitteilung, daß die dreißigjährige Elizabeth Barlow tot in der Badewanne ihrer Wohnung aufgefunden worden war. Einige merkwürdige Umstände gaben Veranlassung, die Kriminalpolizei zu benachrichtigen. Augenscheinlich hatte Mrs. Barlow während des Badens erbrochen, war infolge eines Schwächeanfalls mit dem Gesicht unter Wasser geraten und ertrunken. Der Arzt konnte an ihrem Körper zwar keine Spuren einer Gewaltanwendung feststellen, ihm fielen aber die ungewöhnlich stark erweiterten Pupillen der Toten auf.

Der achtunddreißigjährige Ehemann der Verstorbenen, Kenneth Barlow, berichtete, daß seine Frau wegen eines Unwohlseins frühzeitig zu Bett gegangen sei. Sie habe mehrfach erbrochen, danach über Hitzegefühl und Schweißausbrüche geklagt und sich deshalb entschlossen, ein Bad zu nehmen. Während sie noch gebadet habe, wäre er eingeschlafen. Als er gegen 23.20 Uhr aufgewacht sei, habe er im Badezimmer Licht gesehen und sei sofort hinübergegangen. Seine Frau habe leblos in der Badewanne gelegen. Weil er sie nicht herausheben konnte, habe er das Wasser abgelassen und mit Wiederbelebungsversuchen begonnen. Schließlich mußte er aber feststellen, daß seine Frau bereits tot war.

Als sich später Sergeant Naylor in der Wohnung etwas umsah, schien ihm ein Umstand höchst sonderbar. Mr. Barlows Schlafanzug, den er während des Bergungsversuches getragen haben wollte, war vollkommen trocken. Außerdem fiel Chefkonstabler H. S. Price, den Naylor hinzugerufen hatte, auf, daß sich weder an den Wänden noch auf dem Fußboden des Badezimmers Wasserspritzer finden ließen. Der Chefkonstabler wandte sich mit der Bitte um Unterstützung an das Polizeilaboratorium in Harrogate. Von dort kamen Chefinspektor Coffey und der Gerichtsmediziner David E. Price.

Bei einer gründlichen Besichtigung der Wohnung entdeckte Coffey in der Küche zwei Injektionsspritzen, von denen die eine naß war. Nicht für seine Frau, sondern für sich benötige er die Spritzen, erklärte Barlow. Wegen eines Karbunkels müsse er sich Penicillin injizieren. Immerhin sei er Krankenpfleger und arbeite im St. Luke's Hospital von Huddersfield.

Noch in der Nacht wurde die Tote nach Harrogate überführt. Gegen 5.45 Uhr begann Price mit der Obduktion. Er stellte lediglich eine normale Frühschwangerschaft etwa in der achten Woche fest. Eine Erklärung für den vermuteten plötzlichen Schwächeanfall während des Badens konnte Price jedoch nicht geben.

Am Vormittag des 4. Mai übernahm der Toxikologe Alan S. Curry den Fall zur weiteren Bearbeitung. Aber auch sämtliche toxikologisch-chemischen Analysen zum Nachweis gebräuchlicher Arzneimittel und Gifte verliefen negativ. Hingegen bestätigte die Feststellung von Spuren eines Depotpenicillins an den Injektionsspritzen und Kanülen die Aussage Barlows, er habe sich selbst Penicillin gespritzt.

Unterdessen hatte Price am 8. Mai einen äußerst wichtigen Befund erhoben. Als er mit einer Lupe noch einmal die Haut der Toten gründlich

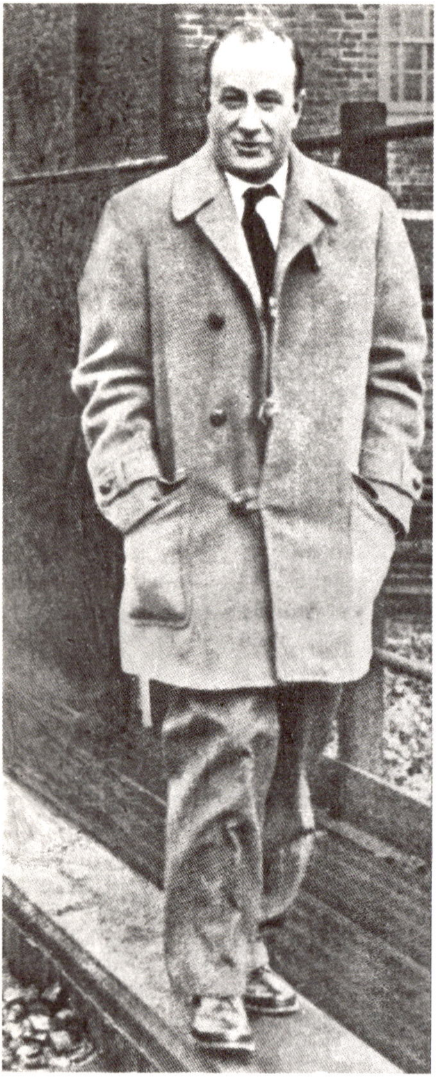

Der Gerichtsmediziner David E. Price fand bei der Leichenuntersuchung mehrere Injektionsstellen am Gesäß der Toten. Damit schuf er die Voraussetzung für die Lösung des Falles Barlow.

absuchte, entdeckte er an beiden Gesäßhälften zwei dicht nebeneinander liegende, punktförmige Wunden. Von den Hautstellen fertigte Price Gewebsschnitte für eine feingewebliche Untersuchung. Mikroskopisch erwiesen sich die Verletzungen als feine Stichkanäle. Es handelte sich dabei um Injektionsstellen, von denen eine im Unterhautfettgewebe eine geringe entzündliche Reaktion erkennen ließ und demnach erst einige Stunden vor dem Tode entstanden sein mußte. Umgehend teilte Price seine Resultate dem Toxikologen mit. In Anbetracht der ergebnislos gebliebenen Analysen stand dieser vor einem Rätsel.

Price blieb zunächst nichts weiter übrig, als die Gesäßpartien mit den Einstichstellen herauszupräparieren und die Asservate bis auf weiteres aufzubewahren. Einen Giftnachweis gerade an diesen Gewebsanteilen zu versuchen war besonders aussichtsreich, denn an den Injektionsstellen konnten nicht in das Blut übergegangene Reste der injizierten Substanz zurückgeblieben sein.

Einen Anhaltspunkt, worum es sich handeln könnte, bildeten die Symptome, die anscheinend bei Mrs. Barlow kurz vor ihrem Tode aufgetreten waren: Schweißausbrüche, Erbrechen, plötzliche Schwäche, Bewußtlosigkeit, starke Erweiterung der Pupillen. In dieser Kombination ließen die Krankheitszeichen bei der gesunden jungen Frau speziell an eine Erscheinung denken: die Hypoglykämie. Mit diesem Begriff wird ein Zustand bezeichnet, bei dem der lebensnotwendige Blutzuckerspiegel unter den Normalwert absinkt. Eine Hypoglykämie tritt unter anderem dann auf, wenn einem Menschen zuviel Insulin injiziert wurde. Das Hormon Insulin garantiert im Organismus hauptsächlich den normalen Blutzuckergehalt und wird in den sogenannten Langerhansschen Inseln der Bauchspeicheldrüse gebildet. Eine Unterfunktion der Inselzellen führt zum Diabetes mellitus, der bekannten Zuckerkrankheit. Der krankhaft erhöhte Blutzuckerspiegel beim Diabetiker kann durch Insulininjektionen normalisiert werden. Erhält indes ein Gesunder eine größere Menge Insulin, so tritt eine lebensbedrohliche Hypoglykämie auf, weil die Inselzellen normalerweise ausreichend Hormon produzieren. Was nun Mrs. Barlow anbetraf, stand fest, daß sie nicht zuckerkrank war.

Im St. Luke's Hospital hatte Chefkonstabler Price in Erfahrung gebracht, daß zu Barlows Aufgaben als Krankenpfleger auch Insulininjektionen gehörten. Überdies erfuhr Price noch eine bemerkenswerte Tatsache: Bei der Toten handelte es sich um Barlows zweite Frau, seine erste war nur etwa ein Jahr zuvor plötzlich im Alter von dreiunddreißig Jahren verstorben. Die Todesursache konnte damals nicht aufgeklärt werden! Außerdem kamen Chefkonstabler Price zwei Äußerungen Barlows zu Ohren, die seine Aufmerksamkeit erregen mußten. Angeblich hatte Barlow zu einem Patienten über das Insulin gesagt: „Wenn jemand eine richtige Ladung davon bekommt, ist das der sicherste Weg ins Jenseits." Einem Kollegen gegenüber hatte er sinngemäß geäußert, daß sich mit Insulin ein perfekter Mord begehen ließe, weil dessen Nachweis unmöglich sei.

In der Tat gab es zu dieser Zeit noch keine chemische oder physikochemische Methode zur Feststellung von Insulin im Körpergewebe. Den Toxikologen um Alan S. Curry blieb nur das Tierexperiment. Sie mußten versuchen, die biologische Aktivität von Extrakten aus dem Leichengewebe zu bestimmen. Dazu verwendeten sie den sogenannten Mäusekrampftest. Zunächst erhielt eine Versuchsgruppe Injektionen von Originalinsulin in verschiedener Dosierung. Je nach der verabreichten Menge traten Schwäche, Unruhe, Zittern, Krämpfe und Bewußtseinsstörungen bis zur Bewußtlosigkeit auf. Hohe Dosen führten zum Tod der Tiere. Die aus dem asservierten Leichengewebe hergestellten Extrakte wurden einer zweiten Versuchsgruppe injiziert. Diese Tiere zeigten die gleichen Erscheinungen wie die Mäuse, die das Originalinsulin erhalten hatten. Eine besonders starke Wirkung riefen die Extrakte aus dem Gewebe der linken Gesäßseite hervor. In diesem Bereich mußte Mrs. Barlow die letzte Injektion einige Stunden vor ihrem Tode erhalten haben, denn das nicht resorbierte Substanzdepot war hier am größten. Zum Beweis dafür, daß die beobachteten Krämpfe tatsächlich auf eine Hypoglykämie zurückzuführen waren, erhielten einige erkrankte Mäuse Glukoseinjektionen. Die so behandelten Tiere erholten sich und überlebten. Bei den unter Krämpfen verstorbenen Mäusen dagegen ließ sich unmittelbar nach ihrem Tod ein verminderter Blutzuckerspiegel feststellen. Als Kontrollen verwendeten die Toxikologen Extrakte aus dem Gesäßgewebe einer anderen Leiche und aus dem Gewebe von Mrs. Barlows Körper, in das zuvor eine definierte Insulinmenge injiziert worden war. Während der erste Kontrollextrakt im Tierexperiment inaktiv blieb, zeigte der andere eine der Insulindosis entsprechende Wirkung. Auf diese Weise bestimmten die Toxikologen die Mrs. Barlow vor dem Tode injizierte Insulinmenge. Als Maßstab diente eine Wirkungsskala, die mit Hilfe einer Anzahl definierter Insulingaben im Tierversuch mit Mäusen aufgestellt worden war. Danach entsprach die Wirkung des Gesamtextraktes aus allen Injektionsstellen einer Menge von 84 Einheiten Insulin. Da sicherlich der weitaus größere Teil bereits in das Blut übergegangen war, mußte die Mrs. Barlow injizierte Insulinmenge um ein Vielfaches größer gewesen sein.

Bei einem weiteren Test wurde der besonders wirksame Gewebsextrakt von der linken Gesäßhälfte der Toten einer Gruppe von Meerschweinchen injiziert. Dieselben Tiere erhielten später Injektionen entsprechender Mengen Insulin. Die jeweils in zweistündlichem Abstand registrierten Veränderungen des Blutzuckerspiegels stimmten überein.

Als drittes untersuchten die Toxikologen den Einfluß der Gewebsextrakte auf die Glukoseverwertung am isolierten Rattenzwerchfell. Ebenso wie Insulin bewirkten die Extrakte aus dem Leichengewebe beider Gesäßhälften eine deutliche Erhöhung der Glukoseaufnahme.

Nun galt es, die Identität der biologisch aktiven Substanz mit dem Insulin zu beweisen. Von der Aminosäure Cystein war bekannt, daß sie eine Inaktivierung des Insulins bewirkt. Deshalb wurden Proben der Gewebsextrakte mit Cystein zusammengebracht. Durch diese Vorbehandlung verringerte sich die blutzuckersenkende Wirkung bei Mäusen um 85 Prozent. Auch der stimulierende Effekt auf die Glukoseaufnahme am isolierten Rattenzwerchfell war reduziert.

Eine weitere Möglichkeit bestand darin, die eiweißspaltende Wirkung des im Magen produzierten Enzyms Pepsin und des in Extrakten aus Rattenlebern enthaltenen Enzyms Insulinase nachzuweisen. Sowohl das Pepsin als auch die Insulinase zerstören den Eiweißkörper Insulin und bewirken dadurch eine Inaktivierung des Hormons. Dementsprechend fehlte bei den mit Insulinase vorbehandelten Gewebsextrakten die blutzuckersenkende Wirkung, und die mit Pepsin zusammengebrachten Extrakte verloren ihre Fähigkeit, die Glukoseaufnahme am isolierten Rattenzwerchfell zu erhöhen.

Eine Inaktivierung von Insulin läßt sich auch mit dem Blutserum von Meerschweinchen hervorrufen, die über einen längeren Zeitraum Insulininjektionen erhalten, denn die Tiere bilden spezifische Antikörper gegen das Hormon. Auf diese Weise vorbehandelte Gewebsextrakte waren im Tierversuch ebenfalls wirkungslos. Dagegen führte das Serum von Meerschweinchen, die keine Insulininjektionen erhalten hatten, nicht zur Aufhebung des stimulierenden Effektes der Gewebsextrakte auf die Glukoseverwertung am isolierten Rattenzwerchfell.

Durch die folgenden Untersuchungen sollte geklärt werden, ob blutzuckersenkende Medikamente, wie das Tolbutamid, den Tod von Mrs. Barlow verursacht haben konnten. Experimente mit diesen Substanzen ergaben, daß es zwar zu einer gewissen Senkung des Blutzuckerspiegels bei den Versuchstieren kam, die Symptomatik insgesamt aber nicht mit der Insulinwirkung vergleichbar war.

Schließlich konnte theoretisch ein insulinproduzierendes Gewächs der Bauchspeicheldrüse, ein sogenanntes Insulom, die tödliche Hypoglykämie herbeigeführt haben. Diese Möglichkeit schied bei Mrs. Barlow jedoch aus. Zum einen hatte die mikroskopische Untersuchung der gesamten Bauchspeicheldrüse keinen Anhalt für irgendeine krankhafte Veränderung ergeben, und zum anderen war Insulin nur in den Extrakten aus dem Gewebe von den Injektionsstellen nachgewiesen worden.

Als sämtliche Untersuchungsergebnisse vorlagen, wurde Barlow am 26. Juli 1957 unter dem Verdacht des Mordes an seiner Ehefrau festgenommen. Er versuchte sich durch allerlei Behauptungen zu entlasten. So sprach er von einem Abtreibungsversuch mit Ergometrin, den er bei seiner Frau vorgenommen haben wollte. Durch weitere umfängliche Experimente konnten die Toxikologen diese Version widerlegen.

Vor dem Schwurgericht in Leeds wurde Barlow im Dezember 1957 angeklagt, seine Frau „durch Injektion von Insulin" getötet zu haben. Während der fünftägigen Verhandlung trat auch ein von der Verteidigung bestellter Gegensachverständiger auf. Er behauptete, daß der Tod von Mrs. Barlow die Folge einer Art Streßreaktion gewesen sei, die zur

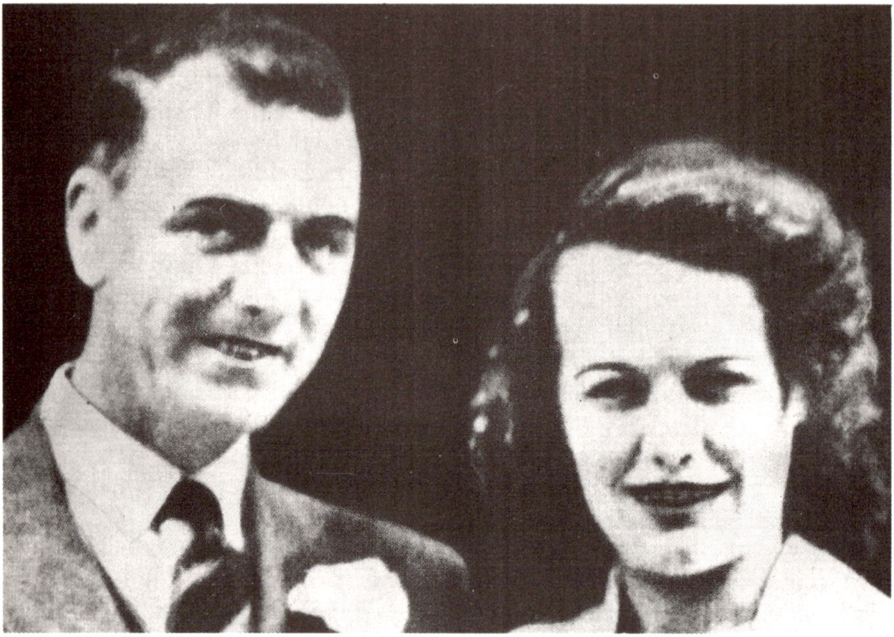

Der Krankenpfleger Kenneth Barlow tötete im Mai 1957 seine Frau Elizabeth durch Injektion einer Überdosis Insulin.

Ausschüttung einer großen Menge Insulin aus der Bauchspeicheldrüse geführt habe. Mit wenigen Sätzen entkräftete Price die vorgetragene Theorie.

Am 13. Dezember 1957 sprach die Jury den Angeklagten nach einer anderthalbstündigen Beratung schuldig. Durch ihren Schuldspruch erkannten die Geschworenen die überzeugenden Ergebnisse der Tierexperimente in vollem Umfang an. Kenneth Barlow erhielt eine lebenslängliche Zuchthausstrafe.

Wesentlichen Anteil an der Aufklärung des Verbrechens hatten die Toxikologen durch ihre sorgfältig ausgeführten, umfangreichen Versuchsreihen. Besonders bemerkenswert ist, daß zu jener Zeit keinerlei einschlägige Erfahrungen vorlagen, denn im Fall Barlow gelang es erstmalig, Insulin im Körpergewebe eines Menschen nachzuweisen.

Tod oder tot in den Flammen?

Tod in den Flammen – wer denkt dabei nicht sofort an die Inquisition, an den Tod ungezählter „Ketzer“

und „Hexen“? Berühmte Gelehrte, wie Jan Hus oder Giordano Bruno, mußten ebenso wie viele Unbekannte den qualvollen Tod auf dem Scheiterhaufen erleiden. Doch nicht um den Mord durch Verbrennung soll es hier gehen, sondern um die Frage, ob jemand lebend oder tot in die Flammen geraten ist.

Eigentlich stand das Ermittlungsergebnis in der „Leichensache“ Erich Tetzner fest. Niemand bezweifelte, daß ein Verkehrsunfall vorlag. Auf der Landstraße zwischen Etterzhausen und Regensburg war Tetzner mit seinem Pkw vom Typ „Opel“ gegen einen Kilometerstein gefahren und das Fahrzeug infolgedessen ausgebrannt. Als das Wrack am Morgen des 27. November 1929 gefunden wurde, konnte nur noch ein stark verkohlter menschlicher Körper geborgen werden. Wegen der hochgradigen Verbrennung verzichtete die Staatsanwaltschaft Regensburg auf eine Obduktion und gab den Leichnam zur Bestattung frei. Emma Tetzner ließ die sterblichen Überreste nach Leipzig überführen.

Am 30. November gegen Mittag meldete sich bei Richard Kockel, dem Direktor des Instituts für Gerichtliche Medizin der Universität Leipzig, ein Angestellter der Versicherungsgesellschaft „Nordstern“. Er berichtete, daß Tetzner sich erst kürzlich bei dem von ihm vertretenen Unternehmen, aber auch bei drei weiteren Gesellschaften mit der Summe von insgesamt 45000 Reichsmark für den Fall seines Unfalltodes versichert hatte. Zugleich bat er Kockel, die Leiche Tetzners zu obduzieren, um einen plötzlichen Herztod als Ursache für den Verkehrsunfall auszuschließen. Nur mit großer Mühe sei es gelungen, fügte der Versicherungsangestellte hinzu, von der Witwe die Einwilligung zur Leichenöffnung zu erhalten. Jetzt wäre die Sache äußerst dringlich, denn die Beerdigung solle bereits in einer Stunde stattfinden. Kockel sagte zu und fuhr sofort zum Südfriedhof.

Auf dem Sektionstisch im Keller der Friedhofskapelle lag, wie Kockel später schrieb, „ein sehr stark verkohlter Rumpf, dem noch anhafteten: die Halswirbelsäule nebst dem Schädelgrund, die oberen Hälften beider Oberschenkel, das untere Gelenkende des rechten Oberschenkels und Teile der Arme“. Die Feststellung des Geschlechts bereitete keine Mühe. Trotz der Verkohlung waren die männlichen Geschlechtsorgane in ihrer Form noch gut erhalten. An dem nur wenig hitzeveränderten linken Oberarmknochenkopf entdeckte Kockel den Rest einer Knorpelleiste, die normalerweise zwischen dem 18. und 22. Lebensjahr verknöchert. Außerdem schien ihm der gesamte Knochenbau für einen Mann ungewöhnlich zart. Auch das stand im Widerspruch zur Personenbeschreibung Tetzners, die der Versiche-

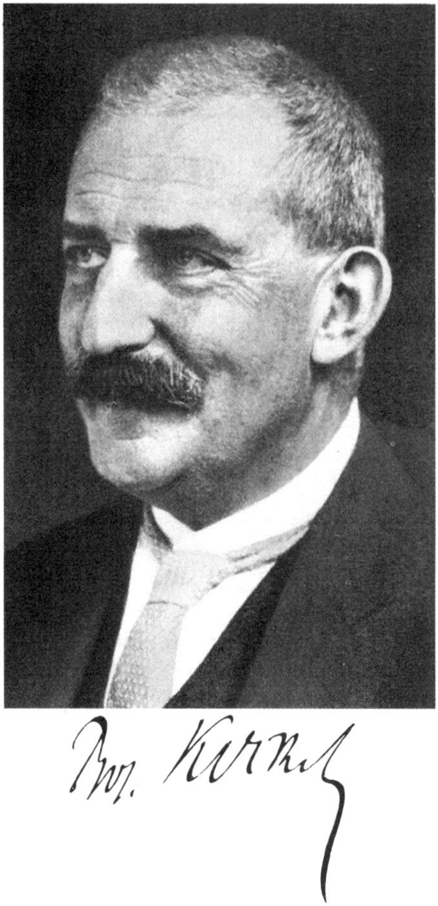

Richard Kockel (1865–1934) sezierte am 30. November 1929 auf dem Leipziger Südfriedhof den verkohlten Leichnam eines Mannes. Die noch feststellbaren Körpermerkmale ließen erhebliche Zweifel an der Identität des Toten aufkommen.

rungsangestellte mitgebracht hatte. Danach war Tetzner fünfundzwanzig Jahre alt, 1,70 Meter groß und ausgesprochen kräftig gebaut. „Während der Sektion kamen mir Bedenken", schrieb Kockel in seinem Bericht, „ob die Leiche überhaupt die Tetzners wäre."

Gelangt ein Mensch lebend, das heißt noch atmend, in die Flammen, so nimmt er mit seinen Atemzügen auch Rußteilchen auf. Dementsprechend läßt sich durch den mikroskopischen Befund an den Lungen nachweisen, ob jemand zu Lebzeiten oder nach dem Tode verbrannt ist. Auf dieses wichtige Zeichen hatte erstmalig 1905 Otto Coester, ein Kreisarzt in Schlesien, hingewiesen. Kockel fand jedoch bei der Leichenöffnung Rußablagerungen weder in der Mundhöhle und im Kehlkopf noch in dem erhalten gebliebenen Teil der Luftröhre und ihren Aufzweigungen. Von den Lungen eignete sich für eine mikroskopische Untersuchung nur der basale Anteil des rechten Lungenunterlappens. Auch im Lungengewebe konnte Kockel keinen Ruß finden.

Wohl bei jedem Brand entsteht Kohlenmonoxid. Wird das Gas eingeatmet, tritt es durch die Wände der Lungenbläschen in das Blut über. Da die Affinität des Kohlenmonoxids zum roten Blutfarbstoff gegenüber dem Sauerstoff etwa dreihundertmal stärker ist, verdrängt es den lebensnotwendigen Sauerstoff und wird als sogenanntes Kohlenmonoxidhämoglobin mit dem Blutstrom zu den Organen des Körpers transportiert. Durch die Blockierung des Hämoglobins mit Kohlenmonoxid tritt der Tod infolge innerer Erstickung ein. Bereits 1876 hatte der Gerichtsmediziner Eduard Hofmann in Wien die Ansicht vertreten, daß bei Bränden umgekommene Personen häufig durch die Einatmung des kohlenmonoxidhaltigen Rauchgases sterben. Gemeinsam mit seinem Assistenten Eduard Zillner konnte er an den Opfern des Wiener Ringtheaterbrandes vom 8. Dezember 1881 diese Annahme bestätigen. Demnach gehört auch die Feststellung von Kohlenmonoxid im Herzblut der Leiche eines Verbrannten zu den Anzeichen dafür, daß der Betreffende lebend in die Flammen geraten ist. Kockel asservierte bei der Leichenöffnung eine ausreichende Menge des dickflüssigen Herzblutes für entsprechende Untersuchungen. Bei den Analysen konnte kein Kohlenmonoxidhämoglobin nachgewiesen werden.

Aus dem Fehlen von Rußablagerungen in den Atemwegen und von Kohlenmonoxid im Blut schlußfolgerte Kockel, „daß die Verbrennung nicht bei Lebzeiten erfolgt war, sondern erst nach dem Tode". Wenn also nicht der Fahrzeugbrand den Tod verursacht hatte, stellte sich zwangsläufig die Frage, woran der auf dem Südfriedhof obduzierte Mann verstorben war.

Mikroskopisch hatte Kockel an den Lungenschnitten „eine zwar nicht starke, aber völlig einwandfreie Fettembolie" festgestellt. Wie seit 1862 bekannt, kommt es bei ausgedehnten Weichteilquetschungen oder Knochenbrüchen zur Einschwemmung von Fett aus dem körpereigenen Fettgewebe in die Blutgefäße. Die feinen Fetttröpfchen werden mit dem Blutstrom zunächst in das rechte Herz verschleppt und gelangen von dort in die Lungen. An speziell gefärbten Gewebsschnitten kann die Fettembolie mikroskopisch diagnostiziert werden. Die Fetttröpfchen liegen im Lumen der kleinsten Blutgefäße, die zwischen den Lungenbläschen verlaufen. Einen solchen Befund erhob Kockel an den Präparaten des rechten unteren Lungenlappens.

Überdies schien es ihm ausgeschlossen, daß die fehlenden Körperteile restlos verbrannt sein sollten. Vielmehr mußte daran gedacht werden, daß das Schädeldach und Teile der Gliedmaßen beseitigt worden waren, um die Ermittlung der Körpergröße oder die Feststellung der Todesursache unmöglich zu machen. Zusammenfassend schrieb Kockel: „Der von mir Sezierte war gewaltsam getötet, verstümmelt und dann verbrannt worden."

Unmittelbar nach der Obduktion teilte Kockel der Leipziger Kriminalpolizei seine Bedenken hinsichtlich der Identität des von ihm untersuchten Leichnams mit. Noch am selben

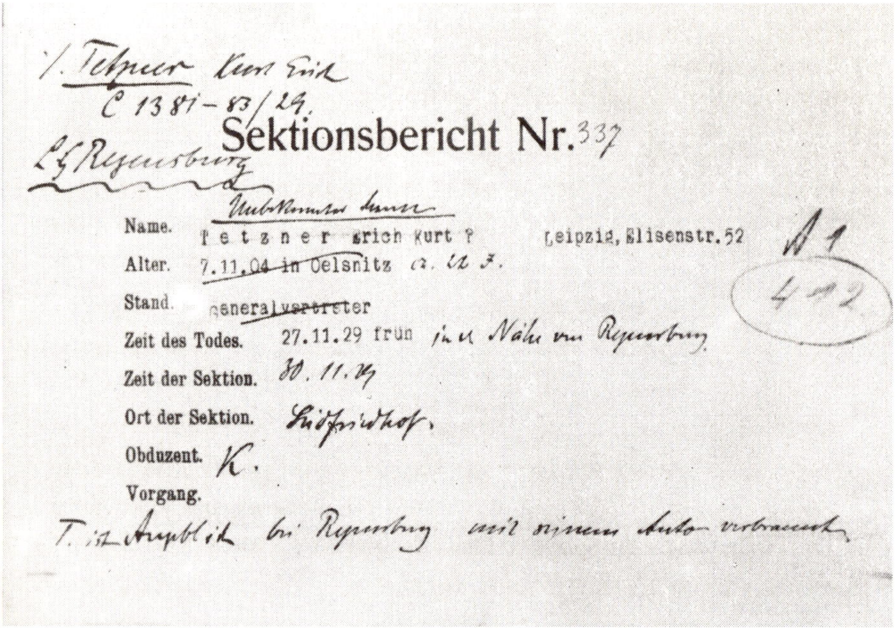

1. Tetzner Kurt Erich
C 1381–83/29.
LG Regensburg

Sektionsbericht Nr. 337

Unbekannter Mann

Name. Tetzner Erich Kurt ? Leipzig, Elisenstr. 52

Alter. 7.11.04 in Oelsnitz

Stand. Generalvertreter

Zeit des Todes. 27.11.29 früh in d. Nähe von Regensburg

Zeit der Sektion. 30.11.29

Ort der Sektion. Südfriedhof.

Obduzent. K.

Vorgang.

T. ist Augenblick bei Regensburg mit seinem Auto verbrannt.

Auszug aus dem Sektionsbericht mit handschriftlichen Eintragungen Kockels

Tag wurde begonnen, Frau Tetzner zu beobachten. Als sich herausstellte, daß sie auffallend häufig bei einer Nachbarsfamilie das Telefon benutzte, erfolgte zusätzlich die Überwachung dieses Telefonanschlusses. Schon am 4. Dezember früh um 8 Uhr gelang es dem damit beauftragten Kriminalisten, sich in ein Ferngespräch aus Straßburg einzuschalten, in dem ein gewisser Sranelli Frau Tetzner sprechen wollte. Der Anrufer erhielt die Auskunft, Frau Tetzner sei unterwegs, werde aber am Abend gegen 18 Uhr auf jeden Fall zurück sein.

In der Zwischenzeit flog der stellvertretende Leiter der Leipziger Kriminalpolizei mit einer Sondermaschine nach Frankreich. Auf seine Veranlassung wurde im Straßburger Hauptpostamt kurz vor 18 Uhr ein Mann festgenommen, als er ein Telefongespräch nach Leipzig anmeldete. Vollkommen überrascht gestand er, der Leipziger Kaufmann Erich Tetzner zu sein.

Nach seiner Festnahme gab Tetzner zu Protokoll, daß er schon seit September 1929 geplant hatte, sich durch Vortäuschung des eigenen Unfalltodes in den Besitz der Versicherungssumme zu bringen. Der erste Versuch war allerdings gescheitert. Tetzner wollte sein Vorhaben bereits am 22. November verwirklichen. Dazu nahm er in der Nähe von Ingolstadt den dreiundzwanzigjährigen Schlosser Alois Ortner in seinem Pkw mit. Unter dem Vorwand, einen Getriebeschaden bemerkt zu haben, ließ Tetzner den Schlosser unter das Auto kriechen. Als Ortner wieder hervorkam, versetzte er ihm mit einem Werkzeug mehrere Hiebe auf den Kopf. Es gelang dem kräftig gebauten jungen Mann jedoch, sich aufzurichten und zu flüchten. Zum Zeitpunkt der Festnahme Tetzners lag Ortner im Krankenhaus von Ingolstadt.

Die Tat vom 27. November schilderte Tetzner am Tage der Festnahme wie folgt: Auf der Straße nach Regensburg sei ein Handwerksbursche in seinem Auto mitgefahren. Unter Vortäuschung einer Panne habe er angehalten, das Fahrzeug mit Benzin aus einem Kanister übergossen und es nach Öffnen des Tankes in Brand gesetzt. Daraufhin habe er die Flucht ergriffen, während der Mitfahrer im Pkw lebend verbrannt sei.

Diese Schilderung stand in erheblichem Widerspruch zum Obduktionsergebnis. Obwohl Tetzner vorgehalten wurde, daß das Opfer nicht zu Lebzeiten verbrannt sei, blieb er zunächst bei seiner Darstellung. Erst im Mai 1930, nachdem ihm der Untersuchungsrichter Kockels schriftliches Gutachten zur Kenntnis gegeben hatte, widerrief Tetzner die ursprüngliche Aussage. Die neue Version war zweifellos gut durchdacht. Er habe vor Bayreuth in der Dunkelheit einen Mann überfahren und den Schwerverletzten im Auto mitgenommen. Kurz darauf sei der ihm Unbekannte verstorben. Erst jetzt sei er auf die Idee gekommen, die Leiche für einen Versicherungsbetrug zu verwenden. Nachdem er das Fahrzeug aufgetankt habe, sei er mit der Leiche zu einem geeignet erscheinenden Ort gefahren, um einen Unfall vorzutäuschen. Er habe den Unbekannten hinter das Lenkrad gesetzt und schließlich das Fahrzeug angezündet.

In Tetzners zweiter Version fanden so alle von Kockel getroffenen Feststellungen Berücksichtigung. Als Erklärung für die Verletzungen und die dadurch bedingte Fettembolie gab es nun den Verkehrsunfall, der zugleich den Tod des Opfers und demzufolge das Fehlen einer Rußeinatmung und von Kohlenmonoxid im Blut erklärte. Nicht zuletzt war ein Verkehrsunfall ein weniger schweres Delikt als ein Mord durch Verbrennen.

In Anbetracht der veränderten Sachlage sah sich der Untersuchungsrichter veranlaßt, ein weiteres Gutachten einzuholen. Den Auftrag erhielt Hans Molitoris, Direktor des Instituts für Gerichtliche Medizin der Universität Erlangen. Während der Hauptverhandlung im März 1931 vertrat der Nachgutachter in mehrfacher Hinsicht einen anderen Standpunkt als Kockel. Bezüglich der verschiedenen Tatversionen erklärte Molitoris, „daß das von Tetzner zu Anfang abgelegte Geständnis, er habe einen Lebenden verbrannt, ganz wohl mit den Erfahrungen der Wissenschaft in Einklang gebracht werden könne“. Dagegen trat Kockel energisch auf. Selbstverständlich, so räumte er ein, erfordere die Beurteilung eines derartig komplizierten Falles wie der Tetzners eine gründliche Kenntnis der im Schrifttum niedergelegten Erfahrungen. Theoretische Erörterungen allein seien aber nicht ausreichend. Kockel verwies darauf, daß der Begutachtung gleichermaßen alle Feststellungen des konkreten Falles zugrunde liegen müßten und beides nicht losgelöst voneinander betrachtet werden dürfte. Insbesondere setzte sich Kockel mit dem Hinweis von Molitoris auf die Beobachtungen nach dem Wiener Ringtheaterbrand auseinander. Keineswegs bezweifelte Kockel, daß nicht bei allen Opfern Ruß in den Atemwegen und Kohlenmonoxid im Blut nachgewiesen werden konnte. Zum einen waren seinerzeit die Blutuntersuchungen nur mit dem Spektroskop vorgenommen worden, während Kockel zusätzlich empfindlichere Methoden angewandt hatte. Andererseits ließ sich kaum ausschließen, daß infolge der Panik, die bei einer solchen Katastrophe herrscht, nicht dieser oder jener erdrückt, totgetreten oder durch andersartige äußere Gewalteinwirkung ums Leben kam.

Auf Kockels Drängen hatte die Polizei Ende November 1929 nachträglich noch einmal gründlich die Umgebung des vermeintlichen Unfallortes auf der Landstraße nach Regensburg abgesucht. Wenn auch das Schädeldach und die ebenfalls fehlenden Gliedmaßenteile nicht gefunden werden konnten, führte die Suche dennoch zu einer bedeutsamen Entdeckung. Etwa 1,5 Meter vom Auffindungsort des ausgebrannten Fahrzeuges entfernt lag, und zwar an der Beifahrerseite, ein faustgroßes Stück nicht hitzeverändertes Gehirn an der Straßenböschung.

Bei kritischer Würdigung aller Befunde an der Leiche und vom Tatort sowie der einschlägigen wissenschaftlichen Erfahrungen wiederholte Richard Kockel vor Gericht seine bereits schriftlich formulierte Auffassung: Tetzner hatte den Unbekannten gewaltsam getötet, verstümmelt und dann verbrannt. Das Gericht folgte den Darlegungen Kockels und verurteilte Erich Tetzner wegen Raubmordes zum Tode. Seine Frau erhielt eine Zuchthausstrafe von vier Jahren.

Zeitungsmeldung über die Hauptverhandlung gegen Erich Tetzner im März 1931

8 Uhr-Blatt

Nürnberg-Fürther 8 Uhr-Abend-Blatt

Fernsprecher 21196

13. Jahrgang — Nürnberg, Dienstag, 17. März 1931 — Nummer 64

Versicherungsmörder Tetzner erzählt vor dem Richter

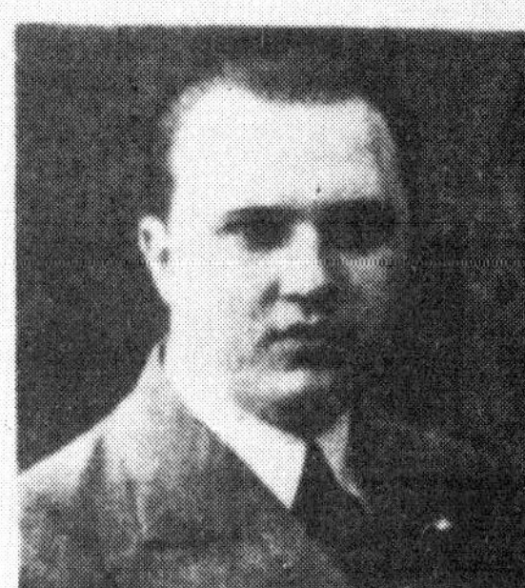

Erich Tetzner

Robbenfänger mit Filmexpedition fliegt in die Luft

„Etienne und Luise" vor dem Nürnberger Schwurgericht

Das Mordauto Tetzners nach der grausigen Tat. In der Mitte des Autos die verkohlte Leiche des unbekannten Handwerksburschen

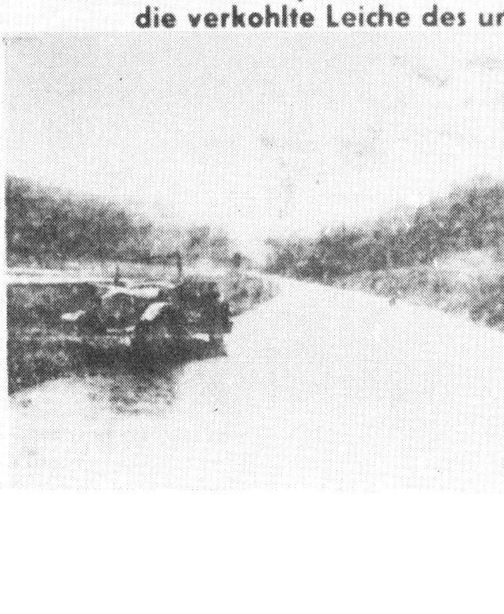

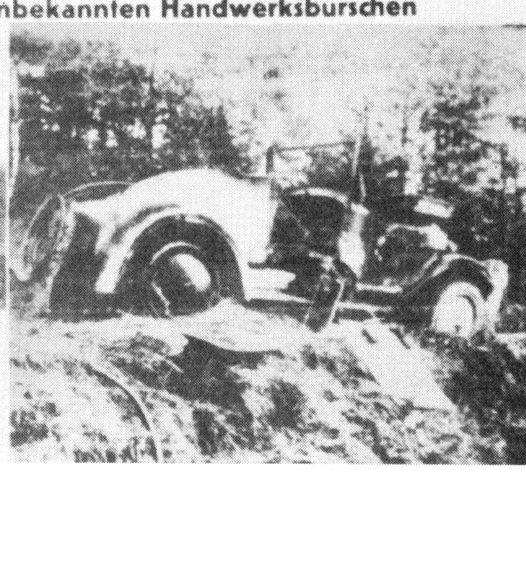

„Eine neue Methode des Versicherungsbetrugs: der Fall Tetzner“ nannte Richard Kockel seinen 1933 in einer Fachzeitschrift veröffentlichten Bericht. Dieser Titel war nicht korrekt, denn schon im Jahr zuvor hatte Ernst Giese, Direktor des Instituts für Gerichtliche Medizin der Universität Jena, über einen bis dahin noch unaufgeklärten Fall von Mord und Versicherungsbetrug berichtet.
Anfang des Jahres 1928 tötete der Ingenieur Heinrich Alberding aus Fulda einen unbekannt gebliebenen Mann. Acht Monate später, im August 1928, wurde in einem Wald bei Saalfeld das Skelett eines Mannes gefunden. Der Kopf wies einen Durchschuß auf, und die Kleidung war versengt. Am rechten Ringfinger steckte ein Ehering mit den eingravierten Buchstaben „M. T.“ und der Jahreszahl „1920“. In der Westentasche fand sich eine Taschenuhr mit der Inschrift „H. Alberding, Fulda“. Weiterhin entdeckte man im Futter des rechten Jackenärmels einen Zettel, auf dem unter anderem die vollständige Adresse Alberdings stand. Kaum hatte die Frau vom Tode „ihres Mannes“ erfahren, schon wandte sie sich an eine Versicherungsgesellschaft. Sie erhob Anspruch auf 20000 Goldmark von einer Lebensversicherung, die erst knapp ein Jahr vorher abgeschlossen worden war. Die Untersuchung des Skeletts indes ergab, daß der Tote nicht Alberding sein konnte. Bis 1934 suchte die Polizei nach ihm, dann wurde er bei einem heimlichen Besuch in seiner Wohnung gefaßt und wegen Mordes an dem Unbekannten zum Tode verurteilt. Vor der Hinrichtung erhängte sich Heinrich Alberding in der Haftanstalt.

Einige Tage später legte Tetzner ein letztes Geständnis ab. Schon aus Reichenbach habe er den Handwerksburschen im Auto mitgenommen. Aber erst in der Gegend von Regensburg sei Gelegenheit gewesen, ihn zu ermorden. Als sein Fahrgast über die Kälte im Auto klagte, habe er ihm eine Decke um den Körper gewickelt, den Wehrlosen erdrosselt und die Leiche schließlich verbrannt. Auch diese Version des Tathergangs ließ manche Frage unbeantwortet. Tetzner bekräftigte indes seine Aussage mit den Worten: „Der Herr Professor Kockel hat ganz recht; das habe ich mir während der ganzen Verhandlung gedacht.“ Nach Ablehnung eines Gnadengesuchs wurde das Todesurteil am 2. Mai 1931 um 7 Uhr im Hof des Gerichtsgefängnisses Regensburg mit dem Fallbeil vollstreckt.

Ungewiß blieb die Identität des Opfers. Einer Notiz in der Nummer 85 der „Leipziger Neuesten Nachrichten“ aus dem Jahre 1931 zufolge soll es sich bei dem Toten um den

Postkarte des Regensburger Landgerichtsdirektors; so erfuhr Richard Kockel vom letzten Geständnis Tetzners.

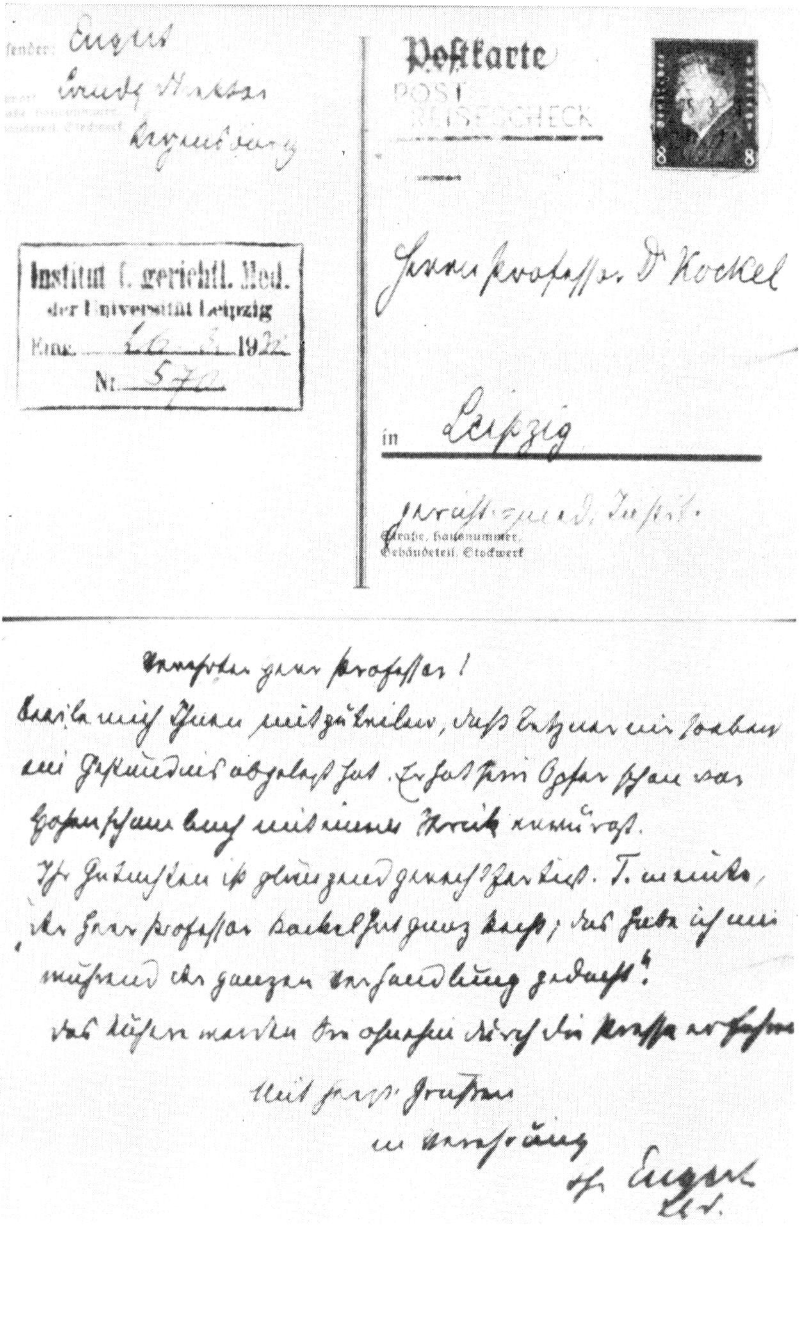
Absender: Engert
Regensburg
Postkarte
POST
REISESCHECK
Institut f. gerichtl. Med.
der Universität Leipzig
Eing. 26. 3. 1932
Nr. 570
Herrn Professor Dr Kockel
in Leipzig
Straße, Hausnummer, Gebäudeteil, Stockwerk
Verehrter Herr Professor!
Mit herzl. Grüßen
Engert

seit November 1929 vermißten Handwerker Michael Ascherl gehandelt haben.

Rund fünfundzwanzig Jahre später stand die Frage, inwieweit die Fettembolie bei Verbrannten als Zeichen einer Gewalteinwirkung vor dem Tode zu gelten habe, im Mittelpunkt der Auseinandersetzung zwischen den Gutachtern. Die dreiundvierzigjährige Gertrud Müller war ums Leben gekommen, als am 18. Februar 1954 kurz nach 22 Uhr auf der Straße zwischen den Ortschaften Höringen und Otterberg in der Pfalz der abgestellte Pkw ihres Mannes in Brand geriet. Das außergewöhnlich starke Interesse der Öffentlichkeit an diesem Fall resultierte einerseits aus den Begleitumständen der Gerichtsverhandlungen und zum anderen daraus, daß der Schuldbeweis nur durch eine umfangreiche Indizienkette geführt werden konnte.

Der mit dem Fahrrad aus Richtung Höringen kommende Musiklehrer Georg Martin vernahm auf der Landstraße gegen 22.10 Uhr die Hilferufe eines ihm zunächst unbekannten Mannes: „Hilfe, helfen Sie mir, meine Frau verbrennt im Auto." Der Unbekannte hatte ein rußbeflecktes Gesicht und schwarz verschmutzte Hände. Martin ging mit ihm und stellte fest, daß der Pkw lichterloh brannte und eine Rettung nicht mehr möglich war. Um die Polizei, aber auch die Feuerwehr und einen Arzt zu verständigen, fuhr Martin zur nahe gelegenen Waldgaststätte „Birotshof". Nach Erledigung der Telefonate kehrte er an den Brandort zurück. Als das Feuer etwas nachgelassen hatte, forderte der Unbekannte Martin auf, sich am Löschen zu beteiligen. Unterdessen traf die Feuerwehr ein. Nach seinem Namen befragt, gab der Mann an, der Zahnarzt Dr. Richard Müller aus Otterberg zu sein. Jetzt erkannte ihn auch Martin, denn der Zahnarzt war schon seit 1932 in dieser Gegend ansässig.

Erstmalig wurde Dr. Müller am 19. Februar gegen 0.15 Uhr von der Kriminalpolizei vernommen. Wie schon zuvor mehreren Zeugen gegenüber, gab er eine gleichlautende Darstellung des Geschehensablaufes auch zu Protokoll. Zusammenfassend hieß es darin: „Er fuhr am 18. 2. mit seiner Frau in seinem Borgward-Wagen in die Umgebung, um ein Dienstmädchen zu suchen. Wo er eingekehrt war, gab er exakt an. Auf der Rückfahrt, in der Nähe des Birotshofes, bemerkte er, daß sich die Radkappe am Fahrzeug gelöst hatte. Er hielt an, stieg aus und suchte sie,

Auf der Landstraße zwischen Höringen und Otterberg in der Pfalz brannte am Abend des 18. Februar 1954 der am Straßenrand abgestellte Pkw des Zahnarztes Dr. Richard Müller aus. Dabei kam seine Frau Gertrud ums Leben.

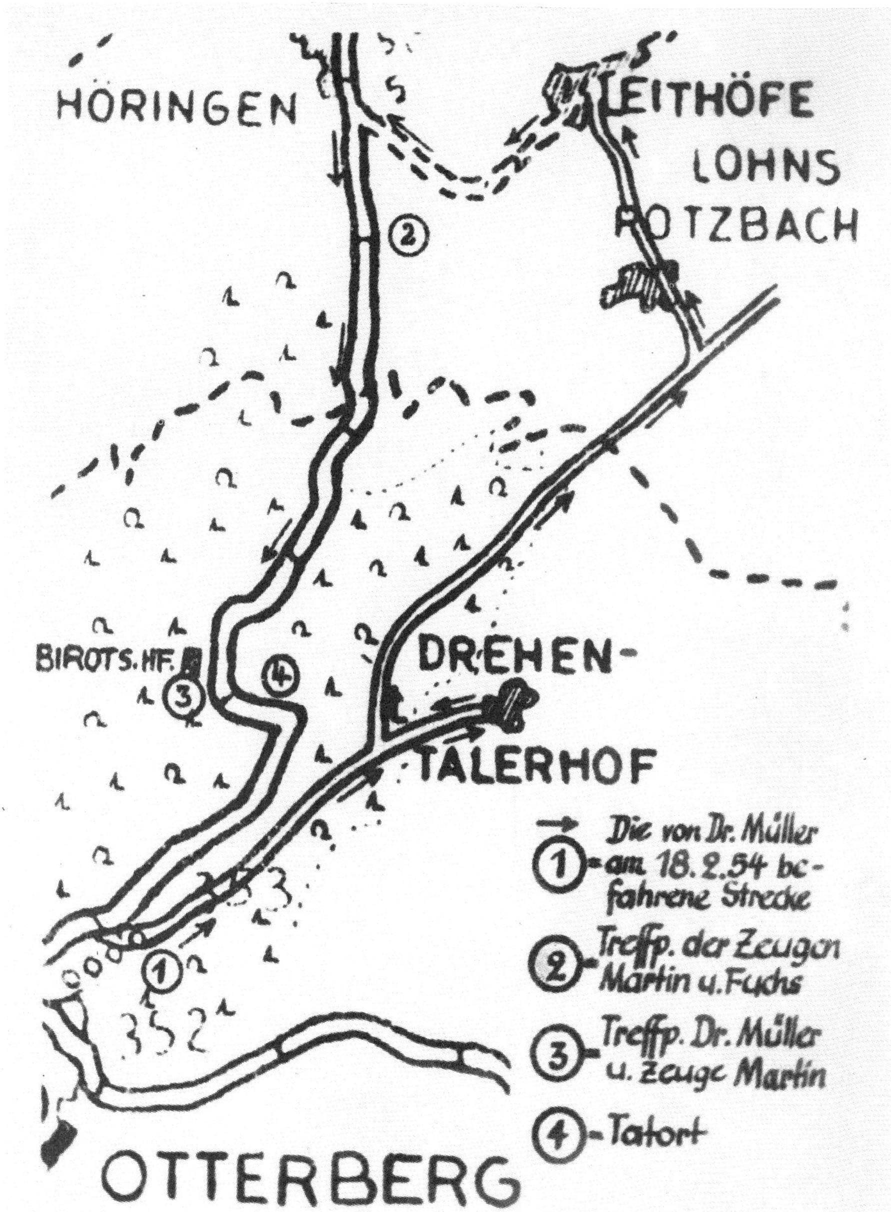
HÖRINGEN
LEITHÖFE
LOHNS
ROTZBACH
BIROTS.HF.
DREHEN-
TALERHOF
352
OTTERBERG
Die von Dr. Müller
1 - am 18.2.54 befahrene Strecke
2 - Treffp. der Zeugen Martin u. Fuchs
3 - Treffp. Dr. Müller u. Zeuge Martin
4 - Tatort

er fand sie auch. Er verrichtete noch an dieser Stelle seine Notdurft. Plötzlich – so berichtete Dr. M. – hörte er einen Schrei. Er sah zurück und bemerkte am Wagen eine Stichflamme. Er sprang zum Fahrzeug. Seine Frau stand schon in hellen Flammen. Sie saß auf der rechten Seite. Er hat sie nach Öffnen der linken Tür nur noch bis zum Steuerrad herüberziehen können. Eine Flasche mit Katalytbenzin stand auf dem Rücksitz. Diese Flasche konnte er noch herausholen, dann war er nach seiner Darstellung kurze Zeit ohnmächtig. Als er zu sich kam, lag er neben dem Fahrzeug. Eine Rettung seiner Frau war nicht möglich." Über die Ursache des Feuers hatte Dr. Müller noch am Brandort zu Martin gesagt: „Ich kombiniere mir die Sache so: Meine Frau hat ihren Ring vermißt. Ich nehme an, daß sie den Ring im Fahrzeug suchen wollte und dabei ein Streichholz anzündete. Ich habe im Fahrzeug zur Erwärmung der Sitze Katalyt, das sehr feuergefährlich ist. Durch das Anzünden des Streichholzes muß dieses Heizmittel während meiner Abwesenheit Feuer gefangen haben."

Am 19. Februar um 8. 30 Uhr begann unter Hinzuziehung des Gerichtsarztes Franz Petersohn aus Kaiserslautern die Tatbestandsaufnahme. In dem gänzlich zerstörten Pkw lag auf der Fahrerseite des Vordersitzes, mehr zur Wagenmitte, aufrecht der verkohlte Torso einer menschlichen Leiche. Arme und Beine waren nahezu vollständig verkohlt und teilweise abgefallen; ebenso die Reste des ausgeglühten Schädels. Ob innere Organe den Brand überstanden hatten, ließ sich nicht erkennen.

Bei der richterlichen Vernehmung am 20. Februar wurden zwischen den Aussagen Dr. Müllers und den bisherigen Ergebnissen der polizeilichen Ermittlungen einige Widersprüche offenkundig, die zum Erlaß eines Haftbefehls führten. So bestritt Dr. Müller das inzwischen bekannt gewordene Verhältnis mit seiner früheren, erheblich jüngeren Sprechstundenhilfe Tilly Höbel. Hinreichend verdächtig erschien auch sein Verhalten in der Zeit vor dem 18. Februar, in der Brandnacht selbst und an den beiden Tagen danach. Beispielsweise hatte Dr. Müller den Zeugen Martin aufgefordert, den noch brennenden Pkw ein Stück vorzuschieben. Wie die Spuren bei der Tatbestandsaufnahme am Morgen nach dem Brand zeigten, war es beiden nur gelungen, das Fahrzeug fünfundvierzig Zentimeter in Fahrtrichtung zu bewegen. Daraus ließ sich eine bemerkenswerte Schlußfolgerung ableiten: Der Pkw muß ursprünglich so vor einem bis in drei Meter Höhe angekohlten Baum gestanden haben, daß die Klinke der rechten Wagentür sich in einem Abstand von nur fünfzehn Zentimetern vor dem Baumstamm befand. Ein

Aussteigen durch die Tür auf der Beifahrerseite wäre demnach unmöglich gewesen. Dr. Müller erklärte dazu, er habe das Fahrzeug lediglich deshalb vorschieben wollen, um es nach links umzukippen und dadurch von rechts an seine Frau heranzukommen.

Aus den weiteren polizeilichen Ermittlungen nach der Inhaftierung und den eingehenden Gutachten der kraftfahrzeugtechnischen, naturwissenschaftlichen und medizinischen Sachverständigen ergab sich reichlich belastendes Material. Auch Dr. Müllers Abweichen von seiner bisherigen Schilderung des Geschehens unmittelbar vor dem Brand in einem Schreiben vom 28. Mai 1954 an den zuständigen Staatsanwalt rief zumindest Verwunderung hervor. Er erklärte nunmehr, er habe nicht wegen einer abgesprungenen Radkappe angehalten, sondern weil ein Igel vor seinem Fahrzeug über die Straße gelaufen sei, den er für seine Kinder habe fangen wollen. Es verging nun noch fast ein Jahr, bis am 20. Mai 1955 Anklage gegen Dr. Müller wegen Mordes an seiner Ehefrau erhoben wurde. Wie stark ihn die Ermittlungsergebnisse belasteten, geht unter anderem aus der Tatsache hervor, daß der Haftbefehl seinerzeit wegen des Verdachts auf Totschlag erlassen worden war.

Der erste Prozeß vor dem Schwurgericht in Kaiserslautern begann am 28. November 1955. Als zweiter gerichtsmedizinischer Sachverständiger trat nach Franz Petersohn der Direktor des Instituts für Gerichtliche Medizin der Universität Mainz, Kurt Wagner, auf. Zunächst erklärte Wagner, daß die inneren Organe trotz weitgehender Vernichtung der Leiche in einem solchen Zustand erhalten geblieben sind, der sichere Feststellungen erlaubt. Seinen Untersuchungen zufolge waren ein plötzlicher natürlicher Tod (Herztod) und eine Vergiftung auszuschließen. Weiterhin konnte Wagner weder Rußteilchen in den Lungen finden noch Kohlenmonoxid im Blut nachweisen. Frau Müller muß also schon tot gewesen sein, als der Brand im Fahrzeug ausbrach. In den Blutgefäßen der Leichenorgane, vor allem in den Lungen und in den Nieren, stellte Wagner bei der mikroskopischen Untersuchung eine Fettembolie fest. Daraus schlußfolgerte er, daß Frau Müller noch zu Lebzeiten einer „Erschütterung“ ausgesetzt war. Als Ursache käme eine „erhebliche Mißhandlung“ in Betracht. Wagner nahm bei seinen Darlegungen auch auf die Erfahrungen aus dem bereits geschilderten Fall Tetzner Bezug. Der Staatsanwalt faßte zusammen: „vor Brandausbruch eingetretener Tod durch Fettembolie infolge gewaltsamer Einwirkung“.

Mit der gutachtlichen Feststellung eines Fettembolietodes von Frau Müller war eine neue Situation in der Beweisaufnahme entstanden.

Nach diesem für Dr. Müller ungünstigen Gutachten ereignete sich ein Zwischenfall, durch den der Prozeß vorläufig unterbrochen wurde. Der Angeklagte unternahm am 1. Februar 1956 einen Selbsttötungsversuch (und im Juli noch einen zweiten), indem er sich mit einer Rasierklinge zwei Schnitte am linken Arm oberhalb des Handgelenkes beibrachte. Auf Gerichtsbeschluß vom 4. Februar wurde Dr. Müller in die Psychiatrische Universitätsklinik Heidelberg eingewiesen, und zugleich erging die Anordnung, über die Problematik der Fettembolie noch weitere Gutachten einzuholen. Als neue Sachverständige benannte das Gericht den Direktor des Pathologischen Instituts der Universität Heidelberg, Edmund Randerath, und den Direktor des dortigen Instituts für Gerichtliche Medizin, Berthold Mueller.

In der Öffentlichkeit kam es nach Abschluß des ersten Prozesses am 18. Februar 1956, getragen von der Presse, zu einer lebhaften Diskussion über die Bedeutung des Fettnachweises in den Organen verbrannter Leichen als Zeichen einer Fettembolie. Viele Briefe von Ärzten und Laien, die meinten, sich zu dieser Frage äußern zu müssen, erreichten das Gericht.

Mit derartigen Begleiterscheinungen begann am 18. Juni 1956 die zweite Schwurgerichtsverhandlung. Die gerichtsmedizinischen Sachverständigen stimmten darin überein, daß Frau Müller weder an einem plötzlichen Herztod noch an einer Vergiftung starb. Während Wagner anfänglich wieder zu seinen früheren Feststellungen aus dem ersten Prozeß kam, mußte nach den Gutachten von Randerath und Mueller davon ausgegangen werden, daß Frau Müller „zur Zeit des Beginns des Brandes noch für kurze Zeit mit hoher Wahrscheinlichkeit gelebt habe". Beide Nachgutachter hatten im Gegensatz zu Wagner ziemlich ausgedehnte Einlagerungen von Rußteilchen bis in die Lungenbläschen hinein gefunden. Daraufhin räumte Wagner ein, er könne nun nicht mehr mit Bestimmtheit sagen, daß Frau Müller bei Brandausbruch schon tot gewesen sei. Aufgrund eigener Nachuntersuchungen bestätigte Wagner dann den von Randerath und Mueller erhobenen mikroskopischen Befund.

Hinsichtlich der Analyse des Blutes auf seinen Gehalt an Kohlenmonoxid ergänzte Mueller: Das negative Ergebnis widerspricht nicht der zweifelsfrei festgestellten Rußeinatmung als Zeichen des Verbrennens zu Lebzeiten, weil nach Tierexperimenten mit Einatmung heißer Luft bei einem schnellen Tod in den Flammen, wie im vorliegenden Fall anzunehmen, kein Kohlenmonoxid im Blut nachgewiesen werden kann.

Übereinstimmung bestand zwischen den Sachverständigen darin, daß sich in den untersuchten Leichenorganen reichlich Fett befand. Nach Ansicht von Randerath und Mueller ließ das Ausmaß der Fettembolie aber nicht unbedingt auf eine vorangegangene Gewalteinwirkung schließen. In dieser Frage beharrte Wagner auf seinem Standpunkt. Nach seiner Ansicht mußte vor dem Tod auf den Körper von Frau Müller eine Gewalt eingewirkt haben. Die drei Gutachter einigten sich jedoch schließlich dahingehend, „daß die erhobenen Befunde nicht geeignet sind zu beweisen, daß auf Frau Müller kurz vor dem Tode eine schwere stumpfe Gewalt eingewirkt hat". Diesen Ausführungen schloß sich das Gericht später an.

Während die Vertreter der Staatsanwaltschaft für den Angeklagten lebenslängliches Zuchthaus wegen Mordes an seiner Ehefrau beantragten, plädierte die Verteidigung für Freispruch mangels Beweises. Das Schwurgericht verurteilte Dr. Richard Müller am 13. Juli 1956 zu sechs Jahren Gefängnis wegen gefährlicher Körperverletzung und fahrlässiger Tötung. In der Urteilsbegründung hieß es, daß der Angeklagte nach Überzeugung des Gerichts seine bewußtlose Frau in der Annahme, sie sei tot, lebend verbrannt hat, ohne sich von ihrem Tod überzeugt zu haben. Der Bundesgerichtshof verwarf am 9. Februar 1957 die Revisionsanträge von Staatsanwaltschaft und Verteidigung. Damit wurde das Schwurgerichtsurteil rechtskräftig.

In den Jahren nach dem Prozeß gegen Dr. Richard Müller beschäftigten sich vielerorts Gerichtsmediziner wissenschaftlich mit der Aussagekraft der Befunde an Brandleichen. Durch diese Arbeiten konnte die Sicherheit bei der Begutachtung Verbrannter wesentlich erhöht werden.

Der Fall Anna Voigt

Ein Delikt besonderer Art stellt die Kindestötung dar. Noch bis in die Neuzeit hinein war die Tötung des Neugeborenen durch die Mutter mit grausamen Strafen bedroht. Im Artikel 131 der *Constitutio Criminalis Carolina* von 1532 hieß es: „Item welches weib jr kind, das leben und glidmaß empfangen hat, heymlicher boßhafftiger williger weiß ertödtet, die werden gewohnlich lebendig begraben und gepfehlt." Unter dem Einfluß des Humanismus begann sich in den deutschsprachigen Ländern die Rechtsauffassung allmählich zu wandeln. Das Strafgesetzbuch von Österreich aus dem Jahre 1803 war das erste, nach dem die Kindestötung nicht mehr mit dem Tode bestraft wurde. Während des 19. Jahrhunderts setzte sich auch in Deutschland eine mildere Bestrafung durch. Den Ausschlag dafür gab die Einsicht, daß es besondere Umstände sein müssen, die eine

Mutter veranlassen können, ihr neugeborenes Kind zu töten. Vielfach waren es unverheiratete junge Mädchen, die aus Furcht vor der bevorstehenden Schande oder aufgrund einer sozialen Notlage keinen anderen Ausweg sahen, als so zu handeln.

Im Zusammenhang mit einer fraglichen Kindestötung muß der Gerichtsarzt unter anderem feststellen, ob das Neugeborene lebend zur Welt gekommen ist. Seit dem 17. Jahrhundert wird bei der Leichenöffnung zum Nachweis vorangegangenen Lebens die Lungenschwimmprobe durchgeführt.

Bereits der griechisch-römische Arzt Galen hatte beobachtet, daß sich die Lungen ungeborener Tiere von denen geborener in ihrer Beschaffenheit unterscheiden. Aber erst die im 17. Jahrhundert verstärkt einsetzende physiologische Forschung, insbesondere die Studien über die Beziehungen zwischen Lungen, Luft und Atmung sowie über den Blutkreislauf, gab neue Impulse zur Beschäftigung mit dieser Beobachtung. Der Entdecker des Blutkreislaufs, der Londoner Arzt William Harvey, selbst war es, der 1651 darauf hinwies, daß die Veränderungen der Lungen mit dem Einsetzen der Atmung zur Beurteilung herangezogen werden können, „ob ein neugebornes Kind lebendig oder todt geboren sey". Der Däne Thomas Bartholin beschrieb 1663 das Untersinken unbeatmeter und die Schwimmfähigkeit beatmeter Lungen in Wasser. Unabhängig von ihm beobachtete 1677 der niederländische Arzt und Zoologe Jan Swammerdam diese Erscheinung und erkannte darüber hinaus als Ursache für das Schwimmen die Verminderung des spezifischen Gewichts durch das Eindringen der Luft in die kindlichen Lungen. Ebenfalls 1677 empfahl der Stadtphysikus von Preßburg, Karl Rayger, aufgrund eigener Erfahrungen, die Lungenschwimmprobe vor Gericht zu verwenden.

Die Einführung der empfohlenen Methode in die forensisch-medizinische Praxis ist mit dem Fall Anna Voigt verbunden. Das Neugeborene, für dessen Mutter man die fünfzehnjährige Anna hielt, wurde am 8. Oktober 1681 tot aufgefunden und am 11. Oktober gerichtsärztlich untersucht. Die Obduktion der Kindesleiche hat der Stadtarzt von Zeitz, Johann Schreyer, vorgenommen. Er unterließ es jedoch, das Ergebnis der Lungenschwimmprobe im Obduktionsprotokoll zu vermerken. Im Zusammenhang mit dem späteren Gerichtsverfahren holte er das Versäumte nach. Deshalb datiert dieses medizinhistorisch bedeutsame Schriftstück über die Anwendung der neuen Probe erst vom 4. Februar 1683. Unter dem Titel „Erörterung und Erläuterung der Frage: Ob es ein gewiss Zeichen, wenn eines todten Kindes Lunge im Wasser untersincket, dass solches in Mutter-Leibe gestorben sey?" erschien seine klassisch gewordene Abhandlung 1690 im Druck.

Über den Prozeßverlauf geben Schreyers Berichte wie auch die Schriften des Verteidigers, des bedeutenden Rechtswissenschaftlers Christian Thomasius, Auskunft. Schreyer hatte bei der Obduktion festgestellt, daß „die aus dem Leibe des Kindes genommene und auf das Wasser geworffene Lunge untertauchete". Seine Schlußfolgerung, dieses Kind sei tot geboren worden, mußte er für das Gericht ausführlich begründen. Überdies forderte Thomasius von den Medizinischen Fakultäten der Universitäten Leipzig, Wittenberg und Frankfurt/Oder weitere Gutachten an, die Schreyers Aussagen im wesentlichen bestätigten. Anna Voigt wurde daraufhin 1687 nicht wegen Kindestötung verurteilt, sondern wegen Verheimlichung einer Schwangerschaft für zwei Jahre des Landes verwiesen.

Zu den schon frühzeitig vorgebrachten Einwänden gegen die Lungenschwimmprobe gehört der Hinweis auf eine mögliche Fäulnisgasbildung, durch die ein falsches Ergebnis zustande kommen kann. Von dem berühmten Chirurgen Lorenz Heister in Helmstedt wird berichtet, daß er die Schwimmprobe vor einer Ärztegesellschaft demonstrieren wollte. Er hatte zu diesem Zweck eine unbeatmete Lunge aufbewahrt, die in der Zwischenzeit gefault war und infolgedessen bei der Vorführung nicht untersank.

Um Fehlurteilen zu begegnen, wurden einige Veränderungen der Lungenschwimmprobe und zusätzliche Untersuchungen vorgeschlagen. Nur wenige haben sich bewährt. Dazu zählt die Empfehlung des Italieners Giuseppe Faraone aus dem Jahre 1953, statt Leitungswasser eine Kochsalzlösung zu verwenden, deren Dichte dem niedrigsten spezifischen Gewicht der nicht beatmeten Lungen eines Ungeborenen entspricht. Eine wichtige Ergänzung stellt die Magen-Darm-Schwimmprobe dar, auf die 1865/66 der Züricher Geburtshelfer Bernhard Breslau hingewiesen hat. Schon mit den ersten Atemzügen des Kindes gelangt Luft auch in den Magen und danach in den Darm. Folglich schwimmt der isolierte Magen-Darm-Kanal Lebendgeborener. Bei eingetretener Fäulnis ist das Ergebnis jedoch nicht verwertbar.

Seit der erstmaligen Anwendung der Lungenschwimmprobe in einem Fall fraglicher Kindestötung sind inzwischen über dreihundert Jahre vergangen. Während dieser Zeit haben Generationen von Gerichtsärzten einen reichhaltigen Erfahrungsschatz zusammengetragen. So ist die Lungenschwimmprobe bis heute eine unverzichtbare Methode bei der Obduktion Neugeborener geblieben.

Den Giftmischern keine Chance

Vergiftungen und toxikologisch-chemische Analytik

Was ist Gift?

Diese scheinbar einfache Frage soll am Anfang des Rückblicks auf einige wichtige Etappen der forensischen Toxikologie stehen. Denn bei näherer Betrachtung zeigt sich, daß die Beantwortung schwieriger als vermutet ist.

Die Versuche, den Giftbegriff zu definieren, reichen bis ins Altertum zurück. Erstmalig wurde im 3. Jahrhundert v. u. Z. in dem aus der Schule des griechischen Philosophen Aristoteles hervorgegangenen Werk „*Problemata physica*" grundsätzlich zwischen einem Heilmittel und einem Gift unterschieden. Der Autor verstand unter Giften solche Stoffe, „die im Gegensatz zu den therapeutisch anwendbaren Mitteln schon in geringer Menge töten". Die Aristotelische Vorstellung hat später der griechisch-römische Arzt Galen aufgegriffen und deutlicher zum Ausdruck gebracht. Nach Galenischem Verständnis waren alle die Substanzen Gifte, „die der Physis des menschlichen Körpers in einem solchen Maße entgegengesetzt sind, daß sie sie mit Notwendigkeit verderben".

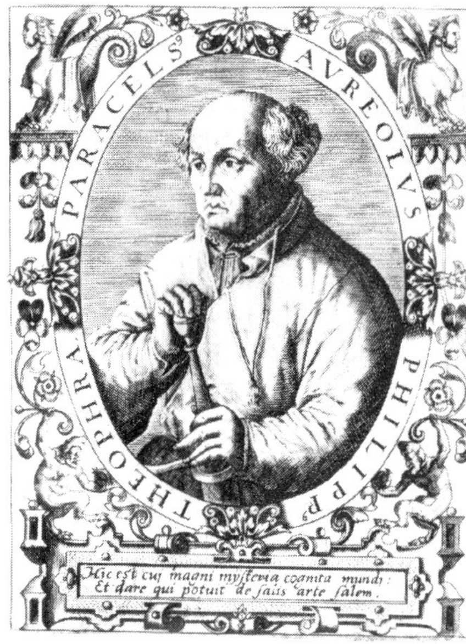

Theophrastus Bombastus von Hohenheim, genannt Paracelsus, lebte von 1493/94 bis 1541. Er hinterließ ein gewaltiges medizinisches, naturphilosophisches und theologisches Werk. Seine überragende Bedeutung für die Medizin besteht darin, daß er die spekulative galenisch-arabische Lehre bekämpfte und für eigene Naturbeobachtung und Erfahrung eintrat. Von Paracelsus stammt die bekannteste Giftdefinition: „... alein die dosis macht das ein ding kein gift ist".

Als die größte Autorität der arabischen Alchimie gilt der legendäre Ǧābir ibn Ḥayyān, dem auch ein „Buch der Gifte" zugeschrieben wird. Den hohen Stand der Toxikologie bei den alten Arabern zeigt die darin enthaltene Erklärung, nach der „Gifte ihre Wirkung durch ihre Quantität, nicht ausschließlich durch ihre Natur entfalten".

Die bekannteste Giftdefinition gab der berühmte Arzt und Naturforscher Paracelsus zu Beginn der Neuzeit. In einer Verteidigungsschrift wider seine wissenschaftlichen Gegner findet sich die Formulierung: „Wenn ir iedes gift wolt recht auslegen, was ist das nit gift ist? alle ding sind gift und nichts on gift; alein die dosis macht das ein ding kein gift ist." Paracelsus' Lehrmeinung kann allerdings noch nicht als typisch für das 16. Jahrhundert gelten. Vielmehr wurde zu dieser Zeit der Giftbegriff auch im gerichtsmedizinischen Schrifttum nur unscharf oder gar nicht vom Begriff der Zauberei getrennt. Erst im späten 17. Jahrhundert fand die Paracelsische Giftauffassung Eingang in die Gerichtsmedizin. Zugleich begann die konsequente „Entzauberung des Giftbegriffs" auf der Grundlage einer chemisch-naturwissenschaftlichen Denkweise. Einen entscheidenden Beitrag dazu leistete der Schaffhauser Stadtarzt Johann Jacob Wepfer. In einer Schrift von 1679 sprach er dem Gift alles Rätselhafte ab und rief die Chemiker auf, die Eigenschaften und Wirkungen der giftigen Substanzen aufzuklären. Von nun an wurde allmählich die Chemie

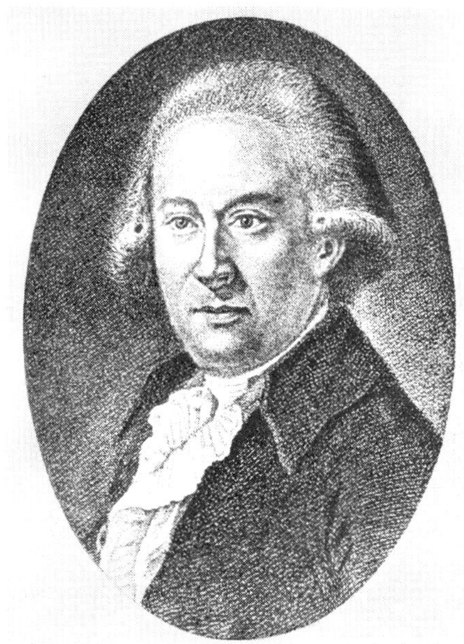

Johann Friedrich Gmelin (1748–1804), Professor in Tübingen und Göttingen, erwarb sich mit seiner 1776/77 erschienenen dreibändigen „Geschichte der Gifte" große Verdienste um den Fortschritt der forensischen Toxikologie.

zum bestimmenden Element der Toxikologie. Bahnbrechend wirkte dabei das fundamentale dreibändige Werk des Tübinger Gelehrten Johann Friedrich Gmelin, dessen erster Teil „Allgemeine Geschichte der Gifte" im Jahre 1776 erschien. „Die Gifte sind Körper; sie sind natürliche Körper, oder doch aus diesen durch chemische Kunstgriffe hervorgebracht" lautete eine wichtige Feststellung Gmelins, mit der er die materielle Beschaffenheit der Gifte herausstellte. Von der Verschiedenheit der chemischen Natur kam er zur Spezifität der Giftwirkung im Organismus. „Ich gestehe", schrieb Gmelin, „dass es ausser der letztern Wirkung, dem Tode, wenige Wirkungen giebt, worinnen alle Gifte insgesamt mit einander übereinkommen ..." Mit der Neufassung des Giftbegriffs auf chemisch-naturwissenschaftlicher Grundlage war die Zauberei restlos aus der Toxikologie beseitigt. Dazu vermerkte Gmelin: „Die Gifte äussern aber diese Wirkung blos aus körperlichen Kräften; wir haben also nicht nöthig, um die Wirkungen der Gifte zu erklären, unsere Zuflucht zu übernatürlichen Kräften, zu Zaubereyen und Hexereyen zu nehmen." Erst aus einem solchen Giftverständnis konnte die Einsicht resultieren, daß Gifte mit chemisch-analytischen Methoden nachweisbar sind. Darin besteht eine wesentliche Bedeutung der Lehre Gmelins für die forensische Toxikologie.

Schon Paracelsus hatte erkannt, daß nahezu jeder Stoff, in entsprechender Menge aufgenommen, ein Gift sein kann. Außer von der Dosis hängt die Giftwirkung noch von weiteren wichtigen Faktoren ab. Unter anderem zählen dazu der Weg, auf dem eine Substanz in den Körper gelangt, die unterschiedliche Empfindlichkeit der Organismen, Einwirkungs- und Verweilzeiten sowie physikalische oder chemische Eigenschaften und biologische Besonderheiten. Der Begriff „Gift" bezeichnet demnach etwas außerordentlich Komplexes, das sich nicht allumfassend durch eine knappe Definition ausdrücken läßt. Abschließend sei zu diesem Problem der Berliner Toxikologe Louis Lewin zitiert: „... unter bestimmten Beschaffenheitszuständen eines Stoffes und des von ihm betroffenen Menschen kann ein Gift zu einem Nichtgift und ein der landläufigen Auffassung nach als Nichtgift geltender Stoff zu einem Gift werden."

Von alters her sind die Vergiftungsdelikte mit schwerer Strafe bedroht. Über die Hinrichtung von Giftmördern im alten Persien hat der griechische Schriftsteller Plutarch berichtet: „Man legte ihren Kopf auf einen breiten Stein und schlug oder drückte mit einem anderen so lange darauf, bis völlige Zermalmung eingetreten war." Diese besonders grausame Bestrafung bringt zum Ausdruck, daß der Giftmord als geheimnisvoll und nichtswürdig galt. Im antiken Griechenland wurde sowohl die Giftbeibringung als auch die indirekte Beteiligung an der Vergiftung eines anderen, beispielsweise die Giftzubereitung, mit dem Tode bestraft. Eine ähnliche Bestimmung findet sich in dem ältesten überlieferten Gesetzestext des Römischen Reiches. Nach der siebenten Tafel der Zwölftafelgesetze galt derjenige, der „ein böses Gift gemacht oder gegeben hat", als Mörder. Die vom römischen Diktator Lucius Cornelius Sulla erlassenen *leges Corneliae* behandelten im fünften Kapitel die Vergiftungen. Je nach Standeszugehörigkeit wurde der Verurteilte durch das Schwert getötet, wilden Tieren zum Fraß vorgeworfen, gekreuzigt oder deportiert. Die Bestrafung nach dem *Codex Iustinianus* folgte dem bezeichnenden Grundsatz: „Es ist schlimmer, einen Menschen durch Gift zu vernichten, als durch das Schwert." Als Strafe drohte dem Giftmörder ebenfalls der Tod.

In den Stammesrechten der Germanen war das Verbrechen der Vergiftung in unterschiedlicher Weise berücksichtigt. Zum Beispiel mußte nach den salischen, ripuarischen und bayrischen Gesetzen der Verurteilte nur eine seinem Stand angemessene Geldbuße zahlen, während nach Westgotenrecht ein Giftmörder den Tod zu erwarten hatte. Auch die spätmittelalterlichen Gesetzeswerke, wie der Sachsenspiegel, bestimmten die Todesstrafe: „Welch Christen-Mann oder Weib ungläubig ist oder mit Zaubereien umgeht oder mit Giftmischerei und des überwiesen wird, den soll man auf einem Scheiterhaufen verbrennen." Beachtenswert ist die Gleichstellung der Vergiftungsdelikte mit den schwersten Verbrechen des Mittelalters, der Ketzerei und Zauberei. Genauso verfügte der später entstandene Schwabenspiegel.

Obwohl in der Bambergischen Halsgerichtsordnung aus dem Jahre 1507 hinsichtlich der Urteilsvollstreckung zwischen Mann und Frau unterschieden wurde, drohte doch beiden für das Verbrechen der Vergiftung der Tod: „Item wer yemant durch gifft an leyb oder leben beschedigt, ist es ein manßbilde, der sol einem furgesetzten mörder gleych mit dem rade zum tode gestrafft werden. Tet aber sölliche mißthat ein weibßbilde, die sol man ertrencken." Diese Strafandrohung wiederholte sich in der *Constitutio Criminalis Carolina* von 1532. Daneben wurde im 16. Jahrhundert die qualvolle Tötung von Giftmördern in siedendem Wasser praktiziert. Die Todesstrafe sah auch das Preußische Allgemeine Landrecht von 1794 vor, das bis zum Jahre 1900 seine Gültigkeit behielt.

Noch einmal wollen wir bis ins Altertum zurückblicken. Zu früheren Zeiten drohten den Giftmördern besonders schwere Strafen. Aber worauf gründete sich das vielfach ausgesprochene Todesurteil, dessen Vollstreckung zudem oft auf grausame Weise erfolgte? Mit anderen Worten: Wie wurde versucht, eine Vergiftung festzustellen, lange bevor es eine forensische Toxikologie im heutigen Sinne gab?

Anfänglich bildeten unzureichende Beobachtungen und Aberglaube die Grundlagen für das vermeintliche Erkennen des Todes durch Gift. Schon in früher römischer Zeit suchten Ärzte nach spezifischen Zeichen einer Vergiftung an der Leiche. Wie aus einer Rede des römischen Politikers und Schriftstellers Marcus Tullius Cicero hervorgeht, war nicht nur unter Medizinern die Überzeugung verbreitet, daß diese Methode zu einem sicheren Ergebnis führt. Am Leichnam einer vergifteten Frau, so betonte Cicero, sei „alles das, was Zeichen und Wirkung von Gift zu sein pflegt", festgestellt worden. Damit waren aber nicht etwa Obduktionsbefunde gemeint, sondern die Vergiftungszeichen betrafen das Äußere der Leiche. Was man sich darunter vorzustellen hat, wurde durch die Galenischen Schriften überliefert. Seiner Ansicht nach müsse der Körper eines durch Gift Gestorbenen entweder blauschwarz oder schwarz oder gefleckt aussehen und auseinanderfließen oder übel riechen. Ohne Zweifel haben die frühen Ärzte natürliche Leichenerscheinungen als Zeichen für eine Vergiftung angesehen.

Über den Tod des römischen Feldherrn Germanicus im Jahre 19 berichtete der römische Schriftsteller Sueton, daß „außer den am ganzen Leibe befindlichen blauen Flecken und dem aus dem Munde des Leichnams fließenden Schaum, man auch unter seiner Asche das Herz unversehrt gefunden habe, das bei einem Vergifteten ... nie vom Feuer angegriffen wird". Der Aberglaube vom unverbrennbaren Herzen Vergifteter geht auf den römischen Staatsbeamten, Historiker und Schriftsteller Plinius den Älteren zurück. Desgleichen die Auffassung, die Leichen durch Gift Gestorbener würden von Tieren unberührt bleiben. Weiterhin galten über Jahrhunderte irrtümlich als Vergiftungszeichen Schwellungen und Luftansammlungen in der Haut, das Nichtbefallenwerden von „Würmern" sowie die rasche Zersetzung des Leichnams, aber genauso das Gegenteil, nämlich die gute Erhaltung oder die Mumifikation.

Das war im wesentlichen der toxikologische Wissensstand an jenem denkwürdigen 15. Februar des Jahres 1302, als in Bologna die erste gerichtliche Leichenöffnung vorgenommen wurde, von der wir Kenntnis haben. Azzolino, ein angesehener Bologneser Bürger, war unerwartet verstorben. Die Umstände seines Todes erregten den Verdacht auf eine Vergiftung. Der Richter beauftragte ein aus zwei Ärzten und drei Chirurgen bestehendes Gremium unter Leitung des Magisters Bartolommeo da Varignana damit, die wahre Todesursache des Verstorbenen „auf jede nur mögliche Art festzustellen" und über alles einen geheimen Bericht zu verfassen. Bevor die Mediziner ans Werk gehen durften, mußten sie schwören, alle Feststellungen „nach ihrer besten Kennt-

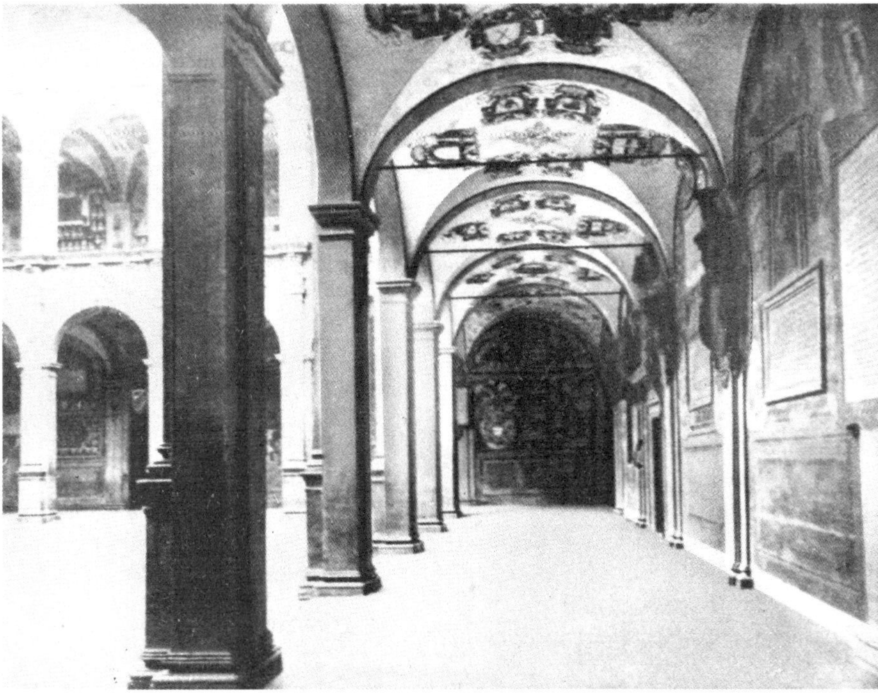

Bogenhallen in der alten Universität von Bologna. Die Anfänge einer wissenschaftlichen Beschäftigung mit der Medizin reichen in dieser Stadt bis zum Ende des 12. Jahrhunderts zurück. Nur wenig später entwickelte sich hier ein Zentrum medizinischer Bildung, das im ausgehenden 13. und beginnenden 14. Jahrhundert besonders durch die an menschlichen Leichen gelehrte Anatomie historische Bedeutung erlangte. Zudem war Bologna während dieser Zeit die führende Rechtsschule. Namhafte Juristen trafen sich mit berühmten Medizinern der Stadt und Universität, um forensisch-medizinische Fragen zu besprechen. So überrascht es nicht, daß gerade aus Bologna ein Bericht über die erste gerichtliche Leichenöffnung überliefert ist.

nis und Wissenschaft zu berichten". Nachdem jeder den Leichnam untersucht hatte, sagten sie unter Erneuerung ihres Eides übereinstimmend aus, daß „der genannte Azzolino nicht an einem Gift gestorben sei, sondern eher und sicherer an einer übermäßigen Ansammlung von Blut im Gebiet des großen Gefäßes, welches man Hohlvene nennt, und der in ihrer Nähe gelegenen Lebervenen. Als Folge entstand nach dem Tode eine schnelle Schwarzfärbung am ganzen Körper." Der ausdrückliche Hinweis der Obduzenten, die schwarze Verfärbung des Leichnams sei auf krankhafte Veränderungen zurückzuführen, war unumgänglich, denn nach geltender Galenischer Lehrmeinung gehörte eine Blauschwarz- oder Schwarzfärbung des Körpers zu den Zeichen einer Vergiftung. Woran Azzolino tatsächlich starb, bleibt allerdings unklar.

Bereits die gerichtsmedizinischen Schriften der frühen Neuzeit enthielten Ausführungen darüber, daß bei der Diagnostik einer Vergiftung auch die vor dem Tode aufgetretenen Krankheitserscheinungen berücksichtigt werden könnten. Außerdem empfahl der Italiener Paolo Zacchia, so wie vor ihm schon sein Landsmann Girolamo Cardano, den Tierversuch. Erbrochenes des fraglich Vergifteten sollte an Hühner oder Hunde verfüttert werden, um festzustellen, ob die Tiere überleben. Als das sicherste Merkmal einer Vergiftung bezeichnete der Leipziger Mediziner Gottfried Welsch 1662 die im Magen-Darm-Kanal aufgefundenen Giftreste.

Zum Sektionsbefund, Krankheitsbild und Tierexperiment kam im ersten Drittel des 18. Jahrhunderts der Versuch einer chemischen Giftanalyse hinzu. Als Schöpfer des allerersten Verfahrens gilt der bedeutende niederländische Gelehrte Hermann Boerhaave. Das verdächtige Material wurde auf glühende Kohlen gelegt, und die Bestimmung, um welches Gift es sich handeln könnte, basierte vor allem auf dem sich ausbreiten-

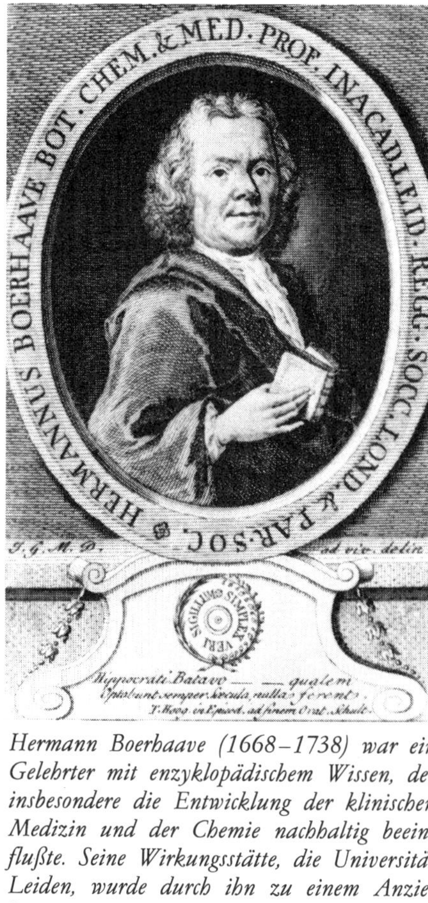

Hermann Boerhaave (1668–1738) war ein Gelehrter mit enzyklopädischem Wissen, der insbesondere die Entwicklung der klinischen Medizin und der Chemie nachhaltig beeinflußte. Seine Wirkungsstätte, die Universität Leiden, wurde durch ihn zu einem Anziehungspunkt für Studierende aus ganz Europa. Boerhaave wird das erste toxikologisch-chemische Nachweisverfahren zugeschrieben.

den Geruch. Der Hallenser Arzt Friedrich Hoffmann schrieb 1716: „Am überzeugendsten ist es, wenn man das Gift im Magen findet und es durch die chemischen Untersuchungen jenes außer Zweifel setzt.“

Wiederum war Johann Friedrich Gmelin derjenige, der dieser Forderung Geltung verschaffte. In seinem bereits erwähnten Werk „Allgemeine Geschichte der Gifte“ stellte er eine Rangfolge für das Vorgehen zum Nachweis einer Vergiftung auf: chemische Analyse – Tierexperiment – Krankheitserscheinungen – Sektionsbefunde. Damit gab er unter den entscheidenden der insgesamt achtzehn aufgeführten Kriterien dem chemisch-analytischen Giftnachweis klar die Priorität. Noch im 18. Jahrhundert wurden die ersten spezifischen Analysemethoden für einzelne Substanzen entwickelt. Ihre Ausarbeitung war an ein Gift geknüpft, dem in den Anfangsjahren der forensischen Toxikologie gewissermaßen eine Schrittmacherfunktion zukam: das Arsenik.

Das „klassische Mordgift“ Arsen

Zunächst muß die Überschrift richtiggestellt werden, denn elementares Arsen ist nicht giftig. Jedoch oxidiert es leicht zu Arsentrioxid, dem Arsenik, und kommt demzufolge häufig mit dieser hochgiftigen Substanz verunreinigt vor. Gediegenes Arsen findet sich in der Natur nur selten. Das Mineral heißt Scherbenkobalt.

Schon im 8. Jahrhundert soll es dem legendären Alchimisten Ǧābir ibn Ḥayyān gelungen sein, durch Erhitzen von Auripigment (Arsentrisulfid) das weiße Arsenik herzustellen. Arabische Ärzte vervollkommneten bis zum ausgehenden Mittelalter das toxikologische Wissen über das weit verbreitete Gift. Seine Verwendung zu Mordzwecken nahm spätestens seit dem 14. Jahrhundert beträchtlich zu. Das geruch- und geschmacklose Arsenikpulver konnte dem Opfer unschwer mit Speisen oder Getränken verabreicht werden und garantierte bereits in geringer Menge einen sicheren „Erfolg“. Zudem waren die Vergiftungserscheinungen vielgestaltig und verschiedenen Krankheiten zum Verwechseln ähnlich. Noch ein weiterer Vorteil ließ die Giftmörder bevorzugt zum Arsenik greifen. Aufgrund seines Gebrauchs als Arzneimittel hielten es die Apotheken vorrätig. Darüber hinaus kam es gegen Mäuse und Ratten zum Einsatz, so daß die Beschaffung kaum Schwierigkeiten bereitete. Um den unkontrollierten Giftverkauf einzuschränken, beschlossen die Räte mehrerer europäischer Städte erstmalig im 15. Jahrhundert entsprechende Handelsvorschriften. Trotzdem verhalf das Arsenik weiterhin so manchem, für den ohne die lange Liste seiner Opfer kein Platz in der Geschichte gewesen wäre, zu zweifelhaftem Ruhm. Aber auch an Königs- und Fürstenhöfen, vom mittelalterlichen Byzanz bis Italien während der Renaissance, setzte das Gift dem Leben unbequemer Zeitgenossen ein Ende. Nicht ohne

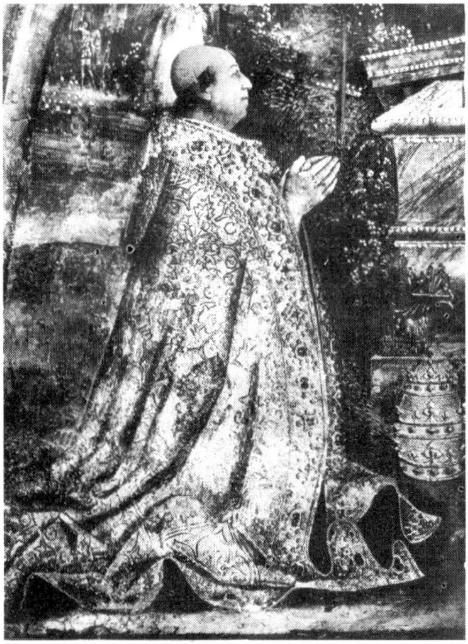

Papst Alexander VI. aus dem Hause Borgia mißbrauchte die mit dem hohen Amt verbundene Macht im Interesse seiner Familie. Ungezählte Zeitgenossen ließ er durch Gift beseitigen. Im August 1503 ereilte ihn selbst ein solches Schicksal.

Grund gehörte damals das Vorkosten der Speisen an der Tafel zu den Tischsitten.

Mit Alexander VI. aus dem Geschlecht der Borgia bestieg 1492 der berüchtigtste der Renaissancepäpste den Heiligen Stuhl in Rom. Tatkräftig unterstützt von seinem Sohn Cesare, versuchte er, die Macht und den Reichtum der Familie zu mehren. Ob Intrige, Korruption oder Mord, sie schreckten vor nichts zurück.

Die Borgia, ein aus Spanien stammendes Adelsgeschlecht, gelangten durch ihre Gewissenlosigkeit im 15./16. Jahrhundert zu großer Macht. Unter dem Namen Calixtus III. ging 1455 Alfonso Borgia im Alter von siebenundsiebzig Jahren aus der Konklave hervor. Durch Bestechung verhalf er seinem Neffen, dem jungen Rodrigo Borgia, zum Kardinalshut. Kaum saß der neuernannte Kardinal im Heiligen Kollegium, als er den schwächlichen und kranken Onkel wie auch die übrigen Mitglieder zu beherrschen begann. Im Jahre 1458 starb Calixtus III. Aber Kardinal Rodrigo mußte sich gedulden. Erst 1492 gelang es ihm, zum Papst gewählt zu werden. Als Alexander VI. ernannte er bereits 1493 seinen noch jugendlichen Sohn Cesare zum Kardinal. Um der älteste zu werden, ließ dieser 1497 seinen Bruder, Kardinal Juan Borgia, vergiften und eignete sich dessen Besitz an.

Weitaus häufiger als Angehörige des eigenen Geschlechts starben die Mitglieder verhaßter Familien.

Als am Morgen des 3. Januar 1503 der betagte Kardinal Giovanni Battista Orsini in den Vatikan kam, gab der Papst den Befehl, dessen Palast zu plündern. Die Beute teilten sich Vater und Sohn. Der Kardinal wurde eingekerkert und trotz eines angebotenen Lösegeldes nicht freigelassen. Er starb in der Haft am 22. Februar durch Gift, das ihm Alexander VI. geben ließ.

Den Tod durch die *Cantarella*, das

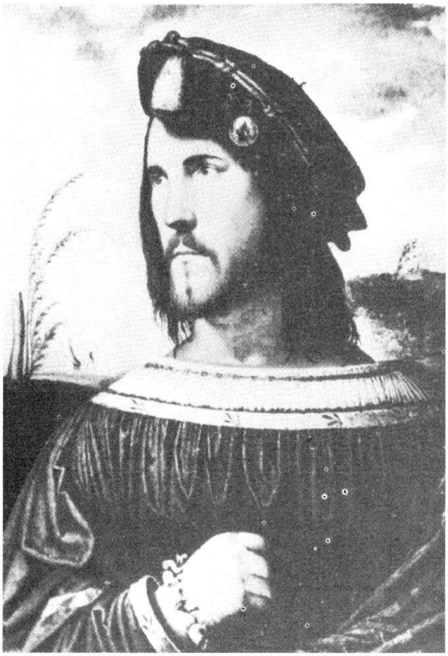

Cesare Borgia, ein Sohn Alexanders VI., war in seiner Skrupellosigkeit dem Papst ebenbürtig.

Gift der Borgia, fand wenige Monate später auch der Schatzmeister des Papstes, der sich selbst seit längerem gehörig bereichert hatte. Sein Grabstein erhielt die bezeichnende Inschrift: „Hier ruht Giovanni Battista Ferrara. Die Erde hat seinen Leib, Borgia sein Geld und der Styx seine Seele."

Über elf Jahre währte die verbrecherische Herrschaft der Borgia im Vatikan. Im August 1503 erkrankten Alexander VI. und sein Sohn Cesare während eines Festessens beim Kardinal von Corneto. Mehrere Tage später starb der Papst. Er fiel seiner eigenen Arsenitlösung zum Opfer, weil ein Diener die Weinkaraffen vertauscht hatte. Allerdings geschah die Verwechslung nicht zufällig. Einem venezianischen Bericht zufolge soll es dem Kardinal gelungen sein, den Mundschenk des Papstes mit 10000 Dukaten zu bestechen. Nach dem verdienten Ende Alexanders VI. stürzte das Imperium der Borgia in sich zusammen. Cesare ging nach Spanien, wo er im Dienste des Königs von Navarra 1507 fiel.

Auch im 17. Jahrhundert – von

In Italien entstanden während des späten Mittelalters viele Stadtstaaten, die sich erbittert bekämpften. Um die Mitte des 15. Jahrhunderts hatten sich vier davon – Venedig, Genua, Florenz und Mailand – durchgesetzt. Daneben bestanden große Fürstenstaaten, wie das Königreich Neapel und der Kirchenstaat.
An den Machtkämpfen auf der Halbinsel beteiligten sich auch die Päpste. Zudem mußten sie mit rivalisierenden Aristokratenfamilien um ihre Stellung im Kirchenstaat ringen, die mit dem Einzug in den Vatikan keineswegs ein für allemal gesichert war. Die Borgia gebrauchten bei diesen Auseinandersetzungen als bevorzugte Waffe ihr Gift – die *Cantarella.* Es hat nie jemand ermitteln können, wie viele Bischöfe, Kardinäle und andere vermögende Würdenträger dem Machthunger und der Geldgier der Borgia zum Opfer gefallen sind.

Sachkennern Jahrhundert der Gifte und Vergiftungen genannt – dominierte das Arsenik. Eheüberdrüssige Frauen griffen ebenso danach wie ungeduldige Erben. Kein Wunder also, daß das Geschäft der Teofania di Adamo in Palermo blühte. Sie verkaufte ihr quasi patentiertes *Aqua Tofana*, eine nach der Giftmischerin benannte, etwa dreiprozentige Arseniklösung. Am 12. Juli 1633 setzte der Henker dem Leben der Teofania ein Ende. Über die Urteilsvollstrekkung schrieb der Notar Baldassare Zamparrone in sein Tagebuch: „Auf einer Karre kam sie aus der Kapelle des Gefängnisses, halbnackt und mit glühenden Zangen gefoltert. Auf dem Dache des Gebäudes wurde sie dann erdrosselt, vom Dach herabgestürzt, darauf gehängt und gevierteilt.“ Ihre Tochter und Gehilfin konnte sich durch Flucht der Bestrafung entziehen. In Rom betrieb sie dasselbe Gewerbe wie die Mutter und starb dort 1650, offenbar eines natürlichen Todes.

Die Französin Marie-Marguerite Marquise de Brinvillier verwendete ebenfalls eine Arseniklösung, die als *Eau admirable* bekannt wurde. Von ihrem Liebhaber hatte sie die Giftmischerei erlernt. Erste praktische Erfahrungen sammelte die Marquise bei Experimenten an Tieren. Sie fürchtete jedoch, daß der menschliche Körper anders reagieren könnte. Deshalb teilte sie vergifteten Zwieback an die Armen in Pariser Hospitälern und in der Stadt aus, um dann die Wirkungen genau zu beobachten. Zum selben Zweck setzte die Marquise Angestellten und Gästen des Hauses vergiftete Speisen vor. Schließlich glaubte sie, erfahren genug zu sein. Als erster starb 1666 nach achtmonatigem Krankenlager ihr Vater. Der Anteil, den die Mörderin vom elterlichen Vermögen erhielt, reichte nur wenige Jahre. Die Marquise beschloß, ihre beiden Brüder ebenfalls zu beseitigen. Auch dies gelang. Im Juni 1670 erlöste der Tod den älteren Bruder von seinem

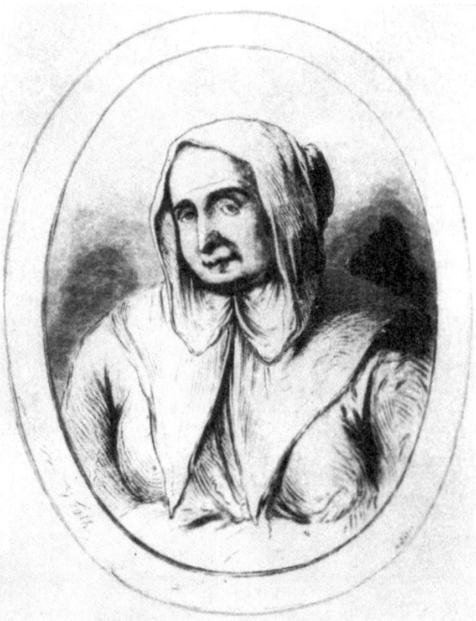

Die Marquise de Brinvillier vergiftete mit einer Arseniklösung 1666 ihren Vater, vier Jahre später beide Brüder, und versuchte, auch ihre Schwestern zu beseitigen.

qualvollen Leiden, drei Monate später den jüngeren. Lediglich ein Zufall brachte die Morde zutage. Nach dem mysteriösen Ende des Liebhabers der Marquise fand man in seiner Hinterlassenschaft neben einem Vorrat verschiedener Gifte mehrere Briefe und von der Mörderin ausgestellte Schuldscheine für die geleistete Hilfe. Die Marquise de Brinvillier wurde im Juli 1676 auf dem Grèveplatz in Paris öffentlich enthauptet, ihr Leichnam verbrannt und die Asche zerstreut.

Spezielle toxikologische Analysemethoden gab es zu Zeiten der Teofania und der Brinvillier noch nicht. Wohl kannten die Chemiker im 17. Jahrhundert Nachweisreaktionen für einige giftige Metalle, doch bestand ein Unterschied, ob sie das Arsen in Mineralien oder Leichenteilen feststellen mußten. Noch um 1770 nutzten sie für forensische Zwecke eine Erscheinung, die schon den Alchimisten des Mittelalters vertraut war. Im 7. Jahrhundert hatte der griechische Gelehrte Stephanos von Alexandria beobachtet, daß sich Kupfer beim Erhitzen mit Arsenverbindungen weiß färbt. Zum Giftnachweis legten die Chemiker die aus dem Magen ausgelesenen verdächtigen Partikeln zwischen zwei blanke Kupferplatten, die dann im Feuer geglüht wurden. Ansonsten diente noch immer der Kohlentest von Hermann Boerhaave als universelle Nachweismethode. Bei Verdacht auf eine Arsenikvergiftung brachte man getrockneten Mageninhalt auf glühende Kohlen und achtete auf den charakteristischen Knoblauchgeruch. Insbesondere die Juristen kritisierten fortwährend die Unzuverlässigkeit dieser Probe.

Im Jahre 1775 begann der überaus erfolgreiche deutsche Apotheker Carl Wilhelm Scheele, den forensischen Arsennachweis auf eine solide wissenschaftliche Grundlage zu stellen. Er fand, daß weißes Arsenik mit Chlor oder Königswasser zu Arsensäure reagierte, die bei Zugabe von Zink ein nach Knoblauch riechendes Gas entwickelte. Auf diese Weise hatte Scheele den Arsenwasserstoff dargestellt, der bald eine große Bedeutung in der toxikologischen Chemie erlangen sollte.

Von Samuel Hahnemann, hauptsächlich bekannt als Schöpfer der Homöopathie, erschien 1786 die Monographie „Über die Arsenikvergiftung, ihre Hülfe und gerichtliche Ausmittelung“. Darin beschrieb er gleich mehrere Fällungsreaktionen, die sich auch zum Giftnachweis im Mageninhalt eigneten. Durch Zugabe von etwas Salzsäure und Schwefelwasserstoffwasser entstand bei Vorhandensein von Arsen ein gelblicher Niederschlag. Als weitere Reagenzien empfahl Hahnemann „Kupferkalk“ und Kalkwasser.

Wie dringend notwendig beweiskräftige Analysemethoden waren, zeigt ein Fall, der sich in Berlin um die Wende vom 18. zum 19. Jahrhundert ereignete. Hier lebte, allgemein geachtet, die Witwe des Geheimen Justizrates und Regierungsdirektors Theodor Ursinus. Als sich Ende Februar 1803 ihr Hausangestellter Benjamin Klein nicht wohl fühlte, ließ die Geheimrätin den General-Chirurgen Laube rufen. Er untersuchte den Kranken und verordnete ein Abführmittel. Am Tag darauf klagte der Diener, daß die Arznei nicht geholfen habe. Aus diesem Grunde bat er die Geheimrätin um ein Brechmittel. Sie verabreichte es ihm mit einer Fleischbrühe. Doch statt besser fühlte er sich nach dem Erbrechen noch schlechter. Den Diener quälten Halsschmerzen, Leibschneiden und starkes Hitzegefühl. Am 28. Februar nahm er einige Rosinen zu sich, nach deren Verzehr er wiederum heftig erbrach. Als ihm die Geheimrätin am folgenden Tag Milchreis anbot, lehnte er ab. Durch Zufall beobachtete Klein, daß sie das Essen in den Abort warf. Dies erweckte seinen Argwohn, und er beschloß, heimlich die Wohnung zu durchsuchen. In einem Schrank entdeckte er ein in Papier verpacktes Pulver mit der Aufschrift „Arsenik".

Die Geheimrätin brachte ihm am 3. März gebackene Pflaumen, die er zwar nahm, aber von denen er keine einzige aß. Klein erzählte einer Zofe von seinem Verdacht und bat sie, die Früchte in einer Apotheke untersuchen zu lassen. Es stellte sich heraus, daß die Pflaumen das Gift enthielten. Der Apotheker erstattete Anzeige, und am 5. März nahmen Polizisten die Geheimrätin auf einer Abendgesellschaft fest.

Schon wenig später wurde in der Stadt davon gesprochen, die Ursinus habe auch eine alte Tante, ihren Ehemann und einen früheren Geliebten vergiftet. Diese Gerüchte veranlaßten die Untersuchungskommission, sich eingehend mit dem Leben der Witwe zu beschäftigen.

Sophie Charlotte Elisabeth, am 5. Mai 1760 als Tochter des Legationssekretärs Weingarten geboren, hatte neunzehnjährig den damaligen Obergerichtsrat Ursinus geheiratet. Aber weder sein stattliches Vermögen noch das erworbene Ansehen trösteten sie über die Entbehrungen hinweg, die ihr das Zusammenleben mit dem wesentlich älteren Mann aufzwang. Nach einigen Ehejahren entbrannte die junge Frau in Liebe für den holländischen Hauptmann Ragay. Um die Mitte des Jahres 1796 ging die Beziehung auseinander. Die Ursinus bemühte sich vergeblich, den Geliebten zurückzugewinnen. Im Juli 1797 starb Ragay nach mehrmonatigem Krankenlager. Zwei der angesehensten Berliner Mediziner, Ernst Ludwig Heim und Johann Gottlieb Zencker, hatten den Offizier vor seinem Tode behandelt. Beide erklärten übereinstimmend,

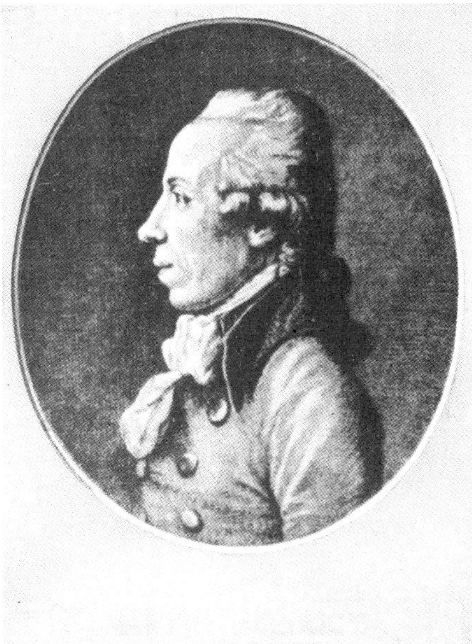

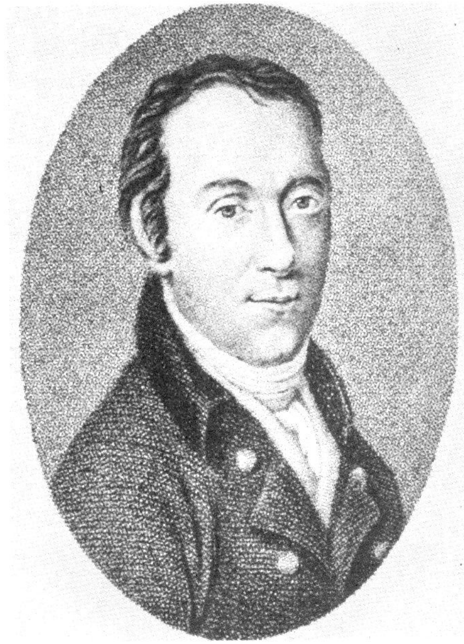

Martin Heinrich Klaproth (1743–1817) und Valentin Rose der Jüngere (1762–1807) nahmen 1803 die toxikologisch-chemischen Analysen im Fall der Geheimrätin Ursinus vor. Rose entwikkelte in den folgenden Jahren ein Verfahren zum Arsennachweis, das als Vorläufer für die klassischen Methoden anzusehen ist.

daß Ragay an einer „Lungenschwindsucht" gestorben sei. Anzeichen für eine Vergiftung wären nicht feststellbar gewesen. Aufgrund dessen verzichtete die Kommission auf eine Exhumierung der Leiche.

Anders verhielt es sich mit dem plötzlichen Tod von Geheimrat Ursinus am 11. September 1800. Noch am Tag zuvor hatte er vergnügt seinen Geburtstag gefeiert. Für alles, was in der darauffolgenden Nacht geschah, gab es keine Zeugen. Den Aussagen der Ursinus zufolge klagte ihr Mann kurz nach dem Zubettgehen über Übelkeit. Sie verabreichte ihm zunächst ein stärkendes Elixier. Doch es half nichts. Einige Zeit später gab ihm seine Frau deshalb ein Brechmittel, das bald wirkte. Am Morgen fühlte sich der Geheimrat schwach und im Laufe des Tages verschlechterte sich sein Zustand rasch. Nachmittags verstarb Ursinus in Gegenwart mehrerer Ärzte.

Die Aussagen der für seinen Tod verantwortlich gemachten Ehefrau boten einige Verdachtsmomente.

Insbesondere kam es dem Untersuchungsrichter merkwürdig vor, daß die Ursinus in der Nacht keinen Arzt holen ließ. Außerdem hatte sie bei einem Apotheker kurz vorher Arsenik gekauft, um damit, wie sie behauptete, Ratten zu bekämpfen.

Die Kommission ordnete eine Exhumierung des Leichnams von Geheimrat Ursinus an. Der berühmte Berliner Chemiker Martin Heinrich Klaproth und sein Schüler Valentin Rose der Jüngere erhielten den Auftrag, die inneren Organe zu untersuchen. Sie konnten zwar kein Gift im Körper nachweisen, erklärten aber trotzdem, daß eine Vergiftung nicht mit Gewißheit auszuschließen sei. Diesem Gutachten standen die Berichte der behandelnden Ärzte des Verstorbenen entgegen. Sowohl Johann Ludwig Formey, ehemaliger Leibarzt des Preußenkönigs Friedrich Wilhelm II., als auch die nicht minder bekannten Johannes Nepomuk Bremer und General-Chirurg Laube gaben einen „Nervenschlag" als Todesursache an. Sie versicherten einhellig, nicht den geringsten Hinweis auf eine Vergiftung festgestellt zu haben.

Zu einem ähnlichen Resultat führten die Ermittlungen im Falle der Christiane Sophie Regine Witte. Die Tante der Ursinus starb nach kurzem Krankenlager am 24. Januar 1801 und hinterließ ein beträchtliches Vermögen. Ihre Nichte hatte nur wenige Tage früher eine größere Menge Arsenik erworben. Folglich lag ein hinreichender Grund vor, den Leichnam der Frau Witte ebenfalls zu exhumieren. In einem Bericht wurden die Untersuchungsergebnisse Klaproths und Roses wie folgt zusammengefaßt: „Zwar habe in den Eingeweiden kein Gift mehr gestanden, es hatten sich aber nach deren Reinigung im Magen unverkennbare Kennzeichen einer Entzündung mit Brandflecken gefunden; die dünnen Gedärme wären größtenteils entzündet gewesen und in Brand übergegangen, so daß sie mit der größten Wahrscheinlichkeit annehmen könnten, daß die Witte durch Arsenik getötet worden sei." Wiederum behaupteten die behandelnden Ärzte, die Verstorbene wäre keinesfalls durch Gift ums Leben gekommen. Im Unterschied zu den beiden anderen Fällen genossen sie jedoch nicht die wissenschaftliche Autorität wie ihre Kollegen, eine Tatsache, die das Gericht sehr wohl zur Kenntnis nahm.

Gleich beim ersten Verhör – noch in der Nacht nach der Inhaftierung – gestand die Ursinus, die Speisen für den Diener Klein mit Arsenik vergiftet zu haben. Indes blieb das Motiv im dunkeln. Die Giftmischerin erklärte entschuldigend: „In einem Augenblick, wo ich keiner Besinnung fähig war, habe ich die Tat begangen, deren Strafbarkeit ich fühle und deren Folgen zu meiner einzigen Beruhigung von der waltenden Allmacht nicht so gefährlich geworden sind, als es anfänglich schien." Dementgegen leugnete sie beharrlich die ihr zur Last gelegten Giftmorde. Die Ursinus schrieb später dazu: „Vergeblich sind die Gräber meiner Lieben geöffnet, die Reste der Toten zerstört und Auftritte veranlaßt worden, die in der ersten Residenzstadt Europas im Jahrhunderte der Bildung und Humanität unter den Augen des liebreichsten, menschenfreundlichsten Monarchen beispiellos blieben und bei der nächsten Nachwelt keinen Glauben mehr finden werden."

Der aufsehenerregende Prozeß gegen Sophie Charlotte Elisabeth Ursinus endete am 12. September 1803. Der Kriminalsenat des Berliner Kammergerichts sprach sie von der Anklage des Giftmordes an Hauptmann Ragay und ihrem Ehemann frei, verurteilte sie aber wegen Vergiftung ihrer Tante und wiederholten Vergiftungsversuchs, begangen an dem Diener Benjamin Klein, zu lebenslanger Festungshaft. Von der Strafe verbüßte die Ursinus dreißig Jahre auf der Festung Glatz. Nach der Begnadigung 1833 mußte sie in der Stadt bleiben und starb dort am 4. April 1836.

Noch mit über siebzig hatte die Ursinus des öfteren Gesellschaften gegeben, die sich eines regen Besuchs erfreuten. Es lag wohl ein besonderer Reiz darin, von der Giftmischerin geladen zu werden. Als bei einer dieser Festlichkeiten eine Dame auf dem Salat einige Zuckerkörner flimmern sah und unwillkürlich zusammenzuckte, soll die Ursinus sie spöttisch lächelnd beruhigt haben: „Seien Sie unbesorgt, es ist kein Arsenik."

Das Urteil im Gerichtsverfahren gegen die Geheimrätin Ursinus – unter diesem Namen ging sie in die Kriminalgeschichte ein – offenbarte die Misere, in der sich die forensische Toxikologie zu Beginn des 19. Jahrhunderts noch immer befand. Trotz der Bemühungen um eine objektive Beweisführung entschied letztlich nicht ein naturwissenschaftlich begründetes Gutachten, sondern statt dessen die Autorität der am Prozeß beteiligten Sachverständigen über das Schicksal der Angeklagten. Vielleicht war es dieser Eindruck, der Valentin Rose dazu anregte, sich wissenschaftlich mit dem Nachweis von Arsenik in menschlichen Organen zu beschäftigen. Wie dem auch sei, jedenfalls unternahm er in den folgenden Jahren entsprechende Versuche. Wenn sich im Mageninhalt das Gift nicht finden ließ, zerschnitt Rose die Magenwand und kochte die kleinen Stücke in destilliertem Wasser mit Ätzkali. Als nächstes gab er zu dem wiederholt aufgekochten Brei reichlich Salpetersäure, um die organische Substanz, also die Bestandteile der Magenwand, zu zerstören. Nach einer langwierigen Reinigungsprozedur versetzte er das erhaltene Filtrat mit Kalkwasser. Den entstandenen Niederschlag brachte er getrocknet und mit Kohlepulver vermengt in eine Retorte. Beim allmählichen Erhitzen bis zum Glühen schlugen sich die Dämpfe in schwarzen bis schwarzbraunen Flecken als elementares Arsen an der Gefäßwand nieder. Rose gab das neue Verfahren im Jahre 1806 bekannt.

Doch die Methoden von Scheele und Hahnemann bedeuteten ebenso wie die von Rose nur Teillösungen. Den Schlußstein in das so mühsam zusammengefügte Mosaikbild des forensischen Arsennachweises setzte der Engländer James Marsh, Chemiker am Königlichen Arsenal im Londoner Stadtteil Woolwich. Über ihn wissen wir, daß tatsächlich ein Giftmordfall 1832 seine bahnbrechenden toxikologischen Studien veranlaßte.

Unter äußerst verdächtigen Umständen verstarb in Plumstead, nicht weit von London entfernt, der begüterte Farmer George Bodle. Eines Morgens war der Achtzigjährige, kurz nachdem er den Frühstückskaffee getrunken hatte, plötzlich schwer erkrankt. Bodle mußte heftig erbrechen, litt unter krampfartigen Bauchschmerzen und Durchfall. Bald darauf trat der Tod ein. Die polizeilichen Ermittlungen ergaben, daß John Bodle, ein Enkelsohn des Verstorbenen, in der vorangegangenen Woche bei einem Apotheker zweimal Arsenik gekauft hatte – und zwar als „Rattengift“. Marsh erhielt den Auftrag, das Arsenik im Mageninhalt und im Rest des Kaffees nachzuweisen. Dazu verwendete er die Methode von Samuel Hahnemann. Ohne Mühe gelang es Marsh, den charakteristischen gelblichen Niederschlag zu erzeugen. In Madistone begann am 12. Dezember 1832 der Prozeß gegen John Bodle wegen Mordes an seinem Großvater. Marsh erläuterte dem Gericht die Analysenergebnisse. Doch für das Verständnis der Geschworenen konnte ein gelber Niederschlag niemals der Beweis für eine Vergiftung mit dem weißen Arsenik sein. Sie verlangten, das Arsenik selbst zu sehen. Mit dieser Aufgabe war Marsh verständlicherweise überfordert. Konsequent reagierte das Gericht: Freispruch für den Angeklagten! Zehn Jahre später, inzwischen wegen Erpressung zur Deportation in die Kolonien verurteilt, gestand Bodle junior den Giftmord ein.

Der Ausgang des Prozesses enttäuschte Marsh zutiefst, wirkte aber als Stimulus für die Suche nach einer besseren Methode. Das Ergebnis

Apparatur zum Arsennachweis von James Marsh (1794–1846). Das Prinzip seines 1836 bekanntgegebenen Verfahrens besteht darin, das Arsen aus dem Untersuchungsmaterial in Form des Arsenwasserstoffs abzutrennen.

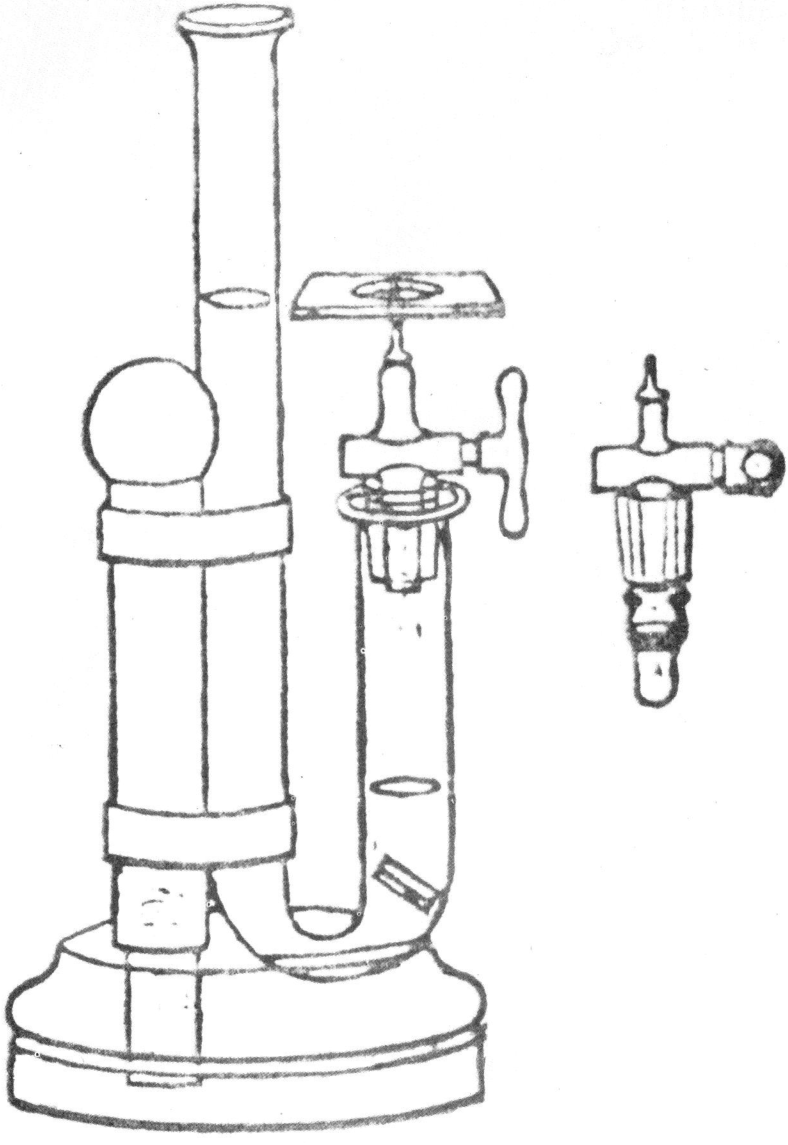

übertraf alle Erwartungen. Marsh kam auf den genialen Gedanken, das Arsen in Form des brennbaren Arsenwasserstoffgases abzutrennen. Dazu versetzte er eine gifthaltige Probe mit etwas Zink und verdünnter Schwefelsäure, so daß sich durch den frei werdenden Wasserstoff der flüchtige Arsenwasserstoff bildete. Für die Reaktion entwickelte Marsh eine spezielle Apparatur. Ein U-förmiges, siphonartiges Glasrohr, auf der einen Seite mit einem Absperrhahn verschlossen, nahm das Untersuchungsmaterial und die Reagenzien auf. Das entstehende Gasgemisch sammelte sich in dem Raum oberhalb der Flüssigkeit und konnte nach Öffnen des Hahns gezündet werden. Auf einer über die Flamme gehaltenen kalten Porzellanschale schlug sich das elementare Arsen als schwarzer Fleck, auch Arsenspiegel genannt, nieder. Im Oktober 1836 veröffentlichte Marsh im „Edinburgh New Philosophical Journal" seinen „Bericht über eine Methode, um kleine Quantitäten Arsenik von Substanzen abzutrennen, mit denen es gemischt sein kann". Die ganze Tragweite dieser Entdeckung verdeutlicht die Tatsache, daß in Europa um 1840 „auf 100 Vergiftungsfälle wenigstens 90 bis 95 Arsenikvergiftungen" kamen.

Sofort nach dem Bekanntwerden beschäftigten sich Fachleute vieler Länder mit Marshs Methode. Justus von Liebig, einer der bedeutendsten deutschen Chemiker, gab bereits 1837 eine wesentliche Modifikation an. Er schlug vor, das Wasserstoff-Arsenwasserstoff-Gemisch durch ein erhitztes Glasrohr zu leiten, um so das in der Probe enthaltene Arsen quantitativ bestimmen zu können. Das gelang ganz einfach durch Ausmessen des sich bildenden Arsenspiegels. Bis das neue Verfahren in dieser Form zum festen Bestandteil des toxikologischen Grundwissens wurde, verging noch eine Reihe von Jahren.

Im August 1839 lernten sich in Paris Marie Capelle und Charles Lafarge kennen. Beide hegten den Wunsch, möglichst bald eine Ehe einzugehen. Charles besaß eine kleine Eisengießerei, die seit Anfang 1839 stillstand. Durch die Heirat hoffte er, zu dem dringend benötigten Geld zu kommen. Die vierundzwanzigjährige Waise Marie, aufgewachsen bei wohlhabenden Pflegeeltern, mußte erleben, wie sich ihre Freundinnen nach und nach mit Adligen vermählten. Zwar besaß Charles kein Adelsprädikat, dafür aber außer der Eisengießerei angeblich ein Schloß, Glandier bei Uzerche im Limousin. Ohne Zögern entschieden sie sich, den Bund fürs Leben zu schließen. Alles schien in bester Ordnung.

Doch das Glück währte nur so lange, bis das junge Paar in Glandier eintraf. Mitten in einer tristen Landschaft erblickte Marie statt des erwarteten Schlosses ein halb verfallenes Klostergebäude. Zudem begegnete die Verwandtschaft der Fremden aus Paris mit äußerstem Mißtrauen. Aufs tiefste enttäuscht bat Marie ihren Mann, sie wieder freizugeben. Anderenfalls werde sie sich mit Arsenik vergiften, das sie bei sich habe. Eine Trennung von Marie kam für Charles nicht in Frage. Er brauchte dringend das Geld seiner Frau, um wenigstens einen Teil der Schulden abzuzahlen. Zum Trost versprach er ihr eine Renovierung der alten Gemäuer.

Allem Anschein nach überwand Marie in den folgenden Wochen den anfänglichen Mißmut. Eines Tages vermachte sie Charles völlig unerwartet ihr gesamtes Vermögen. Obendrein verfaßte sie einige Empfehlungsschreiben, mit deren Hilfe er weiteres Geld beschaffen wollte. Zu diesem Zweck reiste Lafarge im Dezember 1839 nach Paris.

Als die Weihnachtszeit heranrückte, schickte Marie ihrem Mann ein Paket mit Kuchen. Es erreichte ihn am 18. Dezember. Kurze Zeit nachdem er das erste Stück gegessen hatte, bekam er starke Bauchschmerzen und mußte mehrmals erbrechen. Der scheinbar verdorbene Kuchen wurde vernichtet. Lafarge erholte sich rasch, und es gelang ihm schließlich doch, seine Mission in der Hauptstadt erfolgreich zu beenden. Mit 28000 Francs kehrte er am 3. Januar 1840 nach Glandier zurück.

Marie bereitete ihrem Mann einen herzlichen Empfang. Zur Feier des Tages gab es einen Wildbraten mit Trüffeln. Allerdings bekam Charles das Festmahl nicht. Gleich nach dem Essen erbrach er, litt wiederum unter heftigen Bauchschmerzen und Durchfall. Noch in der Nacht mußte der Hausarzt gerufen werden, der eine Cholera diagnostizierte. Marie nutzte die Gelegenheit und bat den Arzt um ein Rezept für Arsenik. Während der Nacht, so erklärte sie, störten Ratten die Ruhe des Kranken.

Aufopferungsvoll pflegte Marie ihren schwer leidenden Mann. Sie reichte ihm die verordneten Medikamente und zur Stärkung selbst zubereitete Getränke. Innerhalb weniger Tage verschlechterte sich Charles' Zustand drastisch. Der Kranke erbrach alles, was er zu sich nahm. Ständig quälte ihn ein entsetzlicher Durst. Hinzu traten Schluckbeschwerden, Wadenkrämpfe und Lähmungserscheinungen. Auch ein zweiter Arzt, der Charles am 10. Januar untersuchte, glaubte an eine Cholera.

Nicht ohne Mißtrauen verfolgte die Verwandtschaft das Geschehen. In einem Glas mit Zuckerwasser entdeckte eine Schwester Lafarges am 13. Januar einen weißen Bodensatz. Weil ihr schon an den Tagen zuvor einiges höchst seltsam vorgekommen war, ließ sie noch am Abend des 13. Januar einen dritten Arzt nach Glandier holen. Bereits nach der Schilderung der Symptome erklärte er, daß Lafarge vergiftet worden sei, aber jetzt für den Sterbenden jede Hilfe zu spät käme. In der Tat starb Charles Lafarge am Morgen des 14. Januar 1840.

Am Tag darauf erschien der Untersuchungsrichter aus Brive-la-Gaillarde in Glandier. Nach einer kurzen Vernehmung der Witwe und weiterer Angehöriger des Verstorbenen stellte er die Reste von verschiedenen Speisen und von Erbrochenem sicher. Die behandelnden Ärzte erhielten den Auftrag, den Verstorbenen zu obduzieren. Bei der Leichenöffnung entnahmen sie den ganzen Magen samt Inhalt für die vorgesehene toxikologisch-chemische Analyse.

Obwohl das Verfahren von James Marsh inzwischen seit vier Jahren bekannt war, untersuchten die Ärzte in Brive-la-Gaillarde die Speisereste und alles übrige mit der alten Methode von Samuel Hahnemann. Sie versetzten Eiermilch, Brotsuppe und Zuckerwasser mit Schwefelwasserstoffwasser. Sogleich entstand ein starker gelber Niederschlag. Demnach mußte, schlußfolgerten sie, Arsen in erheblicher Menge enthalten sein. Weniger eindrucksvoll fiel das Ergebnis beim Erbrochenen aus. Es zeigte sich nur eine leichte gelbliche Färbung. Dagegen trat bei der Reaktion mit einem Teil des Mageninhalts und einem Stück der zerkleinerten Magenwand wiederum ein gelber Niederschlag auf. Der Versuch, das Sediment nach der Methode von Valentin Rose durch Erhitzen zu analysieren, endete mit einer Explosion der Apparatur. Als der Untersuchungsrichter den Bericht der Ärzte über die Analysen erhielt, bestärkte ihn das Ergebnis in seinem Verdacht gegen Marie Lafarge. Am 25. Januar ließ er sie verhaften und in das Gefängnis von Brive-la-Gaillarde überführen.

Aus der Zeitung erfuhren Maries Pflegeeltern von der Affäre in Glandier. Sie beauftragten einen der prominentesten Pariser Advokaten, Maître Paillet, mit der Verteidigung. Bereits nach der ersten Durchsicht der Akten stand seine Strategie fest. Er wollte versuchen, die Zuverlässigkeit des Arsennachweises in Frage zu stellen. Bei diesem Vorhaben half Maître Paillet der Umstand, daß er zugleich der Anwalt des führenden Toxikologen Frankreichs, Mathéo-José-Bonaventure Orfila, war. Abgesehen von den frappanten Unzulänglichkeiten bei der Analysendurchführung stieß Orfila sofort auf den entscheidenden Mangel. Die Ärzte in Brive-la-Gaillarde hatten die Methode von Marsh überhaupt nicht angewendet. Von Orfila wohl präpariert, ging Maître Paillet in den Prozeß.

Die mit Spannung erwartete Gerichtsverhandlung gegen Marie Lafarge begann am 3. September 1840

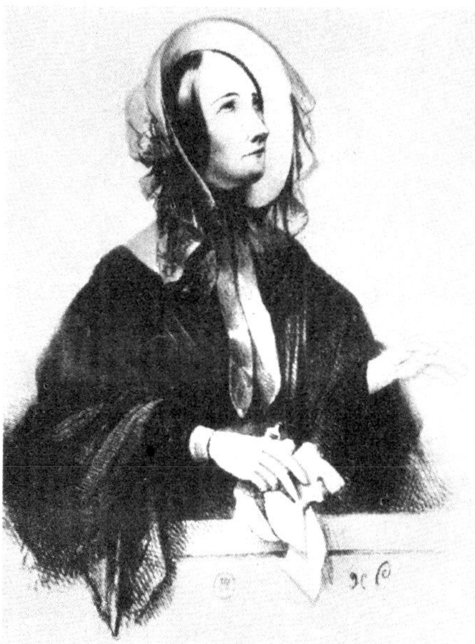

Die Französin Marie Lafarge stand 1840 im Mittelpunkt eines aufsehenerregenden Prozesses. Sie wurde beschuldigt, ihren Mann mit Arsenik vergiftet zu haben.

in Tulle. Am Nachmittag des Eröffnungstages trugen die Mediziner ihren Untersuchungsbericht vor. Im Anschluß daran ergriff Maître Paillet das Wort. Es bereitete ihm keine Mühe, die Sachverständigen in Verlegenheit zu bringen. Zum Schluß verlas er die Stellungnahme Orfilas. Das Gericht ordnete eine Wiederholung der Analysen mit der Methode von Marsh an. Zwei Apotheker und ein Chemiker aus Limoges nahmen die Untersuchung vor. Als die drei am 5. September ihre Ergebnisse vortrugen, triumphierte Maître Paillet. Denn sie erklärten, das übergebene Material enthalte kein Arsen.

Der Ankläger gab sich jedoch noch nicht geschlagen. In der Zwischenzeit hatte er selbst Arbeiten von Orfila und dem Gerichtsmediziner Marie-Guillaume-Alphonse Devergie gelesen und wußte so, daß es bei Vergiftungen durch Arsenik keineswegs immer gelang, das Gift im Magen nachzuweisen, eventuell aber in anderen Körperorganen. Damit begründete er seinen Antrag auf Exhumierung des Leichnams von Charles Lafarge. Das Gericht stimmte zu.

Diesmal gingen die Experten aus Limoges gemeinsam mit den Ärzten aus Brive-la-Gaillarde an die Arbeit. Sie untersuchten unter anderem Leber, Milz und Darm des Toten und – fanden keine Spur von Arsen. Wenig später präsentierten sie dennoch eine Überraschung. Allein die Eiermilch enthielt so viel Arsen, daß man „wenigstens zehn Personen damit vergiften könnte". Jetzt forderte zum erstenmal auch der Ankläger, Orfila einzubeziehen und ihn mit einem abschließenden Gutachten zu beauftragen.

Orfila traf am 13. September in Tulle ein. Seinem Wunsch entsprechend nahmen alle Sachverständigen an den Experimenten als Zeugen teil. Schon am späten Nachmittag des 14. September erschien er wieder vor Gericht. Orfilas Aussage war eine Sensation: Arsen in Magen und Mageninhalt, aber auch in den übri-

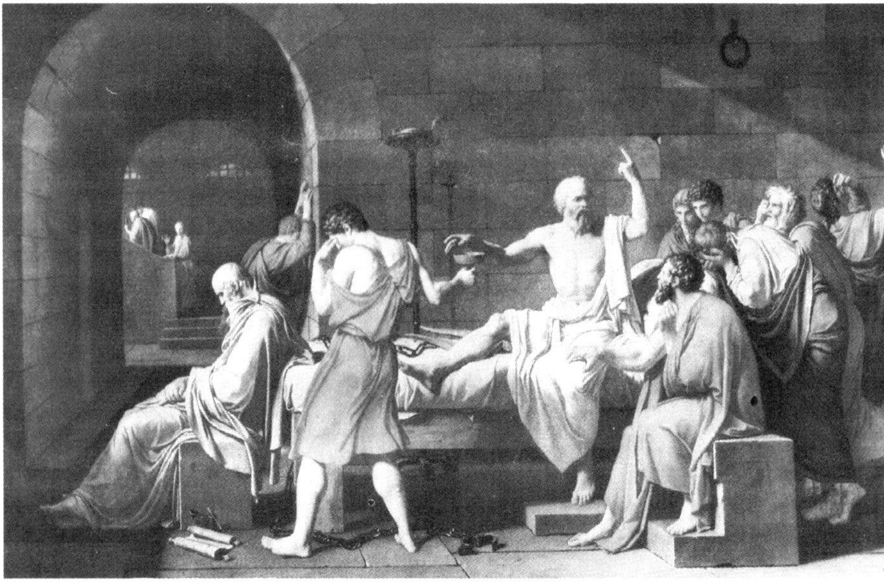

Hinrichtung des Sokrates im Jahre 399 v. u. Z. Der Athener Gerichtshof hatte ihn verurteilt, den Schierlingsbecher zu trinken.

gen inneren Organen! Zu den früheren Untersuchungen durch seine Kollegen bemerkte er, daß veraltete und unzulängliche Methoden angewandt worden seien, während andererseits mangelnde Erfahrung mit dem Marshschen Apparat zu dem negativen Ergebnis geführt hätte.

Der Prozeß gegen Marie Lafarge endete am 19. September 1840. Das Gericht verurteilte die Angeklagte zu lebenslänglicher Zwangsarbeit. König Ludwig Philipp milderte das Urteil zu lebenslänglicher Gefängnishaft. Nach zwölf Jahren wurde sie schwer lungenkrank entlassen und starb drei Monate später.

Mit der Probe von James Marsh verfügten die Toxikologen über eine Methode von bis dahin unerreichter Sicherheit und Empfindlichkeit. Anfänglich ließ sich damit ein halbes Milligramm, nach einigen Veränderungen noch ein zehntel Mikrogramm Arsen nachweisen. Bei der Neutronenaktivierungsanalyse, einem der modernen Nachweisverfahren für verschiedene metallische Gifte, genügen einige Haare zur Untersuchung. Die hohe Empfindlichkeit dieser Methode gestattet es, den Arsengehalt in millimeterlangen Haarbruchstücken zu messen. Bereits im 19. Jahrhundert hatte das Arsenik trotz einiger spektakulärer Mordfälle mehr und mehr an Bedeutung verloren. Heute gehören kriminelle Arsenikvergiftungen zu den ausgesprochenen Seltenheiten.

Die „altbewährten“ Pflanzengifte

Um zu zeigen, daß sich die Gifte pflanzlicher Herkunft schon zu einem frühen Zeitpunkt der Geschichte tatsächlich „bewährt“ haben, dürfte der Hinweis auf den Tod des griechischen Philosophen Sokrates im Jahre 399 v. u. Z. genügen. Die Anklage gegen ihn hatte gelautet: „Sokrates frevelt und treibt Torheit, indem er unterirdische und himmlische Dinge untersucht und Unrecht zu Recht macht und dies auch andere lehrt.“ Bald nach seiner Verurteilung zum Tode war ihm Gift gereicht worden, und er soll den Becher ausgetrunken haben, „ohne im mindesten zu zittern oder Farbe oder Gesichtszüge zu ändern“. Sokrates wußte sehr wohl, welches Schicksal ihn erwartete, denn er hatte sich zuvor von dem Giftmischer über die Wirkungen informieren lassen. Der Trank war eine Zubereitung des Gefleckten Schierlings, dessen Hauptgiftstoff das Coniin ist. Seine Wirkung reicht von Erregung und Depression über Bewegungsstörungen bis zum Tod durch Lähmung des Atemzentrums im verlängerten Mark.

Worum es sich bei dem tödlichen

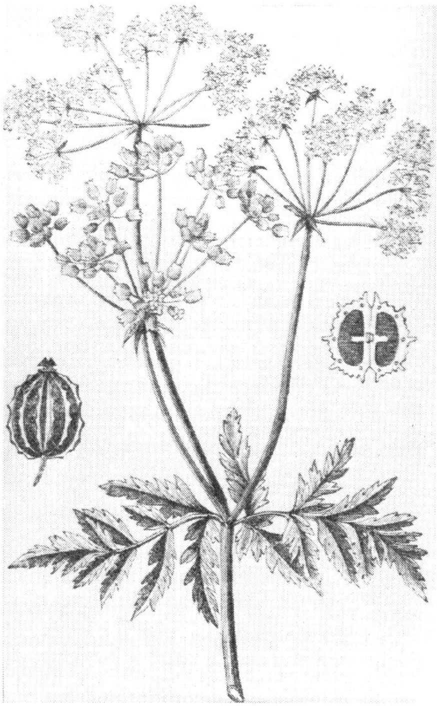

Der Gefleckte Schierling (Conium maculatum) enthält das giftige Alkaloid Coniin.

Gift des Gefleckten Schierlings handelt, fand allerdings erst 1827 der deutsche Apotheker Philipp Lorenz Geiger heraus. Die Entdeckung des Coniins gelang ihm zu einer Zeit, als in rascher Folge die Wirkstoffe aus vielen Pflanzen isoliert werden konnten. Diese nach ihrem alkaliähnlichen Reaktionsverhalten als Pflanzenalkaloide bezeichneten Verbindungen erwiesen sich als hochwirksam, sei es als Arzneimittel oder als starkes Gift. Beispielsweise über-

Das erste Pflanzenalkaloid entdeckte 1804 der deutsche Apotheker Friedrich Wilhelm Sertürner. Zu dieser Zeit in Einbeck als Apothekengehilfe beschäftigt, gelang es ihm beim Behandeln von Opium mit Ammoniak, das *Morphin* („*Principium somniferi*") zu isolieren. Mit der 1817 folgenden Reindarstellung leitete Sertürner das Zeitalter der Alkaloidchemie ein. In den Jahren danach nahm die Zahl der bekannt werdenden Pflanzenwirkstoffe schnell zu: 1818 das *Strychnin* aus der Brechnuß, 1820 das *Cinchonin* und *Chinin* aus der Chinarinde, im selben Jahr das *Coffein* aus dem Kaffee und 1827 – anfänglich *Thein* genannt – auch aus dem schwarzen Tee, 1828 das *Nicotin* aus dem Tabak (schon 1809 in unreiner Form als „*Essence de Tabac*") und zahlreiche weitere, darunter solche unentbehrlich gewordenen Medikamente wie das *Atropin*, das in verschiedenen einheimischen Nachtschattengewächsen enthalten ist.

traf das Morphin als schmerzlinderndes Mittel entsprechende Opiumzubereitungen bei weitem, doch bereits einhundert bis vierhundert Milligramm können einen gesunden, nicht an Morphin gewöhnten Erwachsenen töten.

Am 10. November 1823 begann vor dem Assisenhof in Paris der Prozeß gegen Dr. med. Edme Samuel Castaing. Der siebenundzwanzigjährige Arzt stand unter der Anklage, seinen Freunden, den Brüdern Hyppolite und Auguste Ballet, „durch Substanzen, die den Tod bewirken können, nach dem Leben getrachtet zu haben".

Hyppolite Ballet war am 5. Oktober 1822 in seiner Pariser Wohnung verstorben. Der Tod des jungen Mannes kam nicht überraschend, denn er litt schon einige Zeit an einer Lungenkrankheit. Ein wesentlicher Umstand blieb jedoch zunächst unbeachtet. Noch im Oktober konnte Castaing alle seine Schulden bezahlen, an seine Mutter 30000 Francs verleihen und obendrein noch für 70000 Francs Wertpapiere erwerben.

Kaum acht Monate später erkrankte Auguste Ballet während eines gemeinsam mit Castaing unternommenen Ausflugs in den Pariser Vorort Saint-Cloud. Die Krankheit begann ganz plötzlich am Abend des 30. Mai 1823, nachdem er ein Glas Glühwein getrunken hatte. Am nächsten Morgen verschlechterte sich sein Zustand rapide nach dem Genuß einer Tasse frischer Milch. Zu den Symptomen, die ein Arzt aus Saint-Cloud bei dem Schwerkranken beobachten konnte, gehörten Wärmegefühl, Schläfrigkeit, schwacher, aussetzender Puls und auffällig stark verengte Pupillen, später unregelmäßige Atmung und Bewußtlosigkeit. Einen Tag danach, am 1. Juni 1823, gegen 13 Uhr starb Auguste Ballet.

Gleich am folgenden Morgen nah-

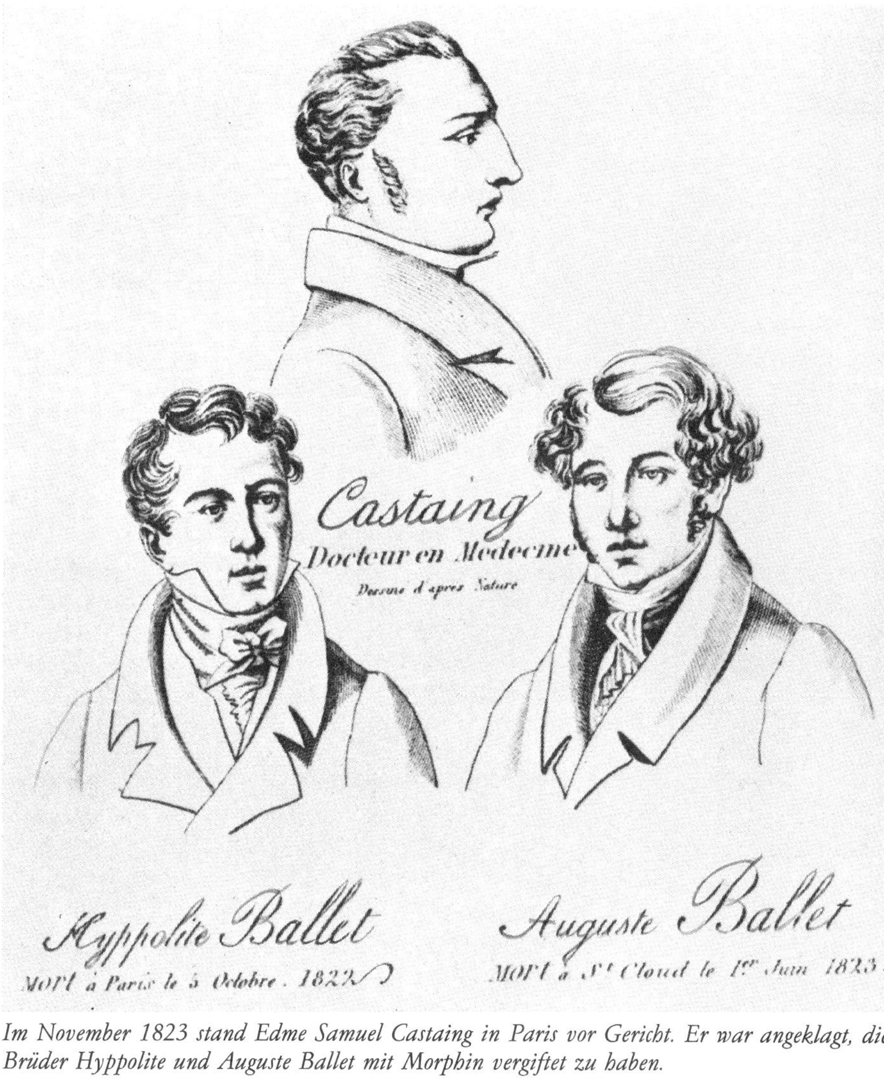

Im November 1823 stand Edme Samuel Castaing in Paris vor Gericht. Er war angeklagt, die Brüder Hyppolite und Auguste Ballet mit Morphin vergiftet zu haben.

men drei Ärzte in Saint-Cloud die Obduktion vor. In ihrem Sektionsbericht bezeichneten sie eine „Hirnentzündung“ als Todesursache. Bei der toxikologisch-chemischen Analyse des Mageninhalts und einiger

Getränke, die Auguste Ballet vor seinem Tode zu sich genommen hatte, ließ sich „nicht die kleinste Quantität von Giften“ nachweisen.

Als bekannt wurde, daß Castaing am 31. Mai, ebenso wie einige Tage vor Hyppolite Ballets Tod, in einer Pariser Apotheke eine größere Menge essigsaures Morphin gekauft hatte, ordnete der Untersuchungsrichter eine zweite toxikologisch-chemische Analyse an. Den Auftrag erhielt eine Kommission, die aus sieben der angesehensten Pariser Ärzte und Chemiker bestand. Mit aufwendigen Prozeduren stellten sie Extrakte aus dem Mageninhalt und den Getränken her. Zu Vergleichszwekken lösten sie etwas essigsaures Morphin in Wasser und gaben ein wenig Weingeist hinzu. Als wichtigstes Merkmal für das Vorhandensein von Morphin galt zu jener Zeit sein bitterer Geschmack. Bei der Prüfung stellten die Sachverständigen „einen sehr stark bitteren Geschmack“ der Morphinlösung, nicht dagegen der zu untersuchenden Flüssigkeiten fest. Über dieses Ergebnis berichteten sie in einem Gutachten vom 15. Juli 1823.

Wenngleich in keinem der Asservate Gift nachgewiesen werden konnte, wurden die gegen Castaing bestehenden anderweitigen Verdachtsmomente als ausreichend angesehen, um Anklage zu erheben. So begann am 10. November der Prozeß. Zur Verhandlung erschienen außer den Obduzenten und sämtlichen übrigen Gutachtern weitere Autoritäten der Pariser Universität, darunter Mathéo-José-Bonaventure Orfila und René-Théophile-Hyacinthe Laënnec. Der Gerichtspräsident befragte die geladenen Sachverständigen ausführlich über Wirkungen und Nachweismöglichkeiten pflanzlicher Gifte. Für das Gericht offenbarte sich so an mehreren Verhandlungstagen die große Misere der Toxikologie zu dieser Zeit, denn Widersprüche und Unsicherheit in den Aussagen bestimmten den Prozeßverlauf. Mit einem leidenschaftlichen Plädoyer wandte sich schließlich am 16. November der Anklagevertreter an die Geschworenen und forderte sie auf, „nicht nach dieser oder jener Art von Beweisen, nach einzelnen Aktenstücken oder Indizien, sondern allein nach ihrer innigsten, durch den Totaleindruck hervorgerufenen Überzeugung zu sprechen“. Am 17. November gegen 19 Uhr zogen sich die Geschworenen zur Beratung zurück. Nach zwei Stunden erschienen sie wieder im Gerichtssaal, und ihr Obmann trat vor. Auf die Frage, die Vergiftung von Hyppolite Ballet betreffend, lautete die Antwort: „Nein, der Angeklagte ist nicht schuldig.“ Auf die Frage, die Vergiftung von Auguste Ballet betreffend, lautete die Antwort: „Ja, der Angeklagte ist schuldig mit der Mehrheit von sieben gegen fünf.“ Die sich anschließende Beratung des Gerichtshofes dauerte zwanzig Minuten, dann verkündete der Präsident das Todesurteil für den Angeklagten. Wenige Tage später wurde Edme Samuel Castaing hingerichtet.

Die ganze Ratlosigkeit der Toxikologen gegenüber dem Nachweis pflanzlicher Giftstoffe hat im Jahre 1847 der große Orfila zum Ausdruck gebracht. Nach unzähligen Tierversuchen stellte er resigniert fest, daß es unmöglich sei, die Pflanzengifte aus Leichenmaterial zu isolieren und zu identifizieren. Diese Feststellung Orfilas behielt ihre Gültigkeit für etwas mehr als drei Jahre!

Im Brüsseler Gerichtspalast sind die Gipsabgüsse von den Köpfen der vierundzwanzig letzten Verbrecher, die in Belgien mit der Guillotine enthauptet wurden, noch heute zu finden. Zu ihnen gehört auch der Mann, der die Veranlassung gab, daß die schwerwiegende Äußerung von Orfila nach so kurzer Zeit ihre Gültigkeit verlor. Er hieß Graf Hippolyte Visard de Bocarmé. Doch nicht er war die herausragende Gestalt in dem Giftmordfall Goustave Fougnies. Unsterblichen Ruhm erwarb sich anläßlich dieser Affäre der belgische Arzt und Chemiker Jean-Servais Stas.

Graf Bocarmé, Herr auf Schloß Bitremont in der Gegend von Mons, heiratete im Jahre 1843 die Apothekerstochter Lydie Fougnies. Durch die Eheschließung konnte er seine Vermögensverhältnisse etwas aufbessern. Trotzdem reichte die Barschaft auch zusammen mit dem Geld, das Bocarmés Vater als Tabakhändler und Jäger in den Vereinigten Staaten verdient hatte, bei weitem nicht aus. Infolge Mißwirtschaft sah sich Bocarmé schon einige Jahre später einer erdrückenden Schuldenlast gegenüber. Die zum gräflichen Besitz gehörigen Ländereien mußten nach und nach verkauft werden, um sich mit dem Erlös der dringendsten Verpflichtungen zu entledigen. Im Jahre 1849 war diese Geldquelle ebenfalls versiegt. Jetzt blieb als letzte Hoffnung das Vermögen von Goustave Fougnies, dem Bruder der Gräfin. Seit dem Tode des Apothekers verfügte er über den Hauptanteil des väterlichen Erbes.

Von Jugend an kränklich und nach der Amputation eines Unterschenkels nie wieder so richtig genesen, lebte Goustave bei dem Grafenpaar auf Schloß Bitremont. Als im November 1850 das Gerücht zur Gewißheit wurde, daß Goustave sich verheiraten wolle, schien die letzte Hoffnung der Bocarmés dahin. Aber der Graf wußte Rat.

Nicht umsonst hatte Bocarmé große Mengen Tabakblätter aufgekauft und vom Sommer bis in den Herbst hinein mit dem Blattwerk intensiv experimentiert. Dem Gärtner redete er ein, mit der Herstellung von „Eau de Cologne“ beschäftigt zu sein. Fast Tag und Nacht wurde zwischen dem 28. Oktober und dem 10. November im Waschhaus des Schlosses gearbeitet. Als genügend „Eau de Cologne“ aus der Tabakbrühe extrahiert war, verschwanden sämtliche Apparaturen spurlos aus dem Laboratorium. Die Flasche mit dem wertvollen Inhalt nahm Bocarmé in einem Schrank des Speisesaals unter Verschluß.

Im Februar 1850 war der Graf erstmals nach Gent gefahren. Unter dem Namen Berant konsultierte er einen an der dortigen Industrieschule lehrenden Chemieprofessor. Bocarmé alias Berant erklärte ihm, aus Amerika gekommen zu sein, um sich eingehend mit der Wirkung aller Pflanzengifte zu beschäftigen. Weitere Reisen nach Gent und ein reger Briefwechsel folgten. Immer ging es um die Extraktion von Nikotin aus Tabakblättern. Bereits bei seinem dritten Besuch im Mai wies Bocarmé-Berant eine erste, wenn auch noch unreine Nikotinprobe vor, und im Oktober konnte er dem Professor sogar schon über die Ergebnisse von Tierversuchen berichten. Inzwischen war es ihm gelungen, die Extrakte zu reinigen und damit Katzen und Enten zu vergiften. Die letzten Oktober- und ersten Novembertage hatte der Graf dann genutzt, um zügig und ungestört Nikotin in größerer Menge herzustellen.

Schwager Goustave hielt sich während dieser Zeit bei seiner Verlobten auf. Trotzdem ließ es sich Fougnies nicht nehmen, der Schwester und dem Grafen persönlich die bevorstehende Vermählung mitzuteilen. Er begab sich auf die für ihn beschwerliche Reise und erschien am 20. November auf Schloß Bitremont. Entgegen den sonstigen Gepflogenheiten mußte an diesem Tage der gräfliche Nachwuchs in der Küche die Mahlzeiten einnehmen und die Gräfin persönlich servierte die Gerichte. Gegen Abend drangen plötzlich merkwürdige Geräusche und einige halblaute Worte aus dem Speisesaal. Kurze Zeit danach rief die Gräfin eine Zofe und den Kutscher zu Hilfe. Ihnen wurde in aller Eile mitgeteilt, daß Fougnies der Schlag getroffen habe. Weder Zofe noch Kutscher konnten sich allerdings erklären, warum aus dem Keller Weinessig geholt und der auf dem Boden liegende Tote entkleidet werden sollte. Die beiden verstanden ebensowenig, weshalb Bocarmé gläserweise Weinessig in den Mund des Toten goß. Dem Kutscher befahl er, auch die Kleidungsstücke mit Essig zu übergießen. Dann mußte er den vollständig entkleideten Leichnam in die Kammer der Zofe tragen und dort auf das Bett legen. Die Reinigungsarbeiten im Speisesaal, insbesondere an der Stelle des Fußbodens, wo Fougnies' Leiche gelegen hatte, wurden erst um die Mittagszeit des 21. November beendet.

Am Abend desselben Tages

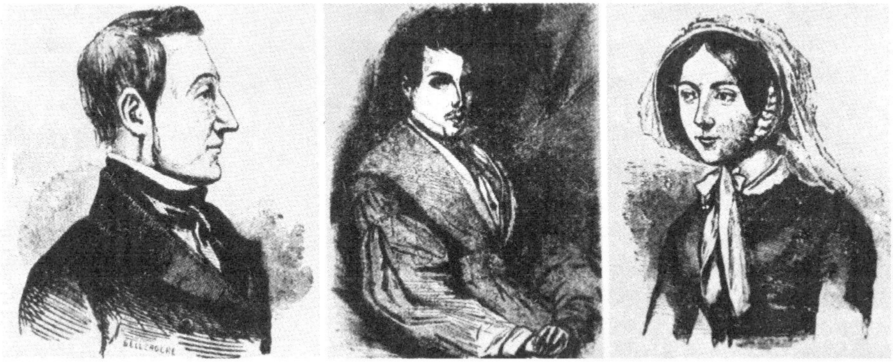

Graf Bocarmé (links) vergiftete im November 1850 auf Schloß Bitremont bei Mons seinen Schwager Goustave Fougnies mit Nikotin. Die Gräfin war an der Ausführung des Giftmordes beteiligt.

wandte sich eine Abordnung der Dienerschaft des Grafenpaares ratlos an den Pfarrer der Gemeinde Bury ganz in der Nähe des Schlosses. Sie berichteten ihm über die Ereignisse während der vergangenen Nacht. Bevor der Pfarrer zu einer Entscheidung kam, wie weiter verfahren werden sollte, erschien der Gemeindeschreiber mit einer Nachricht im Pfarrhaus. Die mysteriösen Umstände des Todes von Fougnies hatten sich wie ein Lauffeuer verbreitet. Am nächsten Tag, so übermittelte der Schreiber dem Pfarrer, werde der Untersuchungsrichter aus Tournai kommen.

In Begleitung dreier Wundärzte und eines Protokollanten begab sich der Richter am späten Nachmittag des 22. November auf Schloß Bitremont. Unter der Remise auf dem Schloßhof untersuchten die Wundärzte den Leichnam. Nach zwei Stunden stand ihr Ergebnis fest. Das Gehirn des Toten ließ keine krankhaften Veränderungen erkennen. Hingegen wiesen Mundhöhle, Zunge, Speiseröhre und Magen starke Verätzungen auf. Der Untersuchungsrichter ordnete deshalb an, alle für eine toxikologisch-chemische Analyse wichtigen Organe und Organinhalte sicherzustellen. Das Probenmaterial wurde in reinen Alkohol gegeben; die Gefäße ließ er versiegeln.

Die Asservate übernahm wenige Tage später Jean-Servais Stas, ohne daß zu diesem Zeitpunkt der geringste Verdacht auf eine Vergiftung Fougnies' durch ein Pflanzenalkaloid bestanden hätte. Stas erhielt nur den Hinweis, es könne sich um eine Tötung durch Essigsäure handeln. Wie kam er nun darauf, nach Nikotin zu suchen?

Zuallererst filtrierte Stas eine Aufschwemmung des sauren Breies aus Magen-, Darm- und Harnblaseninhalt. Nach der Destillation des Filtrats im Wasserbad konzentrierte er die erhaltene Flüssigkeit durch vielstündiges Eindampfen. Eine Portion von dem Rückstand versetzte Stas mit Ätzkali. Die Lösung bräunte sich und entwickelte einen narkotischen Geruch. Anschließend wiederholte er den Vorgang. Die alkalischen Flüssigkeiten von beiden Versuchen goß er dann in einer kleinen Flasche zusammen. Danach fügte er reichlich Ether hinzu, schüttelte kräftig und wartete ab, bis sich das Lösungsmittel wieder abgesondert hatte. Die Hälfte des Etherauszuges gab er in eine kleine Glasschale und ließ den Ether verdunsten. Es bildete sich am Schalenrand ein schwacher Ring einer farblosen, öligen Flüssigkeit mit unangenehm stechendem Geruch. Beim zweiten Versuch wurde der Flüssigkeitsrest aus der Retorte zunächst stark alkalisch gemacht, mit der Hälfte seines Volumens Ether gemischt und dann mit der gleichen Menge Wasser versetzt. Als Stas nun abermals Ätzkali hinzufügte, schied sich wiederum eine ölige Flüssigkeit ab, die sich sogleich im aufschwimmenden Ether löste. Um den Ether aus dem Überstand abzutrennen, ließ er die leicht flüchtige Flüssigkeit verdampfen. Von der verbliebenen Substanz kostete Stas ein wenig und empfand den charakteristischen brennend scharfen Nikotingeschmack, der noch lange anhielt. Nun folgte Versuch auf Versuch, bis er nach vielfachen Geruchs- und Geschmacksproben überzeugt war, Nikotin gefunden zu haben.

Doch mit diesem Ergebnis begnügte sich Stas nicht. Er überprüfte auch die bis dahin bekannten Reagenzien zum Nachweis von Nikotin und probierte noch weitere Chemikalien aus, die übereinstimmende Wirkungen zeigten. An den folgenden Tagen untersuchte Stas die Zunge Fougnies' und mehrere innere Organe, in denen er eine so große Menge Nikotin fand, daß die Hälfte ausgereicht hätte, „auch den stärksten Mann zu töten“. Schließlich nahm er drei Tierexperimente mit Vögeln vor, die alle innerhalb weniger Minuten nach der Verabreichung des von ihm gewonnenen Extraktes unter gleichartigen Vergiftungserscheinungen verendeten. Zum Beweis für seine Versuchsergebnisse übergab Stas dem Gericht ein Fläschchen, das eine strohgelb gefärbte Flüssigkeit enthielt. Es trug die Aufschrift „Nikotin aus den Organen von Goustave Fougnies abgeschieden“.

Es vergingen weitere Wochen angestrengter Arbeit für Stas. Anfang Dezember wurden im Schloßgarten die Überreste der von Bocarmé vergifteten Katzen und Enten ausgegraben. Die Kadaver enthielten ausnahmslos Nikotin. An den Eichendielen aus dem Speisesaal des

Schlosses, die der Untersuchungsrichter hatte heraussägen lassen, sowie an den Hosen des Gärtners, der Bocarmé seinerzeit bei der Bereitung des „Eau de Cologne“ behilflich war, konnten ebenfalls Spuren von Nikotin nachgewiesen werden.

Als letztes begann Stas Ende Februar 1851 noch einmal mit Tierversuchen. Das Nikotin verursachte bei Hunden ähnliche Verätzungen wie am Munde Fougnies'. Wenn Bocarmé angenommen hatte, mit dem Weinessig die äußerlich sichtbaren Spuren des Giftes zu beseitigen, dann erwies sich diese Hoffnung als trügerisch.

Wenige Tage nach Stas' letztem Tierexperiment gelang der Polizei noch eine wesentliche Entdeckung. Unter einer entfernten Deckentäfelung von Schloß Bitremont kamen die am 11. November des vorangegangenen Jahres spurlos aus dem Waschhaus verschwundenen Apparaturen zum Vorschein.

Die Schwurgerichtsverhandlung gegen Graf und Gräfin Bocarmé begann am 27. Mai 1851 in Mons. Unentwegt beschuldigten sich die beiden Angeklagten gegenseitig. Trotz oder gerade wegen ihrer aussichtslosen Lage erfanden sie allerlei Ausflüchte. Das Ganze gipfelte in der Behauptung von Bocarmé, seine Frau habe die Flasche mit dem Nikotin nur versehentlich aus dem Schrank genommen und ihrem Schwager eigentlich Wein einschenken wollen. Auf solche Weise ließ sich die lükkenlose Beweiskette jedoch nicht durchbrechen. Die Beratung der Geschworenen dauerte nur eine Stunde. Das Gericht verurteilte den Grafen Hippolyte Visard de Bocarmé wegen Mordes an seinem Schwager zum Tode, während die Gräfin unerwartet freigesprochen wurde. Die Urteilsvollstreckung erfolgte am 19. Juli 1851 auf dem Schafott von Mons.

Jean-Servais Stas war es in dem Giftmordfall Fougnies erstmalig gelungen, ein Pflanzenalkaloid aus Leichenmaterial zu isolieren. Sein Mehrstufenverfahren gründet sich darauf, daß Pflanzenalkaloide saure Salze bilden, die sowohl in Wasser als auch in Alkohol löslich sind. Insofern bestand eine günstige Voraussetzung, denn er hatte den Magen-Darm-Inhalt und die Körperorgane bereits mit Alkohol versetzt erhalten. Durch die Zugabe von Alkalien zum Extrakt – Stas verwendete Ätzkali – werden die Pflanzenbasen aus ihren Salzen freigesetzt und lassen sich danach mit einem organischen Lösungsmittel, beispielsweise Ether, ausschütteln. Noch 1851 erschien seine erste Abhandlung über die neue Extraktionsmethode im „Bulletin de l'Académie Royale de Médecine de Belgique“ unter dem Titel „Gerichtlich-medizinische Untersuchungen über das Nicotin, sowie einige Überlegungen über das allgemeine Verfahren der Freisetzung or-

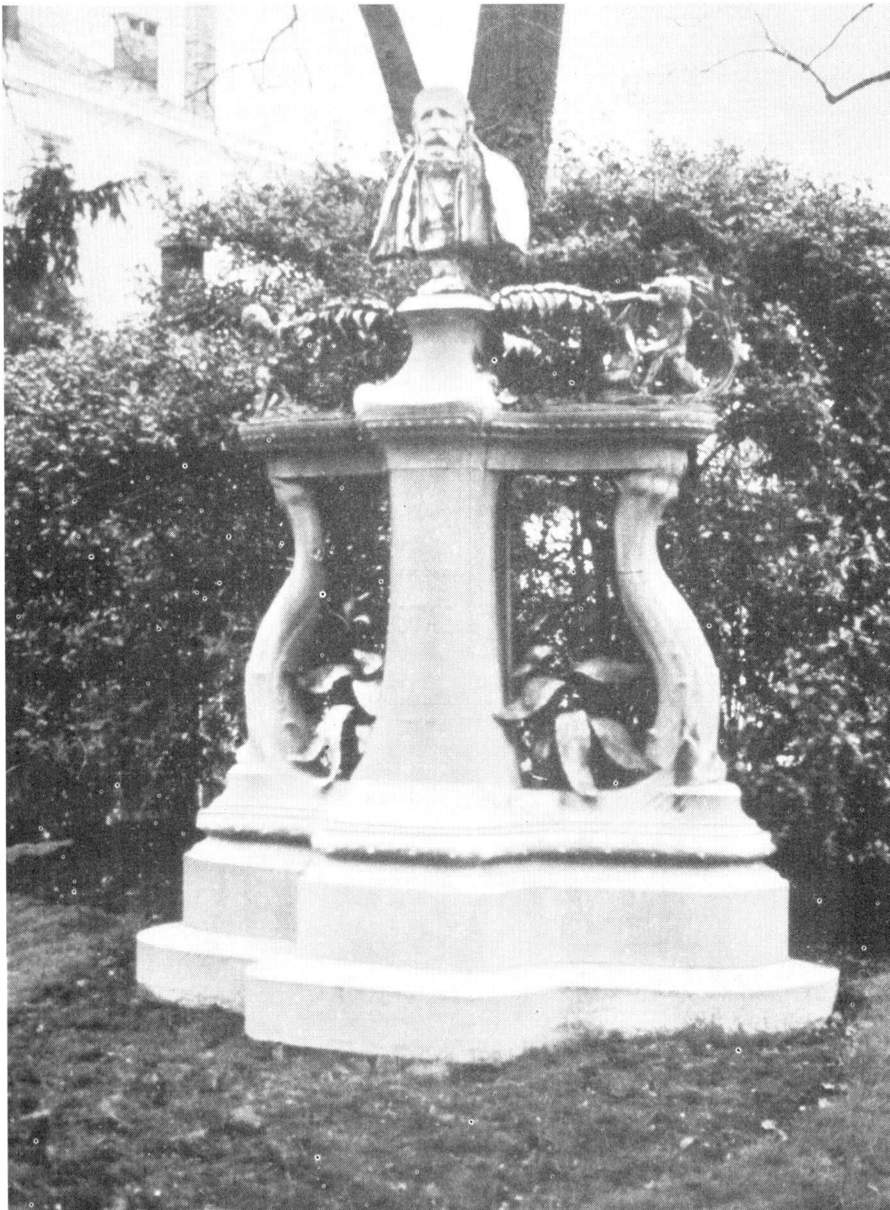

ganischer Alkalien im Vergiftungsfall". Was Mathéo-José-Bonaventure Orfila nicht für möglich gehalten hatte, war Jean-Servais Stas nur wenige Jahre später gelungen. Bedauerlicherweise kam es 1851 zwischen den beiden Pionieren der Toxikologie zu einem Prioritätsstreit. Schon während des Prozesses hatte Stas sein Verfahren vertraulich an Orfila in Paris mitgeteilt, der es sogleich unter eigenem Namen veröffentlichte. Stas konnte jedoch sein Erstrecht beweisen.

Im Jahre 1856 erschien von dem deutschen Chemiker Friedrich Julius Otto das Buch „Anleitung zur Ausmittelung der Gifte". Darin gab er eine wesentliche Verbesserung der Stas-Methode an. Otto ergänzte den Trennungsgang durch einen Untersuchungsschritt zur Extraktion saurer organischer Gifte.

Das Stas-Otto-Verfahren, so heißt es heute, wurde zur Grundlage der toxikologisch-chemischen Analytik. Ursprünglich nur für die Isolierung bestimmter Pflanzengifte entwickelt, erwies es sich als enorm ausbaufähig und blieb aufgrund seiner Universalität unübertroffen. Bis in die Gegenwart hat das Stas-Otto-Verfahren mit der stetigen Erweiterung des Aufgabenbereichs der toxikologischen Chemie Schritt gehalten.

Das „Modegift" E 605

Hinter dem Kürzel E 605 verbirgt sich eine organische Phosphorverbindung mit der chemischen Bezeichnung 0,0-Diethyl-0(p-nitrophenyl)-thionophosphat. Im Jahre 1944 wurde in den Bayer-Werken Leverkusen eine Substanz synthetisiert, die sich bei den anschließenden Prüfungen als stark wirksam gegen Pflanzenschädlinge erwies. Das Präparat erhielt die Bezeichnung E 605. Kurze Zeit nachdem mit den Großversuchen begonnen worden war, beschlagnahmten Anfang 1945 Angehörige der US-Armee die Vorratsbehälter und brachten das E 605 in die Vereinigten Staaten. Die Wirksamkeit bei der Schädlingsbekämpfung bestätigte sich. Unter dem Namen Parathion gelangte es in den Handel und wurde auf der ganzen Welt massenhaft eingesetzt.

Bis 1954 kamen nur vereinzelt Vergiftungen vor, die nahezu ausschließlich auf Sorglosigkeit im Umgang mit dem E 605 beruhten. Beginnend in den letzten Februartagen des Jahres 1954, erschienen zunehmend häufiger in Tageszeitungen Schlagzeilen wie „Das Wormser Gift fordert weiteres Menschenleben" oder „Weitere fünf Selbstmorde durch E 605" oder „Eine vierköpfige

Denkmal für Jean-Servais Stas (1813–1891) in Brüssel. Mit dem 1851 beschriebenen Trennungsgang zur Extraktion pflanzlicher Gifte aus biologischem Material schuf er eine Basismethode der gesamten forensisch-toxikologischen Analytik.

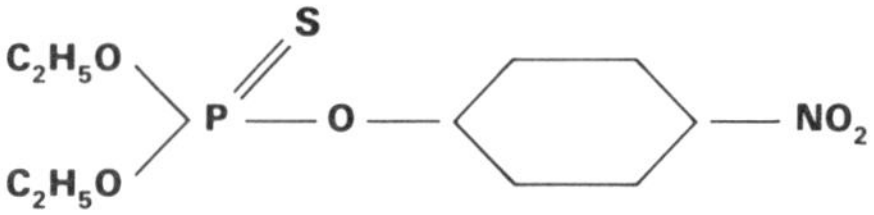

Die Giftwirkung von E 605 im menschlichen Organismus beruht hauptsächlich auf der Blokkierung einer bestimmten Enzymgruppe, der Cholinesterasen.

Familie vergiftet sich mit E 605". Wieso gaben einfallsreiche Journalisten dem E 605 den Namen „Wormser Gift"?

Die fünfundsiebzigjährige Witwe Eva Ruh wohnte zusammen mit zwei Söhnen, Tochter und Enkelin in einem Haus der Altstadt von Worms. Am Nachmittag des 15. Februar 1954 wurde sie Zeugin des Todes ihrer Tochter Anni verwitwete Hamann. Die dreißigjährige Frau nahm kurz nach 15 Uhr einen likörgefüllten Schokoladenpilz aus dem Küchenschrank. Sofort beim Hineinbeißen in die Praline bemerkte sie einen bitteren Geschmack. Die Mutter riet ihr, alles auszuspeien. Dann begann Anni, sich zu frisieren. Plötzlich wurde ihr schwindlig, sie taumelte und rief: „Ei Mutter, wie wird es mir denn, ich werde ja blind. Hilf mir!" Unmittelbar darauf brach Anni zusammen und konnte nur mit Hilfe einer Nachbarin ins Bett getragen werden. Es stellten sich Krämpfe ein, und gegen 15.20 Uhr starb sie.

Einen Anhaltspunkt für die Todesursache ergab die Leichenschau durch den Umstand, daß auch der zum Haushalt gehörende Hund unter krampfartigen Zuckungen verendet war. Wie sich herausstellte, hatte das Tier einen Rest des Schokoladenpilzes vom Fußboden gefressen. Der Leichenschauarzt mußte eine Vergiftung annehmen und verständigte die Polizei.

Noch am späten Nachmittag des 15. Februar konnte der Weg, den der Schokoladenpilz bis in den Küchenschrank der Witwe Ruh genommen hatte, rekonstruiert werden. Zwei Tage vor Anni Hamanns Tod war ihre Freundin Christa Lehmann gegen 21 Uhr zu Besuch gekommen. Sie brachte eine Tüte mit fünf Schokoladenpilzen mit, von denen Christa Lehmann selbst einen aß und die übrigen an die Anwesenden verteilte. Frau Ruh nahm zwar das ihr zugedachte Konfektstück, legte es aber auf den Tisch, um es später zu essen. Keiner von denen, die einen Schokoladenpilz gegessen hatten, klagte anschließend über irgendwelche Beschwerden. Einzig und allein die fünfte, von Frau Ruh zurückgelegte Praline wirkte tödlich.

Am Abend des 15. Februar warnte die Polizei von Worms über den Rundfunk vor dem Verzehr bestimmter Schokoladenpilze mit Likörfüllung, die lose für zehn Pfennig in verschiedenen Kaufhäusern angeboten wurden.

Der Auftrag zur Obduktion von

Anni Hamanns Leiche erging an das Institut für Gerichtliche Medizin der Universität Mainz. Die Leichenöffnung ergab erwartungsgemäß keinen Hinweis auf eine natürliche Todesursache. Der Obduzent konnte lediglich die unspezifischen Zeichen eines plötzlichen Todes feststellen. Ein solcher Befund läßt den Gerichtsmediziner immer zuerst an eine Vergiftung denken. So auch in diesem Fall. Der Obduzent entnahm das notwendige Untersuchungsmaterial, das heißt Blut, Organinhalte und Teile innerer Organe.

Erstmalig suchten die Kriminalisten Christa Lehmann am 16. Februar auf. Sie zögerte keinen Augenblick, zuzugeben, die Schokoladenpilze in das Haus der Familie Ruh gebracht zu haben. Am 13. Februar hatte sie im Beisein ihrer Freundin Anni das Konfekt in einem Wormser Kaufhaus erstanden. Christa Lehmann wirkte deprimiert und erzählte, wie sehr sie sich den Kopf darüber zerbreche, warum gerade ihre Freundin an der vergifteten Praline sterben mußte.

Aufgrund der Schilderung von Annis Mutter war bei den toxikologisch-chemischen Analysen vorrangig nach einem Krampfgift zu suchen. Aber keines der herkömmlichen Nachweisverfahren brachte ein positives Ergebnis. Auch wenn es allen Beteiligten etwas unwahrscheinlich vorkam, entschlossen sie sich dennoch, eine Blutprobe der Toten auf das Vorhandensein von E 605 zu untersuchen. Zu einer kleinen Menge vorbehandelten Blutes von Anni Hamann gaben sie einige Tropfen Natronlauge, und sogleich trat eine gelbliche Färbung auf, die sich nach kurzem Kochen zu einer intensiven zitronengelben Farbe verstärkte. Mit wesentlich aufwendigeren Verfahren mußte der Mageninhalt untersucht werden. Nach mehreren Analysen stand fest: Anni Hamann starb an einer E 605-Vergiftung.

In der Süßwarenabteilung des benannten Kaufhauses konnten die Kriminalisten noch sieben der insge-

> Zum Nachweis des Schädlingsbekämpfungsmittels E 605 im Blut haben 1952 die Gerichtsmediziner Wolfgang Schwerd und Georg Schmidt in Erlangen eine einfache Schnellreaktion beschrieben. Nach Zugabe einiger Tropfen Natronlauge zu einer enteiweißten Blutprobe, die das Gift enthält, färbt sich die Lösung gelb. Ebenfalls auf der Bildung des gelben Natriumsalzes des Paranitrophenols beruht die Methode zur Feststellung von E 605 im Mageninhalt, die Wilhelm Völksen im Laboratorium der Apotheke des Städtischen Krankenhauses Nordstadt in Hannover entwickelt und 1953 veröffentlicht hat. Anfang 1954, als die Opfer der Christa Lehmann untersucht wurden, standen neben den genannten noch weitere Nachweisverfahren zur Verfügung.

samt einhundertvierzig angebotenen Schokoladenpilze sicherstellen. Der beschlagnahmte Restbestand ging unverzüglich an das Mainzer Institut zur toxikologisch-chemischen Analyse. In keinem der sieben Konfektstücke ließ sich eine Spur von E 605 nachweisen. Diesen Befund übermittelte der Institutsdirektor Kurt Wagner zusammen mit den Ergebnissen, die bei der Untersuchung des Leichenmaterials erzielt wurden, an die Staatsanwaltschaft.

Inzwischen waren Einzelheiten aus dem Leben der Christa Lehmann bekannt geworden, so auch die plötzlichen Todesfälle zweier Familienmitglieder innerhalb reichlich eines Jahres. Am 27. September 1952 verstarb ihr Ehemann, der alkoholkranke Fliesenleger Karl Franz Lehmann. Die Alkoholsucht und ein seit Jahren bestehendes Magenleiden erklärten zwanglos sein rasches Ende. Als Diagnose gab der Leichenschauarzt „Magendurchbruch" an. Ganz plötzlich ereilte auch ihren Schwiegervater Valentin Lehmann der Tod. Er stürzte während einer Fahrt durch die Stadt am 11. Oktober 1953 vom Fahrrad und starb unter den Augen einiger Passanten. Einen Herzinfarkt attestierte der Leichenschauarzt diesmal. Jetzt, nach dem mysteriösen Tod von Anni Hamann, riefen diese Ereignisse bei den Kriminalisten einen ganz bestimmten Verdacht wach.

Christa Lehmann wurde nach der

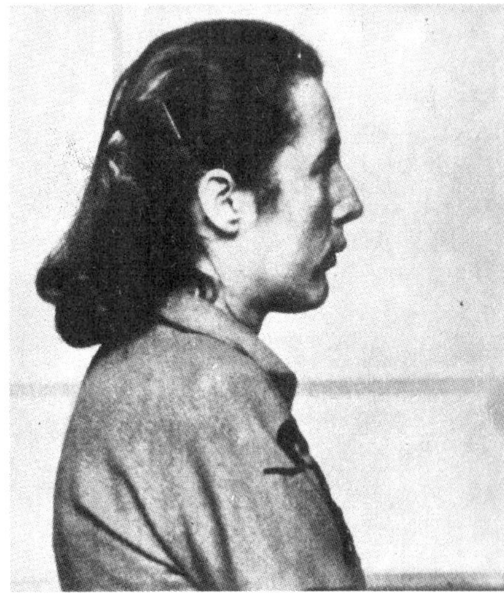

Christa Lehmann beging Anfang der fünfziger Jahre in Worms mehrere Morde mit E 605. Nach dem Bekanntwerden ihrer Verbrechen wurde dieses Gift einige Jahre bevorzugt zu Selbsttötungen und Giftmorden verwendet.

Beerdigung ihrer Freundin am 19. Februar 1954 beim Verlassen des Friedhofs verhaftet. Während der folgenden Vernehmung beteuerte sie unentwegt, kein Gift mit dem Namen E 605 zu kennen. Auch Anni habe sie nicht getötet. Eine Wohnungsdurchsuchung verlief ohne den erhofften Erfolg. Es konnte nichts gefunden werden, was auf den Besitz von E 605 hindeutete. Für die Beweisführung bestand dennoch eine Möglichkeit, und zwar die Exhumierung der Leichen Karl Franz und Valentin Lehmanns.

Noch bevor es dazu kam, legte Christa Lehmann am 22.Februar unerwartet ein erstes Geständnis ab. Sie erklärte, ihre Freundin – allerdings irrtümlich – getötet zu haben. Nach Abschluß der Vernehmung am späten Abend gab Christa Lehmann trotz vorherigen beharrlichen Leugnens wiederum ganz überraschend den Mord an ihrem Schwiegervater zu. Völlig ungerührt gestand sie am nächsten Morgen auch die vorsätzliche Vergiftung ihres Mannes. In einer der folgenden Vernehmungen am 5. März widerrief sie sämtliche Geständnisse. Unter der Last der Indizien brach sie jedoch kurz darauf wieder zusammen und erklärte: „Auch den Widerruf meines Geständnisses möchte ich heute nicht mehr aufrechterhalten. Es ist vielmehr so, wie ich es früher angegeben habe, nämlich, daß ich meinen Schwiegervater und meinen Ehemann vergiftet habe und daß ich auch dem Schokoladenpilz das Gift E 605 beigefüllt und ihn der Frau Ruh geschenkt habe.“

Ihren eigenen Angaben zufolge faßte Christa Lehmann Mitte 1952 den Entschluß, sich des ungeliebten Ehemannes zu entledigen. In einer Wormser Drogerie kaufte sie eine Packung mit sechs Ampullen E 605. Vor der Tat erprobte sie die Giftwirkung an ihrem Hund. Karl Franz Lehmann erhielt dann das E 605 mit seiner gewohnten Frühstücksmilch, und ihrem Schwiegervater verabreichte sie eine mit Zucker und E 605 versetzte Portion Joghurt.

Die vorgesehene Exhumierung der Leichen ihrer beiden Opfer wurde am 12. März 1954 ausgeführt. Trotz anfänglicher Skepsis verliefen die toxikologisch-chemischen Analysen erfolgreich. Bei Karl Franz Lehmann, dessen Tod etwa achtzehn Monate zurücklag, ließ sich das E 605 in der Magenwand und bei dem erst fünf Monate zuvor verstorbenen Valentin Lehmann im Mageninhalt nachweisen.

Die Eröffnung des Prozesses gegen Christa Lehmann fand am 20. September 1954 statt. Vor dem Mainzer Schwurgericht stand eine Frau, die erstmals in der Kriminalgeschichte Morde mit E 605 begangen hatte. Am ersten Verhandlungstag befragte sie der Vorsitzende über das Motiv ihrer Tat vom 15. Februar. Darauf antwortete Christa Lehmann, sie habe Frau Ruh vergiften, aber nicht töten wollen. Von ihrer Freundin sei sie zu einem ausschweifenden Lebenswandel verführt worden und habe gehofft, nach der Erkrankung der Mutter würde Anni keine Gelegenheit mehr finden, sie auf Abwege zu bringen. Was Christa Lehmann über ihr Verhältnis zu Anni Hamann erzählte, war weiter nichts als der Versuch, die Wahrheit auf den Kopf zu stellen. Erst am zweiten Tag der Verhandlung erweiterte sie ihr Geständnis. Anni Hamanns Mutter sollte sterben, weil sie es war, die ihre Tochter von der haltlosen Freundin trennen wollte. Am

Nachmittag des 22. September 1954 erging das Urteil. Es lautete: „Die Angeklagte ist des Mordes in zwei Fällen und eines versuchten Mordes in Tateinheit mit fahrlässiger Tötung schuldig. Sie wird deshalb in jedem der drei Fälle zu lebenslangem Zuchthaus verurteilt. Der Angeklagten werden die bürgerlichen Ehrenrechte auf Lebenszeit aberkannt.“ Unbewegt ließ Christa Lehmann die Urteilsverkündung über sich ergehen – alles in allem ein Prozeß ohne Sensationen.

Als sensationell angesehen wurden zu dieser Zeit vielmehr die Ereignisse außerhalb des Schwurgerichtssaales. Das durch Presseberichte allgemein bekannt gewordene E 605 erlebte seine Blütezeit als Mittel zu einer größeren Zahl von Morden und Selbsttötungen. Ein Phänomen, das erfahrenen Gerichtsmedizinern nicht fremd ist. Selbstverständlich ereilt auch derartige Modeerscheinungen ihr vorbestimmtes Schicksal. Dem kometenhaften Auftauchen von E 605 in den toxikologisch-chemischen Laboratorien folgte schon gegen Ende der fünfziger Jahre ein ebensolches Verschwinden.

Droschkenfahrt zum Leichenschauhaus

Die Identifizierung unbekannter Toter

Identifizieren heißt Wiedererkennen

Im Zentrum von Paris, unweit Notre Dame, wurde 1864 die neue Morgue eröffnet, die dazu diente, der Person nach unbekannte Leichen auszustellen. Für Bürger und Gäste der Stadt bestand während des ganzen Jahres täglich die Möglichkeit zu einem Gang durch die helle, geräumige Schauhalle. Beiderseits des Eingangs angebrachte Marmortafeln sollten die Eintretenden an den Zweck ihres Besuches erinnern. Die Inschrift lautete: „Polizei-Präfektur. Bekanntmachung. Das Publikum wird aufgefordert, im Büro der Morgue die Namen der etwa von ihm rekognoszierten Leichen anzugeben. Diese Deklaration zieht keinerlei Kosten nach sich."

Das Wiedererkennen eines Verstorbenen durch Besichtigung des Leichnams ist das älteste Verfahren, um unbekannte Tote zu identifizieren. Die Identität können Verwandte oder andere Personen, die den Verstorbenen gekannt haben, aufgrund seiner Bekleidung, mitgeführter Gegenstände oder charakteristischer Körpermerkmale feststellen. Durch das öffentliche Ausstellen gelang es, die Zahl der unbekannt bleibenden Toten erheblich zu vermindern.

Unter ungleich schlechteren Bedingungen als in Paris mußten zu jener Zeit in Berlin die Besichtigungen von unbekannten Leichen durchgeführt werden. Der Berliner Gerichtsarzt Carl Liman hat darüber anschaulich berichtet: „In einem schmutzigen, finsteren und nicht ventilirten Keller waren bekannte und unbekannte Leichen gemeinsam ausgestellt, die Kleidungsstücke derselben hingen auf Leinen umher. Wer recognosciren wollte, musste in diesen schmutzigen Keller hinein, sich unter den Leichen das von ihm beanspruchte Object heraussuchen. Wie oft habe ich es erlebt, dass eine Trauerversammlung um den Sarg stand, ein Prediger an dieselbe eine Ansprache hielt unter Ausströmen pestialischen Gestankes aus dem Keller, vor welcher Versammlung Richter und Aerzte, Recognoscenten und Zuhörer vorübergehen mussten, während vielleicht gleichzeitig noch eine Leiche in den Keller eingebracht wurde." Also Grund genug, auch in Berlin ein dem Zweck entsprechendes Leichenschauhaus zu erbauen. Nach mehrjährigen Ver-

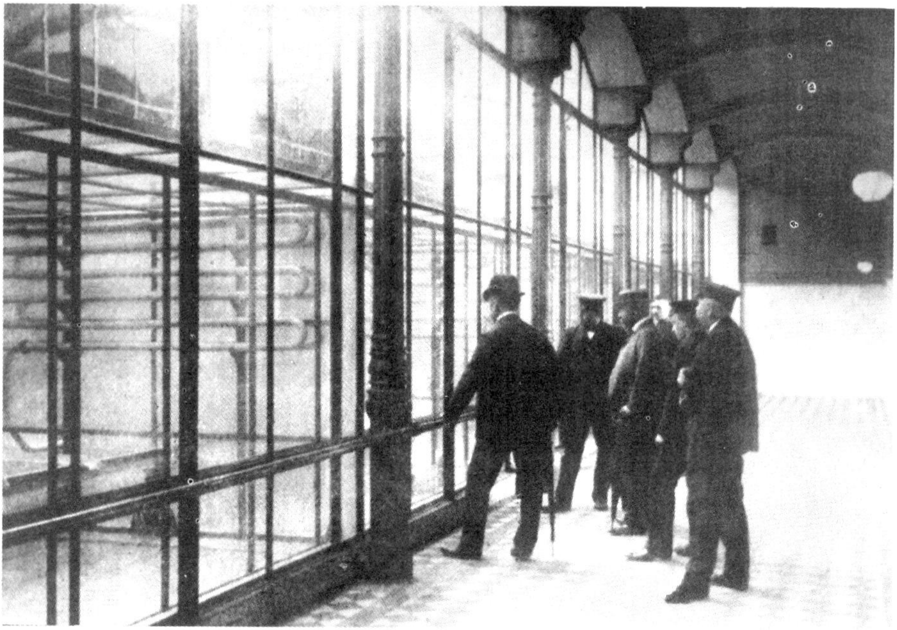

Schauhalle im Mitteltrakt des Berliner Leichenschauhauses um die Jahrhundertwende

handlungen entstand schließlich zwischen 1884 und 1886 auf dem Gelände des ehemaligen Charité-Friedhofs ein Gebäude nach dem Vorbild der Pariser Morgue. Der zweiflüglige Komplex war mit modernster Technik, darunter einer beachtlichen Kühlanlage für die Leichenaufbewahrungsräume, ausgestattet. Fachleute aus ganz Europa kamen nach Berlin, um den Neubau und seine Inneneinrichtung kennenzulernen. Im Mitteltrakt des Gebäudes befanden sich sieben Ausstellungsräume und der Korridor für das Publikum. Die Leichen wurden, mit ihrer Kleidung zugedeckt, auf einen speziellen Wagen geschnallt und in halbstehender Stellung hinter Glas gezeigt. Für Besucher war die Schauhalle von 9 Uhr bis 19 Uhr im Sommer und bis 17 Uhr im Winter geöffnet. Einem späteren Bericht zufolge brachte die Bevölkerung dem Leichenschauhaus ein reges Interesse entgegen: „Neugier und Sensationslust trieben die Berliner in Scharen zu dieser Ausstellung, und es spielten sich gelegentlich so turbulente Szenen ab, daß die Schauhalle mit Gewalt geräumt werden mußte. Nach glaubwürdigen Aussagen haben die Droschkenkutscher Fremden die Schauhalle als etwas Besonderes voller Stolz vorgeführt." Die öffentliche Ausstellung unbekannter Toter wurde alsbald durch zuverlässigere Verfahren der Identifizierung abgelöst. So konnten im Jahre 1931 die Schauhalle des Berliner Leichenschauhauses umgebaut und die Räume für andere Zwecke genutzt werden.

Um die Mitte des 19. Jahrhunderts allerdings war das Wiedererkennen einer Person die einzige Möglichkeit, einen unbekannten Toten zu identifizieren oder die Identität eines rückfälligen Verbrechers festzustellen. Besonders erfolgreich soll dabei der Begründer der Pariser Sûreté und ehemalige Galeerensträfling, François Eugène Vidocq, gewesen sein, dem man ein geradezu fotografisches Gedächtnis nachsagt. Vidocq und seine Detektive prägten sich bei sogenannten Gefangenenparaden das Aussehen möglichst vieler

Ausstellungsraum im Berliner Leichenschauhaus mit aufgebahrter Leiche; so wurden früher unbekannte Tote den Besuchern gezeigt.

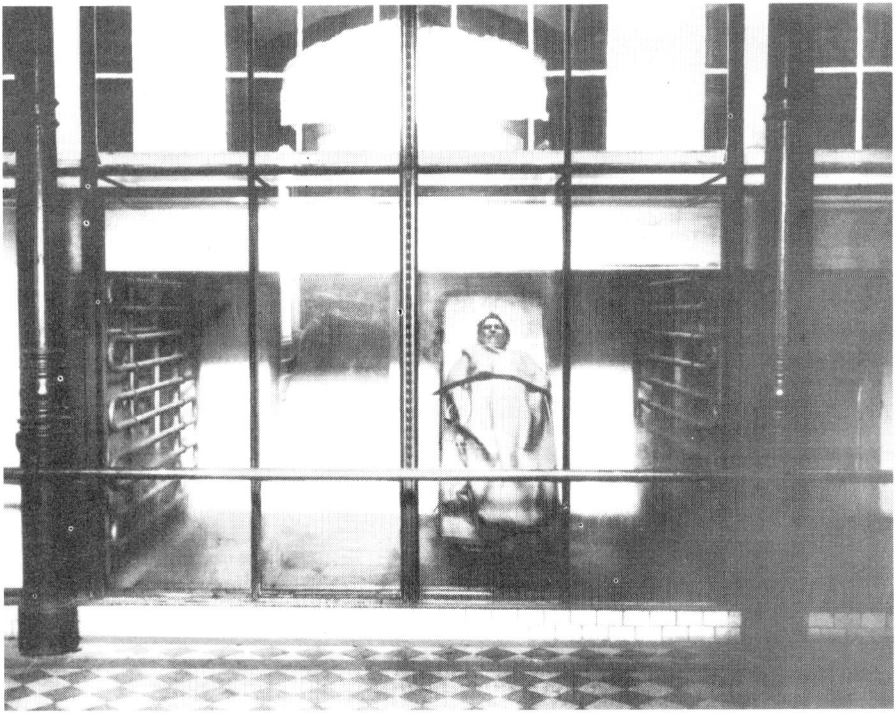

Verbrecher ein, um die häufig unter anderem Namen auftretenden Rückfälligen wiedererkennen zu können. Gegenüber diesem Vorgehen bedeutete die Einführung der Fotografie einen wesentlichen Fortschritt. Das erste brauchbare fotografische Verfahren entwickelte der Kunstmaler Louis-Jacques-Mandé Daguerre. Im Juli 1839 kaufte der französische Staat seine Daguerreotypie an, und bereits 1841 entstand in Paris das erste „Verbrecheralbum" mit rund einhunderttausend Fotografien von Kriminellen. Diesem Beispiel folgten erst 1865 einige deutsche Länder, 1867 Rußland und 1870 England. In Preußen wurde 1891 auch das Fotografieren unbekannter Toter zur Pflicht erhoben.

Bereits einige Jahre zuvor hatte der Angestellte der Pariser Sûreté Alphonse Bertillon ein objektives Verfahren zur Personenidentifizierung erarbeitet. Ausgehend von der Individualität menschlicher Körperproportionen, besteht das Prinzip seiner anthropometrischen Methode darin, ausgewählte Körpermaße sorgfältig zu registrieren und systematisch zu katalogisieren. Die Meßwerte können dann im Bedarfsfall zu einem Vergleich herangezogen werden. Seit August 1879 bemühte sich Bertillon vergeblich, den Pariser Polizeipräfekten von der Bedeutung der Anthropometrie für die Identifizierung zu überzeugen. Auch nachdem er 1881 eine Schrift über das anthropometrische Verfahren veröffentlicht hatte, änderte sich nichts. Erst spektakuläre Erfolge bei der Wiedererkennung vorbestrafter Verbrecher führten Ende 1884 zu dem Entschluß, von nun an die Häftlinge in den französischen Gefängnissen nach der Methode von Bertillon zu registrieren. Infolge ungenauer Messungen und fehlerhafter Protokollierung der Meßwerte häuften sich jedoch bald Fehlidentifizierungen. Nicht zuletzt deshalb rückte die Daktyloskopie, das Fingerabdruckverfahren, zunehmend in den Mittelpunkt des Interesses der Fachleute.

Die Fingerabdrücke für die Identifizierung zu nutzen, haben in der Neuzeit unabhängig voneinander 1877 der britische Verwaltungsbeamte William J. Herschel, 1880 der schottische Arzt Henry Faulds und 1888 der Berliner Tierarzt Wilhelm Eber vorgeschlagen. Der Realisierung ihres Vorschlages stand zunächst noch die Erfolgsbilanz der Bertillonage entgegen. Außerdem gab es zu dieser Zeit noch Unklarheit über die Sicherheit einer Identifizierung durch den Fingerabdruck. Die entscheidenden Fragen konnte der englische Naturforscher Francis Galton klären. Im Jahre 1892 erschien sein grundlegendes Werk „Fingerabdrücke". Galton stellte darin fest, daß die Fingerbeerenmuster individuelle Merkmale sind, über das ganze Leben konstant bleiben und sich nach dem Mustertyp klassifizieren lassen. Das erste praktikable Klassifizierungssystem geschaffen zu haben ist das Verdienst des Generalinspekteurs der damaligen britisch-indischen Provinz Bengalen Edward Henry. Gegen Ende des Jahres 1896 entwickelte er sein System zur Registrierung von Fingerabdrücken, und die nachfolgende Erprobung wurde zu einem vollen Erfolg. Damit war die entscheidende Voraussetzung für eine Übernahme der Daktyloskopie in die Identifizierungspraxis geschaffen. In Europa begann 1901 Scotland Yard mit der Einrichtung einer Fingerabdruckkartei, und im Jahre 1903 folgte Deutschland, wo die Dresdener Kriminalpolizei am 1. April den Anfang machte. Der Siegeszug der Daktyloskopie um die Welt hatte begonnen.

Doch weder die Signalementslehre, zu der die Bertillonage gehört, noch die Daktyloskopie sind gerichtsmedizinische Identifizierungsmethoden. Ebenso ist die Feststellung der Identität Lebender prinzipiell keine gerichtsärztliche Aufgabe. Eine Mitwirkung dabei kann beispielsweise zur Beurteilung von Krankheiten und deren Folgezuständen oder zur Blutgruppenbestimmung erforderlich sein. Das eigentliche Aufgabengebiet des Gerichtsmediziners umfaßt die Untersuchung von Skeletten und Leichenteilen sowie die Feststellung der Identität unbekannter Leichen.

Knochen ohne Geheimnis

Bereits Ludwig Julius Caspar Mende formulierte in dem 1829 erschienenen fünften Teil seines Werkes „Ausführliches Handbuch der gerichtlichen Medizin" wichtige Fragen, die der Gerichtsarzt bei der Begutachtung von Skeletten beantworten muß:

„1. Ob man es auch wirklich mit Knochen von Menschen, und nicht vielmehr von Thieren, oder untermischt mit Menschen- und Thierknochen, zu thun hat.
2. Ob alle vorliegenden Knochen zu einem oder zu mehreren Skeletten gehören. Im letzteren Falle müssen alle die zusammenpassen auch, in der gehörigen Ordnung, zusammengelegt, alle übrigen aber sorgfältig davon getrennt werden.
3. Auf welches Alter des Verstorbenen die miteinander übereinstimmenden Knochen schließen lassen.
4. Ob sie einem Manne oder Weibe zugehört haben.
5. Ob sich Spuren von Krankheit oder Verletzungen daran befinden.
6. Wie lange sie wohl schon gelegen haben?"

Darüber hinaus ist es unerläßlich, auch die Körpergröße zu bestimmen. Nur wenige Monate, nachdem 1888 der Gerichtsmediziner Etienne Rollet in Lyon seine grundlegenden

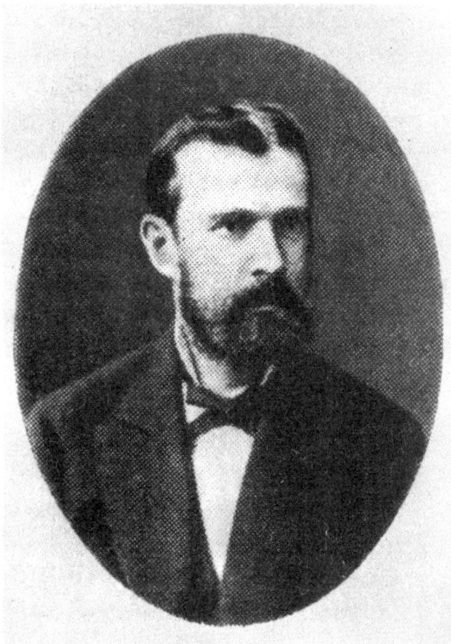

Der Pariser Gerichtsvollzieher Alphonse Gouffé. Er verschwand am 26. Juli 1889. Zwei Wochen später wurde in Millery bei Lyon eine unbekannte männliche Leiche gefunden.

Untersuchungen über den Zusammenhang zwischen Knochen- und Körperlänge abgeschlossen hatte, ereignete sich in Frankreich ein Verbrechen, durch das die forensisch-medizinischen Identifizierungsmethoden in den Blickpunkt der Öffentlichkeit gerieten.

Zunächst einmal wurde dem Verschwinden des Pariser Gerichtsvollziehers Alphonse Gouffé, das sein Schwager am 27. Juli 1889 bei der Polizei anzeigte, keine sonderliche Beachtung geschenkt. Als der neunundvierzigjährige Witwer jedoch am 30. Juli noch immer nicht wieder aufgetaucht war, übernahm die Pariser Sûreté die Vermißtensache. Bis zum 16. August verlief die Suche nach Gouffé ergebnislos.

Am Tag darauf erfuhr Sûreté-Chefinspektor Goron aus Zeitungsmeldungen in zwei Provinzblättern von einem Leichenfund in dem Dorf Millery nahe Lyon. Auf eine Anfrage beim Lokalberichterstatter der Zeitung „Lanterne" erhielt er die Auskunft, daß am 13. August in einem Gebüsch am Rhôneufer ein unbekannter männlicher Leichnam gefunden und in die Morgue nach Lyon überführt worden war. Der dortige Gerichtsarzt hatte am 14. August die Leichenöffnung vorgenommen. Noch am selben Tag war ein Bauer beim Schneckensammeln an einer anderen Stelle des Rhôneufers auf Teile eines hölzernen Koffers gestoßen, von denen ein „typischer Leichengeruch" ausging. Die Polizei vermutete einen Zusammenhang zwischen dem Leichenfund in Millery und den Kofferteilen und schickte deshalb die Fundstücke ebenfalls nach Lyon. Dort entdeckte man auf dem Kofferdeckel zwei Etiketten der französischen Staatsbahn mit der Aufschrift „Aufgabebahnhof: Paris 1231 – Paris 27.7.188 ... – Expreßzug 3. Bestimmungsbahnhof: Lyon-Perrache I". Obwohl sich die letzte Ziffer nicht erkennen ließ, behauptete der Lyoner Kommissar, daß der Koffer schon stark verwittert sei und die Jahreszahl folglich 1888 heißen müsse. Durch einen weiteren Fund am 16. August bestätigte sich die bereits vermutete Zusammengehörigkeit von Leiche und Koffer. Genau da, wo der Tote gelegen hatte, fand ein Straßenwärter einen Schlüssel, der in das Schloß des Koffers paßte.

Bei der Leichenöffnung am 14. August konnten als Anhaltspunkte für die Identifizierung neben Geschlecht und geschätztem Alter eine Körpergröße von 1,70 Meter sowie schwarzes Kopfhaar und ein gleichfalls schwarzer Vollbart festgestellt werden. Außer der unwesentlichen Übereinstimmung der Barttracht wies nichts auf eine Identität des unbekannten Toten aus Millery mit Alphonse Gouffé hin. Nach der Beschreibung war der vermißte Gerichtsvollzieher 1,75 Meter groß und hatte kastanienbraunes Haar. Trotzdem wollte sich Chefinspektor Goron keine Chance entgehen lassen. Auf sein Drängen hin erteilte der Untersuchungsrichter die Erlaubnis zu einer Fahrt nach Lyon. Am 21. August traten Gouffés Schwager Landry und ein Sûreté-Beamter die aussichtslos erscheinende Reise an, um in der Lyoner „Morgue“ den Toten aus Millery zu besichtigen. Man erinnere sich an dieser Stelle an das moderne Berliner Leichenschauhaus! Nicht so in Lyon, wo eine auf der Rhône vor Anker liegende alte Barke als Morgue diente.

Es war bereits später Abend, als Landry und sein Begleiter am Rhôneufer eintrafen. Über einen schmalen Holzsteg mußten sie in die Barke hinabsteigen. Auf dem bloßen Boden lagen einige Leichen, von denen ein penetranter Gestank ausging, denn eine Kühlanlage gab es auf dem Boot nicht. Nur der trübe Schein einer Laterne beleuchtete notdürftig den Toten aus Millery. Nach einem flüchtigen Blick entschied Landry, daß dieser Leichnam nicht der seines verschwundenen Schwagers ist. Wenig später wurde der Unbekannte auf dem Gemeindefriedhof bestattet.

In Paris liefen die Ermittlungen auf Hochtouren weiter. Auch zahllose Berichte von Vigilanten aus der Unterwelt gingen bei Chefinspektor Goron ein. Im September schließlich erreichte ihn eine Information, die seine Aufmerksamkeit erregte. Gouffé war am 25. Juli, also am Tag vor seinem Verschwinden, in einer Brasserie mit einem gewissen Michel Eyraud und einer Gabriele Bompard gesehen worden. Eyraud, der sich als Kaufmann ausgab, betätigte sich in Wirklichkeit als Zuhälter der Prostituierten Bompard. Seit dem 27. Juli fehlte von beiden jede Spur. Chefinspektor Goron ließ nun auch nach ihnen suchen.

Anfang November wandte sich

der Lyoner Untersuchungsrichter Vial mit der Bitte um Ermittlungshilfe an seinen Pariser Kollegen Dopffer. In dem Schreiben bat Vial, ihn bei den Nachforschungen über die Herkunft der Etiketten von dem Kofferdeckel zu unterstützen. Zusammen mit dem Brief gab Dopffer die beigelegten Aufkleber an den Chefinspektor weiter. Beim Lesen der Aufschrift stutzte Goron. Der 27. Juli war der Tag, an dem Gouffé als vermißt gemeldet wurde. Sollte der Koffer, zu dem diese Etiketten gehörten, wirklich schon 1888 aufgegeben worden sein, fragte sich Chefinspektor Goron. Er ließ die Registraturen der in Frage kommenden Gepäckannahme überprüfen. Seine dunkle Ahnung erfüllte sich. Unter dem Datum vom 27. Juli 1888 gab es überhaupt keine Nummer 1231. Für jenen Tag des Jahres 1889 hingegen fand sich eine Eintragung, die wie folgt lautete: „27. Juli 1889, Zug Nr. 3, 11.45 Uhr vormittags, Nr. 1231. Bestimmungsbahnhof: Lyon-Perrache. Ein Gepäckstück, Gewicht 105 Kilo." Jetzt hatte Chefinspektor Goron nur noch ein Ziel, er mußte in Lyon die Exhumierung der Leiche aus Millery erwirken. Von einem Inspektor begleitet, reiste Goron sofort ab. Den beiden Sûreté-Beamten gelang es nur mit großer Mühe, die Bedenken des Lyoner Staatsanwaltes zu zerstreuen. Letztlich erteilte dieser aber seine Zustimmung. Mit der Exhumierung wurde Jean-Alexandre-Eugène Lacassagne, Professor für Gerichtliche Medizin an der Universität Lyon, beauftragt.

Am 13. November begann Lacassagne mit den Untersuchungen, die neun Tage in Anspruch nehmen sollten. Die sorglos ausgeführte erste Obduktion erschwerte seine Arbeit an dem inzwischen weitgehend zersetzten Leichnam zusätzlich. Aus den Weichteilresten des Halses präparierte Lacassagne den Kehlkopf frei und stellte Brüche der beiden oberen Schildknorpelhörner fest. Daraus schloß er auf eine Strangulation als Todesursache. Nun kam das Entscheidende, nämlich der Versuch, die Identität des Toten aus Millery zu klären.

Die Beziehungen zwischen der Länge einzelner Gliedmaßenknochen und der Körpergröße haben erstmalig 1831 die Pariser Gerichtsmediziner Mathéo-José-Bonaventure Orfila und Octave Lesueur dargestellt. Im Jahre 1871 veröffentlichte der Wiener Anatom Karl Langer, ebenfalls in Form einer tabellarischen Übersicht, die Ergebnisse einer Studie, in die er außerdem den Schädel und die Wirbelsäule einbezog. Diese Formeln sind heute zur Rekonstruktion der Körperhöhe nicht mehr geeignet. Der Hauptgrund besteht darin, daß sich mit der seither festgestellten Zunahme der durchschnittlichen Körpergröße auch die vertikalen Proportionen des Menschen verändert haben.

Lacassagne befreite das Skelett von den unbrauchbaren, zersetzten Weichteilen und maß die gereinigten Arm- und Beinknochen. Aus den Meßwerten errechnete er als Körpergröße des Unbekannten einen Mittelwert von 1,785 Meter, der jedoch nicht mit der angegebenen Größe Gouffés übereinstimmte. Aber Chefinspektor Goron wollte sich nicht geschlagen geben. Telefonisch nahm er mit der zuständigen Pariser Militärdienststelle Verbindung auf. Gouffés Musterungskarte war noch vorhanden und enthielt die Größenangabe – 1,78 Meter!

Als noch weitaus wichtiger erwies sich die eingehende Untersuchung der Knochen beider Beine. Lacassagne fand an der rechten Kniescheibe und am rechten Fuß im Gelenkbereich zwischen Sprungbein und Fersenbein krankhafte Veränderungen. Allein zwischen den Fußwurzelknochen beider Seiten bestand eine Gewichtsdifferenz von zehn Gramm zugunsten der gesunden linken Seite. Die ganze Knochenbeschaffenheit ließ erkennen, daß die Muskulatur des rechten Beins unterentwickelt gewesen sein mußte. Lacassagne erläuterte Chefinspektor Goron diese Befunde. Als Ursache für die festgestellten Deformationen war vorrangig an entzündliche Prozesse zu denken. Infolgedessen blieben die Knochen und Muskeln des rechten Beins in ihrer Entwicklung zurück. Der Gang des Unbekannten, resümierte Lacassagne, mußte hinkend gewesen sein.

Erneut bat Goron in Paris um Unterstützung. Gouffés Arzt, Verwandte und sein Schuhmacher wurden befragt. Sie bestätigten, was Lacassagne aus den Skelettveränderungen erschlossen hatte. Gouffé litt als Kind nach einem Sturz an einer langwierigen Entzündung des Fußgelenkes. Wegen einer entzündlichen Flüssigkeitsansammlung im Kniegelenk mußte er wiederholt ärztlich behandelt werden. Ebenso traf es zu, daß Gouffé leicht hinkte.

Doch ein Widerspruch zwischen der Personenbeschreibung des vermißten Gerichtsvollziehers und dem Toten aus Millery bestand noch immer. Alle, die Gouffé kannten, gaben übereinstimmend an, er habe kastanienbraunes Haar gehabt. Die Haare der Leiche dagegen sahen schwarz aus. Lacassagne griff zu einem einfachen, aber wirkungsvollen Mittel. Er wusch das Leichenhaar mehrfach mit Seifenlauge und – es wurde kastanienbraun. Zur Sicherheit wollte Lacassagne noch einen mikroskopischen Vergleich vornehmen. Chefinspektor Goron ließ aus Paris Gouffés Haarbürste herbeischaffen. Die Messungen der Haardicke unter dem Mikroskop ergaben eine völlige Übereinstimmung. Nachdem Lacassagne auch die übrigen Vergleichsuntersuchungen erfolgreich beendet hatte, ließ er Chefinspektor Goron und seinen

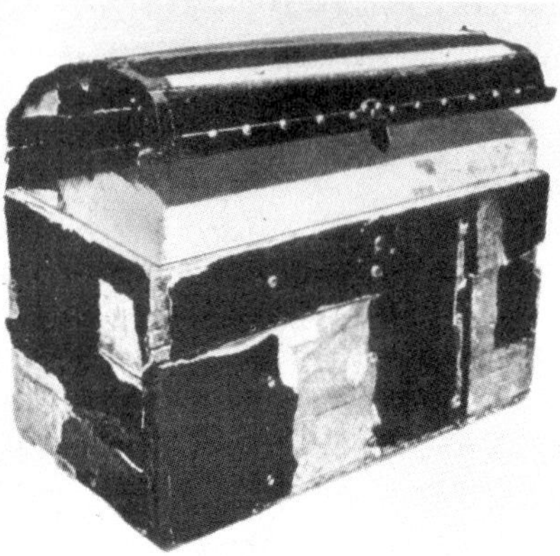

Der Koffer, in dem Gouffés Leiche transportiert wurde, führte auf die Spur der Täter.

Begleiter am 21. November zu sich kommen. Lacassagne verkündete das Ergebnis mit den Worten: „Meine Herren, ich übergebe Ihnen Monsieur Gouffé."

Nun, da die Identität des Toten geklärt war, setzte Chefinspektor Goron die Ermittlungen zielstrebig fort. Bis zum 25. November fertigten Handwerker in seinem Auftrag eine originalgetreue Kopie des in Millery gefundenen Koffers an. Die Nachbildung ließ Goron in der Pariser Morgue ausstellen. Daneben wurde ein Schild mit Fragen angebracht. Das Publikum sollte mitteilen, wo dieser Koffer hergestellt oder verkauft worden sein konnte. Schon am 26. November meldete sich ein Koffermacher bei der Polizei. Es müsse sich, so erklärte er, bei dem Original um ein englisches Fabrikat handeln.

Noch eine zweite Spur führte nach England. Von einem in London lebenden Franzosen erhielt Chefinspektor Goron einen Brief. Der Mann konnte sich erinnern, daß Logiergäste von ihm, ein gewisser Michel und dessen Tochter, im Juni bei der Londoner Firma Zwanziger einen solchen Koffer gekauft hatten, wie er in der Pariser Morgue ausgestellt war. Etwa Mitte Juli seien die Michels abgereist.

Mit Fotografien des Koffers fuhr ein Inspektor der Sûreté nach London. Ein Verkäufer der Firma Zwanziger bestätigte den brieflich zugegangenen Hinweis. Das fragliche Stück hatte ein älterer Franzose erworben, der sich in Begleitung einer jungen Frau befand. Als der Sûreté-Beamte mit dieser Nachricht zurückkehrte, entschloß sich Chefinspektor Goron, selbst nach England zu reisen. In London erfuhr er von einer Bekannten des Vermieters, daß Michel in Wirklichkeit Eyraud hieß und sich nicht mit seiner Tochter, sondern seiner Geliebten Gabriele Bompard dort aufgehalten hatte. In dem Moment, als Chefinspektor Goron diese Namen hörte, fiel ihm sofort der Bericht des Vigilanten vom September ein. Am Tage vor seinem Verschwinden war Gouffé in Begleitung des Pärchens Michel Eyraud und Gabriele Bompard gesehen worden. Zwei Tage später waren auch sie spurlos aus Paris verschwunden.

Obwohl die Fahndung nach den

beiden schon seit Wochen lief, konnte ihr Aufenthaltsort nicht ermittelt werden. Da erreichte Chefinspektor Goron am Morgen des 16. Januar 1890 erneut ein Brief. Das Schreiben kam diesmal aus New York, und der Absender hieß Michel Eyraud. Durch Fahndungsmeldungen in den Zeitungen offenbar nervös geworden, versuchte er mit dem Brief, Goron von seiner Unschuld zu überzeugen. Er, Eyraud, sei ein Freund des Gerichtsvollziehers gewesen. Wenn ihn jemand getötet habe, dann seine Exgeliebte Bompard. „Sie hat Gouffé", schrieb Eyraud, „sehr wohl durch einen ihrer zahlreichen Liebhaber ermorden lassen können."

Nach dieser ersten erlebte Chefinspektor Goron noch eine zweite, viel größere Überraschung. Am Vormittag des 22. Januar erschien in seinem Dienstzimmer, begleitet von einem Amerikaner, Gabriele Bompard. Ihr neuer Geliebter erzählte Goron eine rührselige Geschichte. Seit langem habe Eyraud Gabriele gezwungen, für Geld mit anderen Männern zu schlafen. Freilich hatte auch Gouffé zu ihren Kunden gehört, sein Mörder aber sei Eyraud. Er hat den Gerichtsvollzieher umgebracht und Gabriele nur als Lockvogel benutzt. Goron hörte sich alles geduldig an, dann nahm er die „arme Verführte" fest.

Nur mühsam gelang es dem Chefinspektor, von der Bompard den wirklichen Ablauf der Tat zu erfahren. Doch Goron ließ nicht locker, bis sich nach zahllosen Verhören Anfang Februar erstmalig der Tathergang aus ihren Aussagen zusammenhängend rekonstruieren ließ. Eyraud hatte beschlossen, Gouffé zu berauben. Gabriele Bompard wußte das, so gestand sie ein, und sollte ihm dabei helfen. Ihre Wohnung wurde zunächst für den Anschlag präpariert. Eyraud schraubte einen Eisenhaken in einen Deckenbalken, zog ein Seil hindurch und befestigte an dessen einem Ende einen weiteren Haken. Als die Bompard am Abend des 26. Juli Gouffé empfing, stand das Bett, in dem sich beide vergnügen sollten, mit dem Kopfende unter dieser Konstruktion und zugleich nahe einem Vorhang. In dem dahinter gelegenen Alkoven verbarg sich Eyraud.

Bloß mit einem Morgenmantel bekleidet, legte sich die Bompard zu Gouffé ins Bett. Schon hatte sie den Gürtel des Negligés, eine Kordel, abgenommen und es geöffnet. Mit einigen verspielten Bewegungen legte sie die Kordel Gouffé um den Hals. Auf diesen Moment hatte Eyraud gewartet. Er ergriff die Kordelenden, befestigte sie an dem herabhängenden Haken und zog mit ganzer Kraft am Seil. Gouffé begann zu schreien. Eyraud umfaßte rasch mit seinen Händen den Hals Gouffés und erwürgte ihn. Danach legte er den Toten, sorgfältig mit Wachstuch

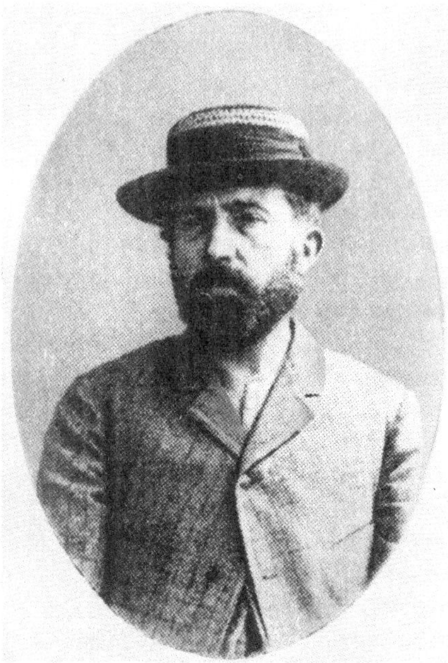
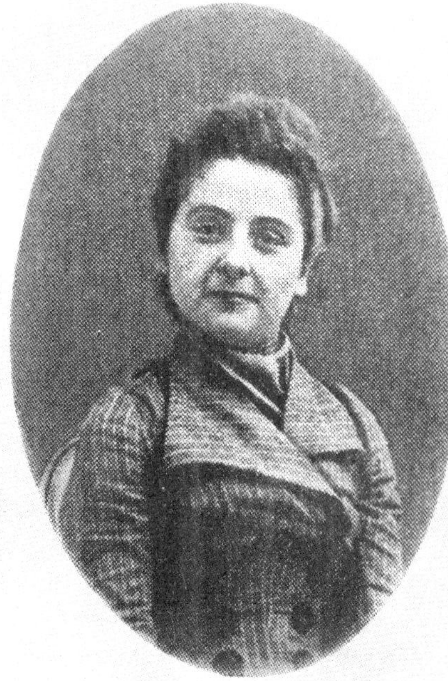

Die Mörder Gouffés: Michel Eyraud und seine Geliebte Gabriele Bompard

verpackt, in den Holzkoffer. Am nächsten Tag brachten beide den Koffer mit der Eisenbahn nach Lyon, von dort nach Millery und entledigten sich ihres Gepäcks am Rhôneufer. Chefinspektor Goron nahm die Geschichte jedoch nicht hin, ohne immer wieder Einzelheiten zu überprüfen. Mehrmals fuhr er in die Wohnung der Bompard. Dort fand Goron am Deckenbalken den Eisenhaken und Teile des Seils, die für den Anschlag auf Gouffé angebracht worden waren.

Zu dieser Zeit, Anfang Februar 1890, fehlte von Eyraud noch immer jede Spur. Erst Mitte Mai erkannte ihn in Havanna ein dort lebender Franzose. Eyraud wurde von der kubanischen Polizei festgenommen und wenige Tage darauf an Frankreich ausgeliefert.

Der Prozeß gegen Michel Eyraud und Gabriele Bompard wegen Mordes an Alphonse Gouffé begann am 16. Dezember 1890 vor dem Assisenhof in Paris. Während sich Eyraud von vornherein in einer völlig aussichtslosen Lage befand, versuchte die Bompard mit Hilfe eines einfallsreichen Verteidigers, wenigstens ihren Kopf zu retten. Am Abend des

20. Dezember verkündete der Gerichtspräsident das Urteil: Todesstrafe für Eyraud und zwanzig Jahre Zwangsarbeit für seine Komplizin. Michel Eyraud wurde am 2. Februar 1891 vom Pariser Henker Deibler enthauptet.

Die entscheidende Voraussetzung für die Aufklärung des Mordes an Gouffé bildete die Identifizierung des Toten aus Millery. Lacassagnes Schüler Rollet hatte durch seine wissenschaftliche Vorarbeit zu diesem Triumph der Gerichtsmedizin beigetragen. So wie die Rekonstruktion der Körpergröße konnten auch die anderen Identifizierungsmethoden in der Folgezeit weiter vervollkommnet werden. Und es fehlte nicht an Verbrechen, die immer wieder aufs neue die Gerichtsmediziner vor komplizierte Aufgaben stellten.

„Hier ruht der Massenmörder Haarmann" – eine solche Inschrift für seinen Grabstein wünschte sich der Mann, der im Jahre 1924 nicht nur Hannover in Angst und Schrecken versetzte.

Spielende Kinder entdeckten am 17. Mai in der Leine einen menschlichen Schädel. Drei Tage später

Der Massenmörder Fritz Haarmann, begleitet von Polizisten, auf dem Gefängnishof in Hannover

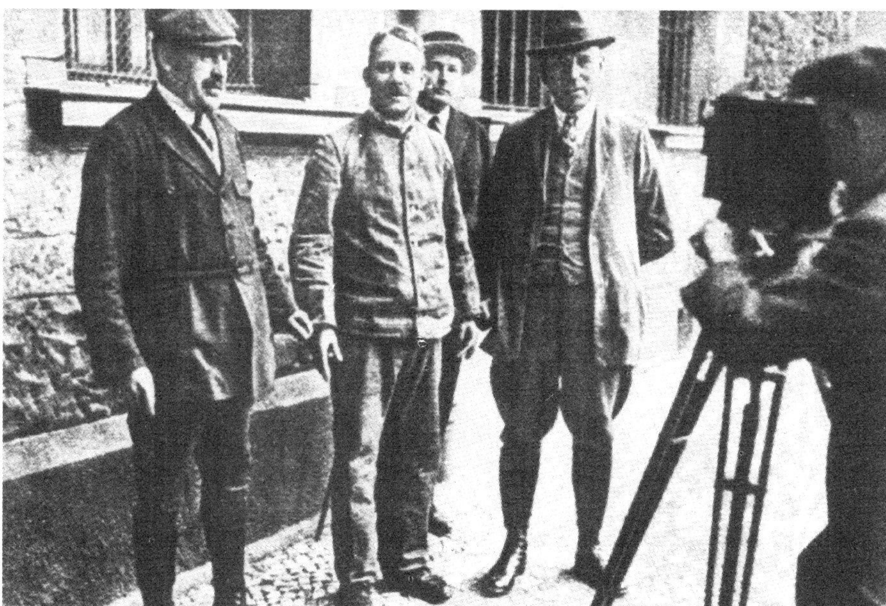

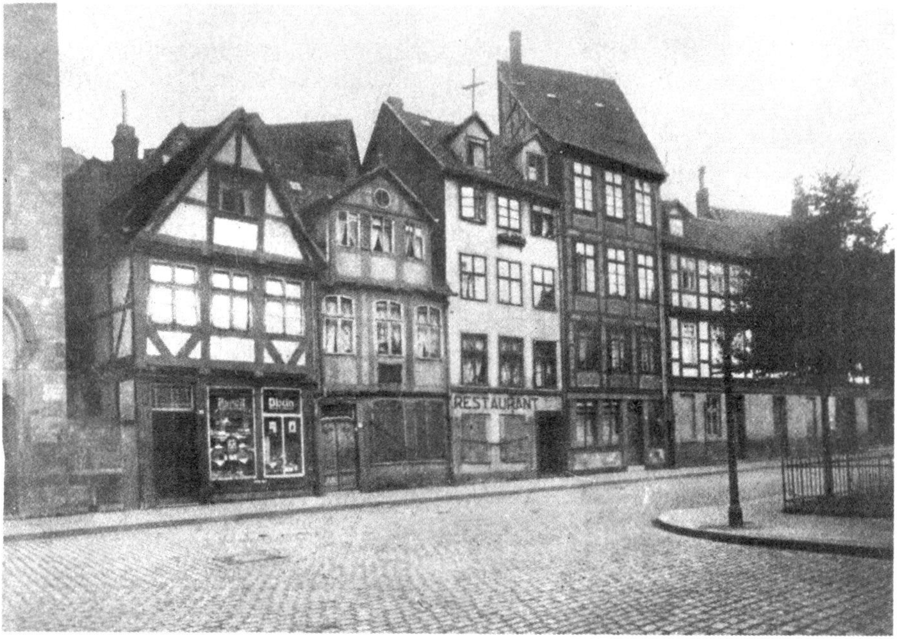

In der Altstadt von Hannover bewohnte Haarmann eine Dachkammer im Haus Rote Reihe 2 (Kreuz).

folgte ein ebensolcher Fund an gleicher Stelle. Zwei weitere Schädel wurden am 13. Juni aus der Leine geborgen. Von der gerichtsärztlichen Feststellung, daß in allen vier Fällen der Kopf „in gleicher Weise mit einem scharfen Instrument vom Rumpf getrennt" worden war, leitete sich der Verdacht auf Morde durch ein und denselben Täter ab. Die Altersschätzung „nicht über 20 Jahre" und vor allem die Geschlechtsdiagnose „männlich" veranlaßten die Kriminalpolizei, den Täter in homosexuellen Kreisen zu suchen. Der Verdacht richtete sich sogleich gegen den stadtbekannten Homosexuellen Fritz Haarmann, den man schon einige Jahre zuvor verschiedentlich mit dem Verschwinden junger Männer in Zusammenhang gebracht hatte. Die Polizei begann am 18. Juni, Haarmann intensiv zu überwachen. Von einer Festnahme wurde zunächst abgesehen, da die Verdachtsmomente wiederum nicht ausreichend erschienen.

Wenige Tage nach Aufnahme der Beobachtung, in der Nacht vom 21. zum 22. Juni, kam Haarmann, der sich seit Jahren als Vigilant betätigte, mit dem sechzehnjährigen Curt

Fromme zur Polizei. Der Jugendliche, so behauptete Haarmann, sei ein Herumtreiber und besitze keine Papiere. Fromme erklärte seinerseits, daß Haarmann ihn sexuell mißbraucht und sogar mit einem Messer bedroht habe. Diese Aussage bot Gelegenheit, Haarmann endlich festzunehmen.

Die daraufhin vorgenommene Durchsuchung seiner Wohnung, einer Dachkammer im Haus Rote Reihe 2 in der Altstadt von Hannover, brachte die Ermittlungen jedoch kaum voran. Es wurden nur einige Bekleidungsstücke und etwas Wäsche – anscheinend von jungen Leuten – gefunden. Da Haarmann zusammen mit seinem Komplizen Hans Grans einen Altwarenhandel betrieb, reichten die sichergestellten Sachen allein nicht aus, beide des Mordes zu überführen. Deshalb ließ die Polizei in der Presse eine Aufforderung an die Bevölkerung veröffentlichen, die Schädel aus der Leine und die beschlagnahmte Kleidung zu besichtigen sowie jegliche von Haarmann oder Grans gekaufte Garderobe vorzulegen. Außerdem verhörten die Kriminalisten nach und nach zahlreiche Personen aus dem Bekanntenkreis Haarmanns. So waren auch am 1. Juli wiederum gleich mehrere Zeugen zur Vernehmung geladen worden. Der Zufall wollte es, daß im Polizeipräsidium die Mutter des seit April 1924 vermißten achtzehnjährigen Lehrlings Robert Witzel mit Haarmanns letzter Wirtin, einer Frau Engel, und deren Stiefsohn zusammentraf. Frau Witzel erkannte in dem Anzug, den der junge Mann trug, mit Bestimmtheit die Bekleidung ihres Sohnes wieder. Auf Befragen gab Frau Engel an, den Anzug von Haarmann gekauft zu haben. Als dem Beschuldigten diese Tatsache vorgehalten wurde, brach er zusammen und gestand die Tötung Witzels und weiterer junger Männer ein.

Im Juli nahm die Polizei eine systematische Suche nach den Überresten der Opfer Haarmanns auf. Er hatte angegeben, die meisten der Getöteten zerstückelt und in die Leine geworfen zu haben. Bei der Suchaktion konnten insgesamt zweihundertfünfundachtzig Knochen aus dem Flußbett geborgen werden. Die Untersuchung der Skeletteile unter Leitung des Gerichtsarztes Alex Schackwitz ergab, daß sich darunter zweiundzwanzig rechtsseitige Oberschenkelknochen befanden. Sämtliche Knochen stammten, soweit beurteilbar, von jungen Männern. Wie sich später herausstellte, war das jüngste Opfer Haarmanns zehn und das älteste zweiundzwanzig Jahre alt.

Das Bekanntwerden des Massenmordes gab zu manchen ungeheuerlichen Spekulationen Anlaß. Insbesondere ein Gerücht bewegte lange Zeit die Gemüter. Es unterlag keinem Zweifel, daß Haarmann einen

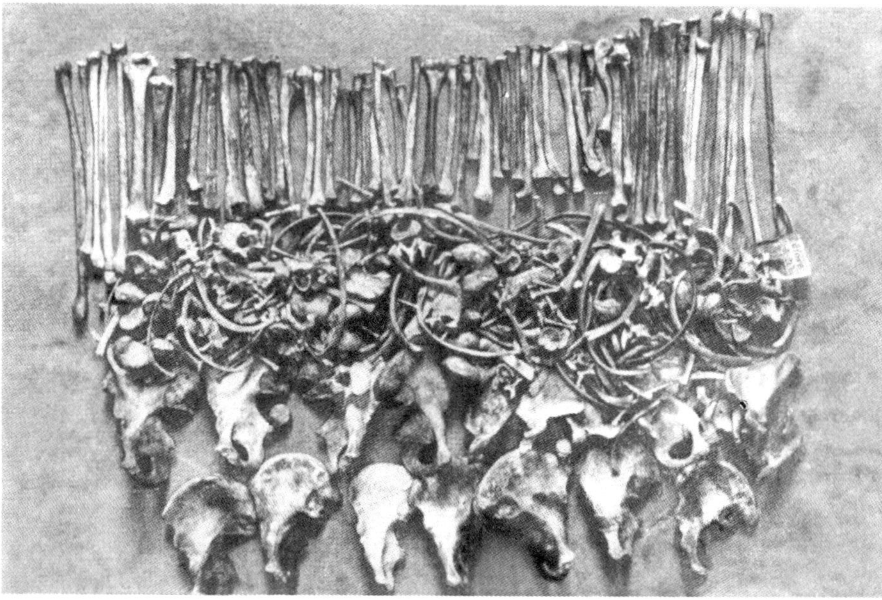

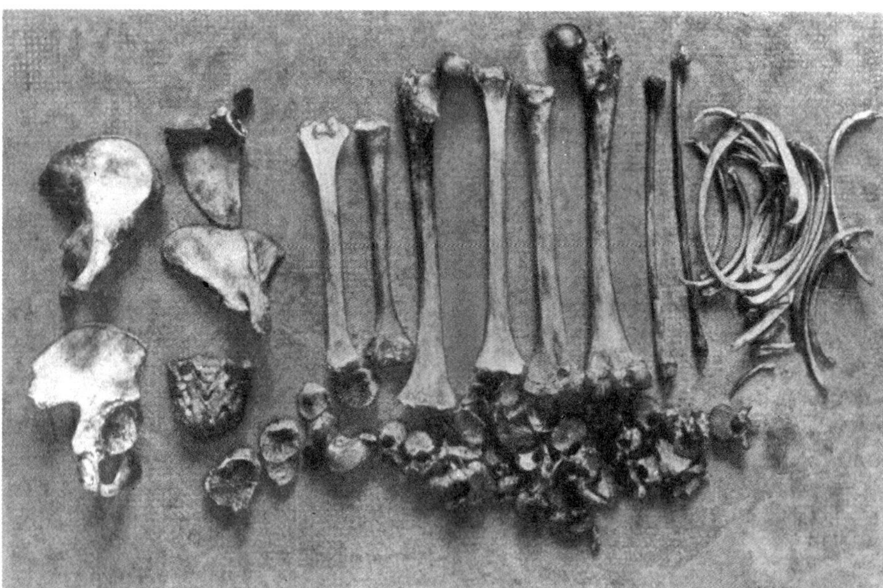

gutgehenden Handel mit billigem Fleisch betrieb. Der Beweis für einen Verkauf von Fleisch seiner Opfer zum menschlichen Verzehr konnte aber nicht erbracht werden. Andererseits ließ sich seine Bezugsquelle ebensowenig ermitteln.

Der Prozeß gegen Haarmann und Grans fand im Dezember 1924 vor dem Landgericht Hannover statt. Während der Voruntersuchung waren einhundertachtzig Vermißtenanzeigen hinsichtlich einer möglichen Täterschaft Haarmanns bearbeitet worden, die sich in einhundertfünfzehn Fällen ausschließen ließ. Nach eingehender Überprüfung der übrigen Anzeigen erhob die Staatsanwaltschaft Anklage wegen Mordes in siebenundzwanzig Fällen. Das Gericht gelangte aufgrund der im Prozeß vorgelegten Beweismittel zu der Auffassung, daß Haarmann zwischen September 1918 und Juni 1924 mindestens vierundzwanzig Morde begangen hat. Unklar blieb, auf welche Weise er seine Opfer tötete. Haarmann machte dazu unterschiedliche Aussagen. Zuerst konnte er sich angeblich nicht erinnern, während er später behauptete, seinen Opfern die „Kehle" durchgebissen zu haben. Wenn das mißlang, dann habe er sie erwürgt. Kaltblütig und bis in alle Einzelheiten schilderte Haarmann, wie er die Toten zerstückelte und beseitigte. Merklich erfreute er sich während der Verhandlung seiner zweifelhaften Berühmtheit. Am 19. Dezember 1924 ging das makabre Schauspiel zu Ende. Das Gericht verurteilte Haarmann wegen Mordes in vierundzwanzig Fällen vierundzwanzigmal zum Tode. Wegen Anstiftung und Beihilfe zum Mord erhielt Hans Grans ebenfalls die Todesstrafe, später umgewandelt in eine lebenslängliche Zuchthausstrafe. Im Gefängnishof des Landgerichts Hannover wurde Fritz Haarmann am 15. April 1925 um 6 Uhr mit dem Fallbeil enthauptet.

Die Alters- und Geschlechtsbestimmung an den Fundschädeln waren im Fall des Massenmörders Haarmann richtungweisend.

Für eine Altersschätzung am Schädel eignet sich besonders das Gebiß, und zwar im jüngeren Lebensalter der Stand des Zahndurchbruchs, später die Abnutzungs- und Umbauerscheinungen an Zähnen und Kieferknochen. Vom gerichtsärztlichen Standpunkt aus hat sich mit der Abnutzung der Zahnsubstanz als erster der Franzose Louis-François-Emmanuel Rousseau in einem 1839 erschienenen Buch befaßt. Die Umbauvorgänge an den Zahnwurzeln als Kriterium für eine Altersschätzung untersuchte erstmalig Paul Le-

Einige Skeletteile der Opfer Haarmanns; insgesamt wurden zweihundertfünfundachtzig Knochen aus dem Flußbett der Leine geborgen.

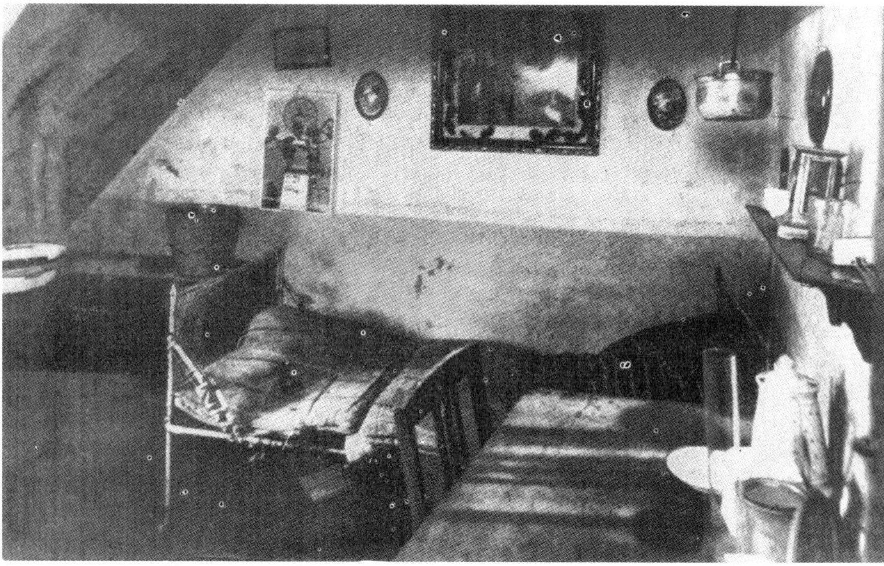

Haarmanns Dachkammer, in der er etwa zwanzig seiner Opfer tötete und die Leichen zerstükkelte

fèvre. Vor der Königlich-Belgischen Akademie der Wissenschaften gab er 1853/54 seine Ergebnisse bekannt. Neben Farb- und Gefügeveränderungen beobachtete Lefèvre mit zunehmendem Alter einen stärker werdenden Zementmantel an der Außenseite der Zahnwurzel. Zugleich verengt sich im Inneren die Zahnhöhle durch Ablagerung von sogenanntem Sekundärdentin.

Immer wieder mußten die Gerichtsmediziner jedoch die betrübliche Erfahrung machen, daß keine der bekannten Zahnveränderungen für sich allein eine hinreichend genaue Altersschätzung erlaubte. Schließlich hatte der Schwede Gösta Gustafson die entscheidende Idee. Er faßte sechs Merkmale der Gebißabnutzung zu einem komplexen Verfahren zusammen. Unter dem Titel „Altersbestimmung an Zähnen" veröffentlichte er 1955 darüber die erste Arbeit in deutscher Sprache. Neben der Abkauung, der Stärke des Zementmantels an der Zahnwurzel und der Sekundärdentineinlagerung berücksichtigte Gustafson auch den Schwund des Zahnbetts sowie die Transparenz und die Resorptionserscheinungen im Wurzelbereich. Methodisch ein wenig verändert, hat sich das Additionsverfahren von Gustafson als überaus leistungsfähig erwiesen.

Einige Geschlechtsunterschiede

am Schädel des Menschen beschrieb als erster 1718 der Löwener Anatom Philippe Verheyen. Gegen Ende des 19. Jahrhunderts waren schon über fünfzig, darunter so wichtige Unterscheidungsmerkmale wie Augenbrauenbogen, Stirnprofil und Hinterhauptsrelief bekannt. Seither ist eine Vielzahl von Einzelmerkmalen, aber auch von Schädelmaßen überprüft worden. Durch derartige Studien kamen weitere Kriterien für eine Geschlechtsbestimmung am menschlichen Schädel mit großem diagnostischem Wert hinzu.

Sosehr die Verbrechen Haarmanns die Öffentlichkeit auch erregten, wurden die Geschehnisse schon wenige Monate später dennoch übertroffen. In Münsterberg lebte seit mehr als dreißig Jahren der Junggeselle Karl Denke. Er bewohnte am Stadtrand, in der Teichstraße 10, zusammen mit einer Lehrersfamilie und einem Händlerehepaar sein eigenes Haus. Unter den Einwohnern der Kleinstadt galt er als gutmütig und mildtätig und wurde allgemein „Vater Denke“ genannt. Seine Inhaftierung kurz vor Weih-

Am Stadtrand von Münsterberg lebte im Parterre (Kreuz) des Hauses Teichstraße 10 Karl Denke.

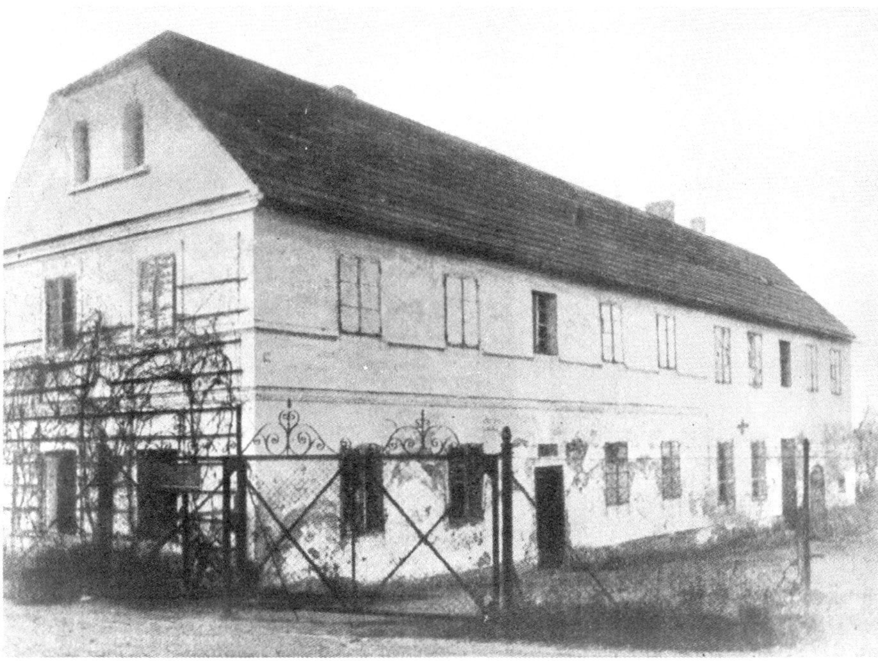

nachten 1924 rief bei zahlreichen Bürgern Empörung hervor. Sie fanden es unerhört, daß die Polizei auf die Aussagen eines Landstreichers hin einen harmlosen alten Mann so einfach festnehmen konnte.

In der Tat klang die Geschichte, die der bettelnde Wanderbursche Vinzenz Olivier am 21. Dezember auf der Polizeiwache in Münsterberg vortrug, ein wenig phantastisch. Er gab folgendes zu Protokoll: „Am Sonnabend, dem 20. Dezember, kam ich nach Münsterberg und übernachtete in der ‚Herberge zur Heimat'. Am Sonntag gegen 11 Uhr ging ich aus der Herberge fort in der Absicht, mich in der Stadt nicht aufzuhalten, sondern außerhalb derselben zu betteln. So kam ich auch in das Haus Teichstraße 10, wo ich von einer Lehrersfrau 0,20 RM erhielt. Bei der nächsten Tür stieß ich auf Denke, der mich ersuchte, einzutreten und mir bedeutete, ich könne mir 20 Pfg. verdienen, wenn ich ihm einen Brief schreibe. Ich sagte zu, ging hinein und legte meinen Hut auf einen niedrigen Schrank, während Denke einen Stuhl an den Tisch rückte. Nun setzte ich mich und erhielt von Denke einen Briefbogen und einen Bleistift. Da auf dem Tische nur stark bestaubte Papiere lagen, suchte ich nach einer Schreibunterlage und fragte gleichzeitig: ‚Haben Sie Tinte?' Denke sagte, diese sei zu wäßrig und schreibe nicht. Auf meine Frage, ob ich darüber schreiben soll ‚Münsterberg, den …', sagte Denke, das sei nicht nötig. Da fragte ich: ‚Was soll ich denn nun schreiben?' Hierauf diktierte er mir den Satz: ‚Adolf, Du dicker Wanst …' Als ich ‚Ado' geschrieben hatte, mußte ich unwillkürlich lachen und drehte mich um. Das rettete mir das Leben, denn in demselben Augenblick traf mich die Spitzhacke des Denke." Olivier konnte gerade noch ausweichen und wurde nur leicht an der rechten Schläfe verletzt. Seine Hilferufe hörten Hausbewohner, die ihn aus den Händen Denkes befreiten. Sie drängten Olivier, der eine Bestrafung wegen Bettelns zu fürchten hatte, trotzdem den Vorfall der Polizei zu melden. Außer der Anzeige des Landstreichers lagen zu diesem Zeitpunkt keinerlei Verdachtsmomente gegen Denke vor. Dessenungeachtet war Olivier nicht von seiner Aussage abzubringen. Da sich der wahre Sachverhalt scheinbar nicht klären ließ, wurde auch Denke verhaftet. Noch am Abend desselben Tages erhängte er sich mit einem Taschentuch in seiner Zelle. Um festzustellen, ob Denkes Hinterlassenschaft für die Beerdigung ausreicht, erfolgte am 23. Dezember die Aufnahme seines Nachlasses. Die Durchsuchung von Haus und Nebengebäuden führte zu einer schaurigen Entdeckung nach der anderen.

Gleich zu den ersten Funden gehörte ein großer Holzbottich, der mit fünfzehn eingesalzenen Fleisch-

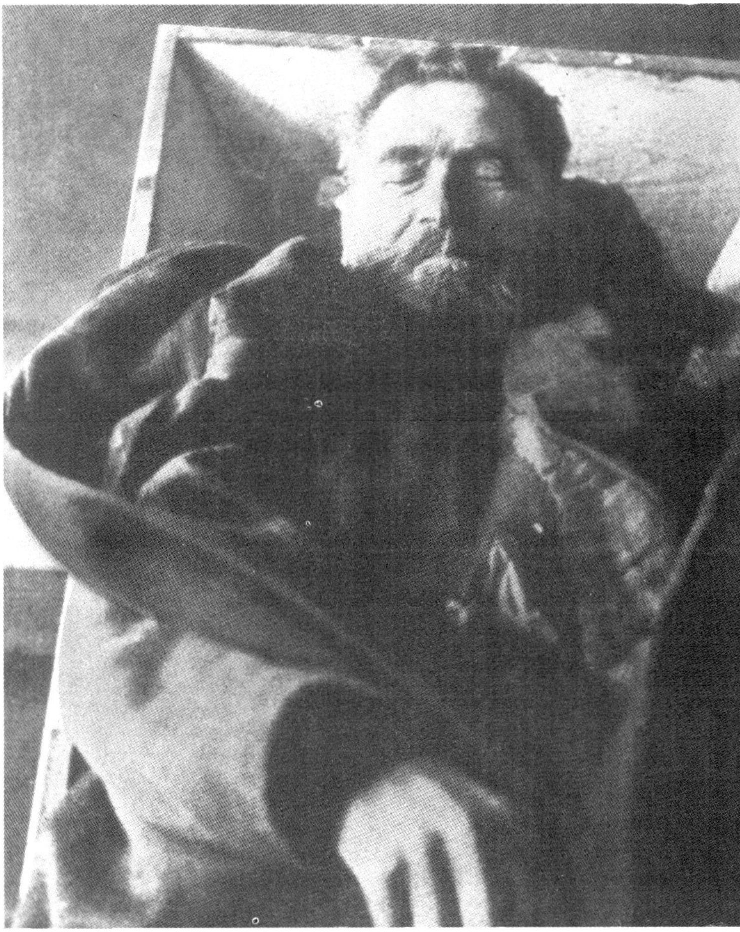

Der Massenmörder Denke im Sarg. Durch die Selbsttötung entzog er sich der Gerichtsverhandlung, aber auch einer psychiatrischen Begutachtung.

stücken angefüllt war. Zwei davon stammten von einer stark behaarten Männerbrust, weitere vom Bauch und aus der Gesäßregion. In drei Töpfen mittlerer Größe fand sich, in einer Soße, gekochtes Menschenfleisch. Von einer der offensichtlich zum Verzehr vorbereiteten Portionen fehlte bereits die Hälfte. Die Hausdurchsuchung förderte neben weiteren Weichteilstücken auch vierhundertachtzig Knochen und

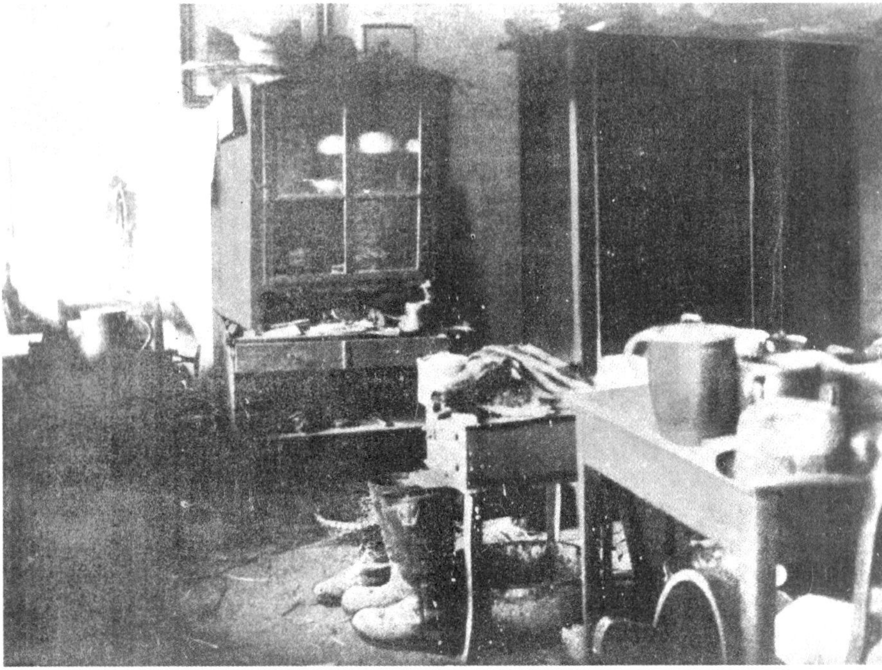

In dem unbeschreiblich verschmutzten Zimmer Denkes standen mehrere Töpfe mit gekochtem Fleisch, das zweifelsfrei menschlicher Herkunft war.

dreihunderteinundfünfzig Zähne menschlicher Herkunft zutage.

Ferdinand Pietrusky, damals I. Assistent am Gerichtsärztlichen Institut der Universität Breslau, untersuchte die Knochen. Sie konnten wenigstens acht Menschen zugeordnet werden. Demgegenüber ließen die Zähne, die der Direktor des dortigen Zahnärztlichen Instituts, Hermann Euler, begutachtete, auf eine höhere Anzahl schließen. Da zwanzig linke untere Eckzähne unter den dreihunderteinundfünfzig Zähnen waren, mußte es sich um mindestens zwanzig Individuen gehandelt haben. Aufschluß über die Zahl der Opfer gaben fünf Notizblätter Denkes, auf denen er die Namen und zum überwiegenden Teil auch die Personalien der einunddreißig von ihm getöteten Menschen verzeichnet hatte. Die auf diesen Listen vermerkten Datumsangaben stimmten mit den Tagen des Verschwindens der notierten Personen überein. Von zwölf der Handwerksburschen fand die Polizei im Strohsack von Denkes Bett sogar noch die Ausweispapiere.

Von gerichtsmedizinischer Seite war im Fall des Massenmörders Denke vordringlich die menschliche Herkunft der sichergestellten Haut, Muskulatur und Knochen nachzuweisen. Zur Untersuchung wurde das 1901 von Paul Uhlenhuth veröffentlichte biologische Verfahren zur Eiweißdifferenzierung* mit Erfolg angewandt. Selbst mit dem Fett aus einer in Denkes Zimmer aufgefundenen Schüssel ergab sich eine schwach positive Reaktion für das Vorhandensein von menschlichem Eiweiß. Nicht immer sind kleinere Knochenstücke durch bloße Betrachtung der anatomischen Beschaffenheit als Menschenknochen zu erkennen. Auch in solchen Fällen läßt sich das Uhlenhuthsche Verfahren einsetzen. Dazu wird ein Extrakt aus Knochenmehl hergestellt und zum Reaktionsansatz verwendet. Eine weitere Methode zur Artbestimmung von Knochen haben 1903 die Gerichtsmediziner Blasius Kenyeres und Moses Hegyi in Kolozsvár erarbeitet. Durch mikroskopische Untersuchung von Knochenquerschliffen werden Anzahl und Anordnung sowie Form und Weite der Knochenkanälchen ermittelt, die beim Menschen und bei den einzelnen Tierarten unterschiedlich ausgebildet sind.

* Vgl. S. 207ff.

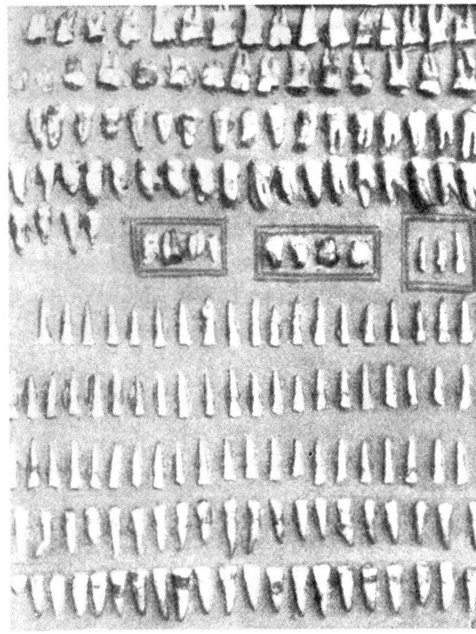

Ein Teil der bei Denke gefundenen Zahnsammlung von insgesamt dreihunderteinundfünfzig Zähnen

Im Frühjahr 1925 mietete der Rechtsanwalt George Sarret eine einsam gelegene Villa, L'Ermitage genannt, in Aix-en-Provence nördlich von Marseille. Dort wohnte er gemeinsam mit den aus Bayern stammenden Schwestern Philomene und Katharina Schmidt. Für ein luxuriöses Leben, wie sie es sich vorstellten, reichten die Einkünfte aus der Anwaltspraxis nicht aus. Als die Schulden schließlich auf eine bedenkliche Höhe angewachsen waren, kam Sarret die Idee, seine Rechtskenntnisse anderweitig zu nutzen – Versicherungsbetrug wurde das Metier der drei.

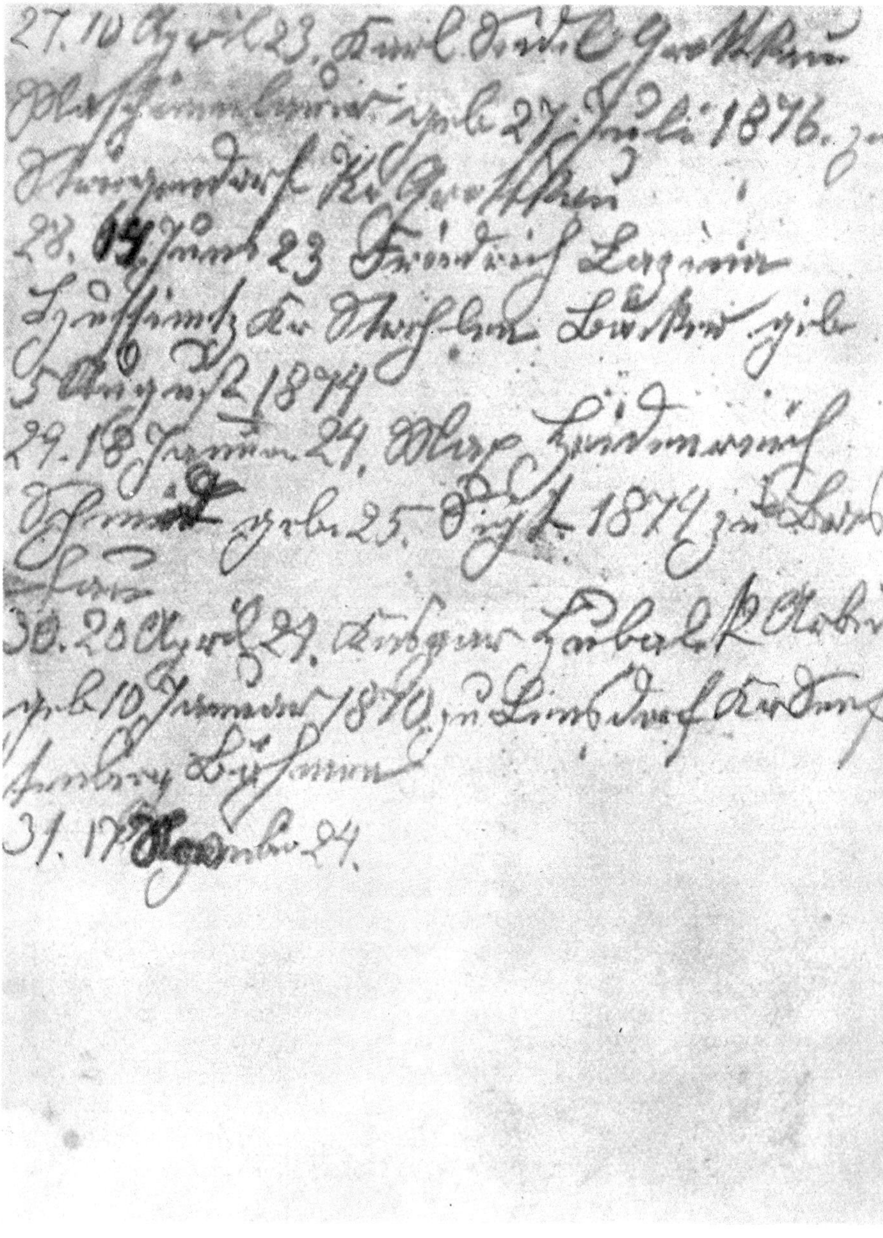
27. 10 [illegible] 23. [illegible]
[illegible] geb. 27. [illegible] 1876. zu
[illegible]
28. [illegible] 23 [illegible]
[illegible] geb.
5 August 1877
29. 18 [illegible] 24. [illegible]
[illegible] geb. 25. [illegible] 1879 zu [illegible]
[illegible]
30. 25 [illegible] 24. [illegible]
geb. 10 [illegible] 1870 zu [illegible]
[illegible]
31. 17 [illegible] 24.

Eines Tages forderte einer ihrer Komplizen einen größeren Anteil am Gewinn, als sie ihm zugedacht hatten. Obendrein verkündete er die Absicht, mit seiner Freundin in L'Ermitage einzuziehen. Sarret und die Schmidt-Schwestern sahen sich um ihr mühsam verdientes Geld gebracht. Deshalb beschlossen sie, das Pärchen zu töten. Noch am Ankunftstage erschossen und beraubten sie die ungebetenen Gäste.

Bei der Beseitigung der Toten ging das Verbrechertrio gründlich vor. Dazu standen vier große Korbflaschen mit konzentrierter Schwefelsäure bereit. Vorsorglich stopften sie sich Watte in die Nase, banden sich Taschentücher vor den Mund und setzten Schutzbrillen auf. Dann wurden die beiden Leichen mit den Kleidern in die Badewanne gelegt und die Schwefelsäure hineingegossen. Mit zwei dicken Glasplatten deckten sie die Wanne ab. Allmählich wandelten sich die Körper der Toten in einen dunkelgrauen, gelatineartigen, stinkenden Brei um. Nun mußte nur noch die Badewanne entleert werden. Die Breimasse, mit Wasser verdünnt, schütteten sie in die Toilette und einige Ausgüsse. Einen Teil vergruben sie an verschiedenen Stellen im Garten. Niemand vermißte die Opfer, und bald waren die beiden vergessen.

Erst acht Jahre später führte ein Zufall zur Aufklärung des Verbrechens. Sarret und die Schmidt-Schwestern hatten in der Zwischenzeit ihre Versicherungsbetrügereien fortgesetzt. Eine Krankenschwester erkannte in Nizza die unter falschem Namen lebende Katharina Schmidt und gab der Polizei einen Tip. Nach der Festnahme gestand sie auch den 1925 gemeinschaftlich begangenen Doppelmord. Am 21. Oktober 1933 wurde George Sarret von einem Schwurgericht im Departement Bouches-du-Rhône zum Tode verurteilt und am 10. April 1934 enthauptet. Jede der Schmidt-Schwestern erhielt zehn Jahre Gefängnis.

Um die Vorgänge bei der Leichenbeseitigung mittels Schwefelsäure aufzuklären, haben die Argentinier Julio R. Obiglio, Luis Cattaneo und Carlos L. Carboneschi Experimente angestellt. Ihre Ergebnisse trugen sie in der Sitzung der Gesellschaft für Gerichtliche Medizin und Toxikologie in Buenos Aires am 18. Oktober 1934 vor. Sie leisteten damit einen ersten Beitrag zum gerichtsmedizinischen Wissen über die Vernichtung eines menschlichen Körpers durch Säure. Eine Leichenbeseitigung wie in L'Ermitage, bis dahin der einzige bekannt gewordene Fall dieser Art, wiederholte sich später nur selten.

Letztes Blatt der von Denke geführten Liste seiner Opfer

Weitaus häufiger haben Täter versucht, ihre Opfer durch Verbrennen zu beseitigen.

Es begann im Frühjahr 1942, als fortwährend Pakete mit menschlichen Leichenteilen aus der Seine gefischt oder im Stadtgebiet von Paris entdeckt wurden. Eine Zuordnung zahlreicher Funde zu ein und demselben Täter war aufgrund der gleichartigen, offenbar mit anatomischer Sachkunde ausgeführten Leichenzerstückelung möglich. Obwohl damit der Kreis der Verdächtigen in gewisser Weise eingeengt werden konnte, verliefen die Ermittlungen ergebnislos. Schließlich blieben derartige Leichenteilfunde seit Mai 1943 aus.

Zehn Monate später, am 11. März 1944, durchsuchte die Polizei das Grundstück Nr. 21 in der Pariser Rue Lesueur. Nachbarn hatten sich über den ekelerregenden Qualm beklagt, der seit einiger Zeit dem Schornstein des Hauses entströmte. Was die Polizisten in dem dazugehörigen Heizungskeller sehen mußten, übertraf an Scheußlichkeit alles vorher Erlebte. Neben dem Heizkessel und an den Kellerwänden erblickten sie aufgestapelte menschliche Leichenteile, die ihnen merkwürdig ausgedörrt vorkamen. Vor dem Feuerloch lagen in großer Zahl angekohlte Leichenteile und auf dem Heizungsrost schwelten Knochenreste. In einem alten Stallgebäude, das unmittelbar an das Haus angrenzte, stießen Polizisten auf eine große Grube, die mit Löschkalk und weiteren Leichenteilen angefüllt war. Der Täter hatte demnach seine Opfer zerstückelt, dann im Chlorkalk ausdörren lassen, um so die Leichenteile schneller verbrennen zu können.

Unter Mitwirkung von Gerichtsmedizinern wurden die menschlichen Überreste geborgen. Am Ende ergab sich eine erschreckende Bilanz: zwei Unterkiefer, ein Brustbein, ein vollständiger Brustkorb, fünf Oberarmknochen, vier Unterarmknochen, drei Oberschenkelknochen und dreizehn Unterschenkelknochen. Hinzu kamen fünf Kilogramm kleinere Einzelknochen und einhundert Kilogramm nicht mehr identifizierbare menschliche Knochenreste sowie fünf Kilogramm Menschenhaar.

Bei den Untersuchungen und Berechnungen mußten die Gerichtsmediziner die zerstörende Wirkung des Kalks und die Hitzewirkung entsprechend berücksichtigen. Über Experimente mit der Verwendung von ungelöschtem Kalk als Mittel zur Leichenbeseitigung hatte erstmalig 1910 der Berliner Kriminalist Kurt Weiss berichtet. Ebenso lag eine Studie über die Knochenuntersuchung nach Einäscherung vor, die 1939 von dem Argentinier Andres S. Sein veröffentlicht worden war. Entgegen der weitverbreiteten Ansicht, die

Leichen Erwachsener würden durch starke Brandeinwirkung so klein wie Puppen, beträgt die Knochenschrumpfung durchschnittlich nur etwa zehn Prozent.

Die menschlichen Überreste aus der Rue Lesueur Nr. 21 stammten von mindestens zehn Männern und Frauen. Der größte der Männer war etwa 1,80 Meter und die kleinste der Frauen etwa 1,50 Meter groß gewesen. Im einzelnen konnte ihre Identität nicht mehr festgestellt werden. Die vergleichende gerichtsärztliche Untersuchung der Leichenteile aus dem Heizungskeller und der asservierten Fundstücke aus den Jahren 1942/43 bestätigte die vermutete Analogie in der Art und Weise der Zerstückelung.

Der Besitzer des Hauses, in dem die Polizei das Krematorium entdeckt hatte, hieß Dr. med. Marcel Petiot. Als der Arzt am Morgen des 12. März 1944 in seiner Wohnung in der Rue Chaumartin 66 festgenommen werden sollte, war er bereits geflohen. Monatelang suchte die Polizei vergebens nach Petiot.

Die zu dieser Zeit in Paris herrschende Situation kam dem flüchtigen Massenmörder sehr zustatten. Spätestens nach der Landung der alliierten Streitkräfte in der Normandie am 6. Juni begannen nicht wenige Polizisten, sich um ihre eigene Zukunft zu sorgen. Weil sie mit den faschistischen Okkupanten kollaborierten, mußten sie mit baldigen

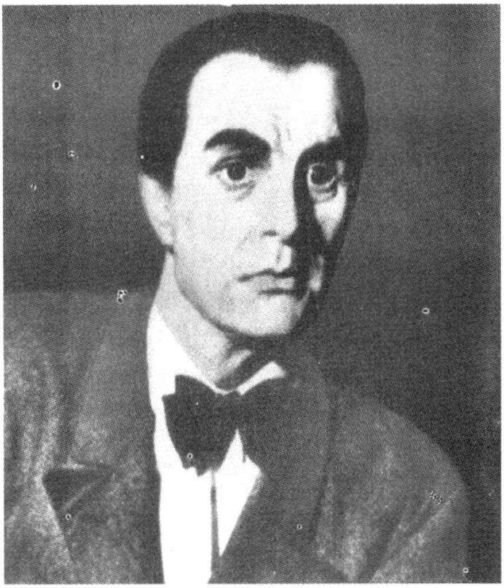

Der Franzose Marcel Petiot (Darstellung in einem Wachsfigurenkabinett) tötete während des Zweiten Weltkrieges wenigstens siebenundzwanzig Menschen. Seine Verbrechen zählen zu den scheußlichsten in der Kriminalgeschichte.

Vergeltungsmaßnahmen rechnen. So versuchte noch mancher, Anschluß an die Résistance zu finden. Nach dem Ausbruch der Alliierten aus dem Landungsraum am 31. Juli stießen die Truppenverbände rasch in Richtung Osten vor. In Paris traten die Widerstandskämpfer immer offener aus ihrer Illegalität heraus. Schließlich begann am 19. August ein Volksaufstand, der sechs Tage später mit der Kapitulation der faschistischen Besatzungstruppen endete. Die Kollaborateure aus den Reihen der Polizei wurden nach und nach festgenommen. Auch der verantwortliche Oberkommissar, der die Ermittlungen gegen Petiot geführt hatte, kam in Haft.

Während der bewegten Frühjahrs- und Sommermonate fand der gesuchte Massenmörder Unterschlupf bei einem Bleigießer in der Pariser Rue Faubourg Saint-Denis, bei dem er sich als verfolgter Widerstandskämpfer ausgab. Nach der Befreiung von Paris mußte Petiot notgedrungen das Versteck verlassen. Um den Preis des Überlebens spielte er seine Rolle weiter. Als Hauptmann Valéry schaffte er es noch einige Wochen, sich der Festnahme zu entziehen. Erst am 31. Oktober 1944 fiel er einem Militärgendarm auf, dem das Gesicht des vermeintlichen Offiziers bekannt vorkam. Kurz entschlossen nahm er den „Hauptmann" vorläufig fest. Die Militärpolizei übergab, nachdem an der Identität kein Zweifel mehr bestand, Petiot dem Untersuchungsrichter.

Bis Anfang 1946 zogen sich die Ermittlungen gegen den Massenmörder hin. Wie viele Menschen seiner unersättlichen Geldgier zum Opfer gefallen sind, konnte nie geklärt werden. Meist waren es jüdische Bürger, die ihn voller Vertrauen um Hilfe gebeten hatten, um einer Deportation aus dem besetzten Paris in eines der faschistischen Konzentrationslager zu entgehen. Petiot log ihnen vor, sie ins Ausland bringen zu können. Statt dessen tötete er, meist durch eine Spritze mit Gift, in der Rue Lesueur seine nichtsahnenden Opfer – Petiot sprach ihnen gegenüber von einer Schutzimpfung – und eignete sich den Besitz der Toten an.

Zwei Jahre nach der Entdeckung seiner Verbrechen stand der Massenmörder in Paris vor Gericht. Nicht zu Unrecht verglich der Anklagevertreter Petiots Greueltaten mit den Todeslagern der Faschisten, indem er sagte: „Petiot hat so getötet, wie nur die Nazis in Auschwitz und Buchenwald töteten." Wenngleich die Zahl sämtlicher Opfer unbekannt blieb, wurde Marcel Petiot wegen Mordes an siebenundzwanzig Menschen verurteilt. Der Prozeß endete am 28. März 1946. Die Vollstreckung der Todesstrafe erfolgte am 26. Mai 1946 um 5.06 Uhr durch die Guillotine.

Mit der Hinrichtung büßte der Massenmörder Petiot für seine zutiefst verabscheuungswürdigen Verbrechen, die in ihrer Grausamkeit und Niedertracht kaum Parallelen in der Kriminalgeschichte haben.

Ein Mord in der Universität

Die Erkennung des Geschlechts, die Schätzung des Alters und die Bestimmung der Körpergröße sind unerläßlich für die Identifizierung einer unbekannten menschlichen Leiche. So hat Alexandre Lacassagne im Mordfall Gouffé zunächst ermittelt, daß der Tote aus Millery ein

1,78 Meter großer Mann von etwa fünfzig Jahren war. Eine Angabe, die sicherlich auf mehrere tausend Franzosen zutraf. Deshalb mußte Lacassagne nach angeborenen und erworbenen körperlichen Besonderheiten suchen. Solcherart Merkmale waren das kastanienbraune Haar Gouffés und die krankhaften Veränderungen seines rechten Beins. Außerdem stellte Lacassagne folgende Eigentümlichkeiten am Gebiß der exhumierten Leiche fest: „Die Kiefer sind stark; das Gebiß ist gut, im Unterkiefer vollständig. Hier sind die Schneide- und Eckzähne an der Rückseite schwärzlich, was anzeigt, daß das Individuum ein Raucher war. Der Oberkiefer hat noch alle Zähne, ausgenommen den ersten rechten Mahlzahn. Die zwei mittleren Schneidezähne sind groß und stark vorstehend." Die Leichenbefunde stimmten vollständig mit den Angaben der Tochter und des behandelnden Arztes von Gouffé überein. (Sein Zahnarzt konnte nicht mehr befragt werden, weil er inzwischen verstorben war.) Erst alle diese Identitätsmerkmale zusammen erlaubten unter Einbeziehung der polizeilichen Ermittlungsergebnisse die sichere Identifizierung von Alphonse Gouffé.

Im allgemeinen sind die individuellen Kennzeichen der Zähne und Kiefer eines Menschen so vielfältig und charakteristisch, daß dadurch die Personenfeststellung möglich ist.

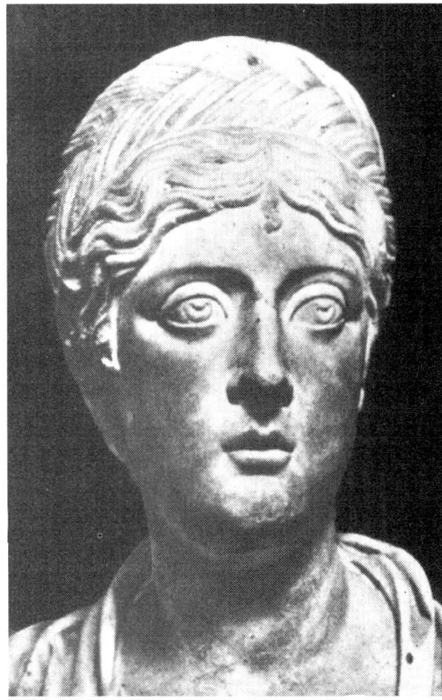

Poppaea Sabina, Geliebte und spätere Frau des römischen Kaisers Nero, ließ den Gebißzustand einiger Nebenbuhlerinnen aufzeichnen, um sich nach deren gewaltsamer Beseitigung durch einen Vergleich von der Identität zu überzeugen.

Als Beweis für eine Identität müssen die Befunde an der Leiche mit den Gebiß- und Kiefermerkmalen der vermuteten Person völlig übereinstimmen. Die entsprechende Identifizierungsmethode heißt odontologischer Vergleich.

Schon um das Jahr 60 soll dieses Verfahren angewendet worden sein. Es wird berichtet, daß sich Agrip-

Im 10. Jahrhundert, von etwa 940 bis 985, regierte in Dänemark König Harald. Der Herrscher trat 965 zum Christentum über und räumte in der Folgezeit der Kirche feudale Privilegien ein, so daß die germanischen Götterkulte verdrängt wurden. Harald eroberte Norwegen, blieb aber in seinem Kampf um Unabhängigkeit von Kaiser Otto I. nahezu erfolglos. Im Zusammenhang mit der Stomatologie interessiert Harald als frühes historisches Beispiel für ein Identitätsmerkmal am Gebiß, denn er trug den Beinamen „Blaatand", zu deutsch Blauzahn.

pina, die Mutter des römischen Kaisers Nero, aufgrund „einiger verräterischer Zahnbefunde" von der Identität einer enthaupteten Rivalin überzeugt hat. Noch gewissenhafter ging die Geliebte und spätere Frau Neros, Poppaea Sabina, bei der gewaltsamen Beseitigung einiger Nebenbuhlerinnen vor. Sie ließ den Gebißzustand der Frauen aufzeichnen, um hinterher deren Leichen zuverlässig wiedererkennen zu können. Beide waren damit ihrer Zeit weit voraus, denn erst gegen Ende des 19. Jahrhunderts setzte sich der odontologische Vergleich als Identifizierungsmethode durch.

Das spurlose Verschwinden von Dr. George Parkman am 24. November 1849 sprach sich in Boston rasch herum. Einer wohlhabenden Bürgerfamilie entstammend, zählte er zu den reichsten Männern von Massachusetts. Aufgrund regelmäßiger Stiftungen genoß er in der Stadt großes Ansehen. So beteiligten sich an der Suche nach ihm neben der Polizei auch seine zahlreichen Freunde und Bekannten. Eine Woche lang verliefen die Nachforschungen ergebnislos. Dr. Parkman blieb unauffindbar.

Währenddessen hatte sich herausgestellt, daß der Gesuchte am Nachmittag des 24. November letztmalig in Begleitung des Chemieprofessors Dr. John White Webster im Medizinischen Institut der Harvard-Universität von Cambridge, nahe Boston, gesehen worden war. An dieser Tatsache fand niemand etwas Ungewöhnliches. Schließlich kannte Dr. Parkman den Chemiker schon seit der gemeinsamen Studienzeit.

Bald verstärkte sich jedoch der unbestimmte Verdacht, daß Dr. Parkman ermordet und die Leiche irgendwo im Institutsgebäude versteckt sei. Deshalb begann nach einer Woche erneut die Suche in den Räumen der Universität. Der Verdacht wurde zur Gewißheit, als Polizisten in einem zum Laboratorium von Webster gehörenden Gewölbe Teile einer menschlichen Leiche und dabei liegend Taschentücher mit den Initialen Websters fanden. Überdies entdeckten sie später in einer Teekiste den Brustkorb eines Mannes, einen Oberschenkel und ein Jagdmesser. Die Suche führte weiter zur Auffindung einer größeren Anzahl menschlicher Knochenstücke im Ofen des Laboratoriums, darunter vier Fragmente eines Unterkiefers. Die Asche aus dem Ofen enthielt außerdem 174 Gran Gold, einen ausgehöhlten menschlichen Zahn und Teile eines künstlichen Gebisses. All das wurde dem Zahnarzt N.C. Keep übergeben, der seit fünfunddreißig Jahren die Familie Parkman behandelte.

Die vier Knochenfragmente ließen sich mühelos zu einem Unterkiefer zusammenfügen, der mehrere Eigentümlichkeiten aufwies. Besonders markant waren das vorspringende Kinn und eine grubenartige Einsenkung an der linken Seite. Glücklicherweise hatte Keep das 1846 für die Herstellung von Zahnersatz angefertigte Modell von Dr. Parkmans Unterkiefer aufgehoben. Dadurch stand ihm wertvolles Vergleichsmaterial zur Verfügung. Der auffallend gestaltete Kieferknochen stimmte in allen Einzelheiten mit dem Unterkiefermodell überein.

Die eigenartigen Mundverhältnisse Dr. Parkmans hatten dem Zahnarzt bei der Anfertigung einer Unterkieferprothese seinerzeit große Schwierigkeiten bereitet. Mehrfach mußten daran Veränderungen vorgenommen werden. Schon einige Tage nach der Fertigstellung beklagte sich Dr. Parkman, daß er nicht genügend Platz für seine Zunge habe. Der Zahnarzt beschliff deshalb die Innenseite der Prothese. An diesen Korrekturen erkannte Keep die aus dem Ofen geborgenen Mineralzähne wieder. Die erhalten gebliebenen Gebißstücke waren noch groß genug, um festzustellen, wohin sie gehörten. Alle aufgefundenen Prothesenreste ließen sich in das Unterkiefermodell einpassen.

Unmittelbar nach dem Auffinden der Leichenteile hatte die Polizei Webster unter dem Verdacht des Mordes in Haft genommen. Nach der Herkunft des zerstückelten Leichnams befragt, erklärte er bei seiner ersten Vernehmung am nächsten Morgen: „Diese Teile stammen ebenso wenig von Dr. Parkman, wie sie von mir stammen.“ Er könne aber nicht sagen, wer der Tote ist und wie die Leiche in seine Räume kam.

Bei der Suche im Hause Websters fanden sich Banknoten und Schuldscheine aus dem Besitz von Dr. Parkman. Die weiteren Ermittlungen ergaben, daß Webster zum erstenmal im Jahre 1842 Dr. Parkman um ein Darlehen gebeten hatte. Er erhielt 400 Dollar, von denen er im Laufe einer längeren Zeit nur 68 Dollar zurückzahlte. Bis April 1849 nahmen die Schulden solche Ausmaße an, daß er mit der Zwangsversteigerung seines Hauses rechnen mußte. Indessen bedrängte Dr. Parkman ihn ständig mit Rückzahlungsforderungen. So kam der 24. November heran. Gegen Mittag verließ Dr. Parkman seine Wohnung, um sich verabredungsgemäß mit Webster zu treffen. Danach wurde er nie wieder gesehen.

Der Prozeß gegen Webster begann am 17. März 1850 vor dem Obersten Gerichtshof von Massachusetts. Der Generalstaatsanwalt vertrat die Anklage. Webster erklärte sich für nicht schuldig. Während der Schwurgerichtsverhandlung traten neben Keep und seinem Assistenten noch weitere zahnärztliche Gutachter auf. Sie bestätigten dem Gericht übereinstimmend, daß es einem Zahnarzt sehr wohl möglich ist, eine selbst angefertigte Arbeit wiederzuerkennen. Joshua Tucker, seit einundzwanzig Jahren im Beruf, erklärte vor den Richtern: „Ich glaube, daß ein Zahnarzt seine eigene Arbeit ebenso wiedererkennen kann, wie ein Künstler, der an einem Porträt eine Woche lang gemalt hat, das Gemälde als das seinige wiederzuerkennen vermag."

Auch die Gutachten über die anderen Leichenteile kamen während des Prozesses zur Sprache. Daraus ging hervor, daß die Überreste des untersuchten Leichnams im Alter, in der Körpergröße und der Konstitution ganz dem Körper Dr. Parkmans entsprachen. Die Gewißheit aber, daß der Tote niemand anderes als Dr. Parkman war, gaben den Richtern die zahnärztlichen Gutachten.

Am Abend des zwölften Verhandlungstages zogen sich die Geschworenen zur Beratung zurück und kamen rasch zum Schuldspruch. Die Verkündung des Urteils erfolgte am Tag darauf. John White Webster erhielt wegen Mordes, begangen an Dr. George Parkman, die Todesstrafe. Erst nachdem seine Berufung verworfen worden war, legte er ein Geständnis ab. Bei dieser Aussage gab er zu Protokoll, daß er gehofft habe, Dr. Parkman anläßlich seines Besuchs im Institut zu einem neuerlichen Zahlungsaufschub überreden zu können. Dieser habe jedoch abgelehnt und ihn so verächtlich behandelt, daß er in Wut geraten sei. Während des heftigen Streites habe er Dr. Parkman dann erschlagen und die Leiche nach der Tat zerstückelt. An einem der letzten Tage seines Lebens – als Hinrichtungstermin stand der 30. August 1850 bereits fest – erklärte er gleichsam als Resümee: „Es entspricht dem Recht und der Gerechtigkeit, daß ich auf dem Schafott dem Urteil entsprechend sterbe."

Im Mordfall Dr. Parkman wurde die Identitätsfeststellung durch zahnärztliche Vergleichsuntersuchungen zum erstenmal von einem Gericht als Beweis anerkannt. Wie notwendig die Mitwirkung von Zahnärzten als Sachverständige bei der Identifizierung ist, zeigte sich besonders anläßlich der großen Brandkatastrophen gegen Ende des

19. Jahrhunderts, beispielsweise nach dem Brand des Ringtheaters in Wien 1881 und der Opéra Comique in Paris 1887. Dazu gehört weiterhin der Großbrand im Pariser Wohltätigkeitsbasar am 4. Mai 1897, bei dem einhundertsechsundzwanzig Menschen ums Leben kamen. Die mit der Identifizierung beauftragten Zahnärzte verfügten über Schemata der Gebisse ihrer Patienten, aus denen sie auch die einzelnen Behandlungsmaßnahmen ersehen konnten. Einmal waren es Amalgam- oder Goldfüllungen, ein anderes Mal fehlende Zähne oder Zahnersatz, wodurch die Feststellung oder der Ausschluß der Identität gelang. Nach diesen beeindruckenden Erfolgen fand der odontologische Vergleich als Identifizierungsmethode rasch Verbreitung und allgemeine Anerkennung.

Bei Experimenten mit Kathodenstrahlen entdeckte der Physiker Wilhelm Conrad Röntgen am 8. November 1895 in Würzburg eine neue Strahlungsart, für die er die Bezeichnung „X-Strahlen" wählte. Sehr bald erkannte er ihren Wert und erforschte innerhalb kurzer Zeit wesentliche Eigenschaften. Röntgen selbst fertigte am 22. Dezember 1895 mit den von ihm entdeckten Strahlen, die heute seinen Namen tragen, die erste Aufnahme vom Knochengerüst einer Hand. Bereits 1896 wurde das neue Verfahren zur Untersuchung des Skelettsystems, insbesondere zur Feststellung von Knochenbrüchen und Verrenkungen, an vielen Orten medizinisch genutzt.

Im selben Jahr kamen die Röntgenstrahlen erstmalig auch für einen forensisch-medizinischen Zweck zum Einsatz. In Manchester schoß ein gewisser Hargreaves Hartley am 23. April mehrmals auf seine Ehefrau. Da sie die Pistolenschüsse zunächst überlebte, wandte sich der behandelnde Arzt mit der Bitte um eine Röntgenuntersuchung an den Professor für Physik am dortigen Owens College Arthur Schuster. Dessen Assistenten C. H. Lees und A. Stanton fertigten am 29. April 1896 zwei Röntgenaufnahmen von Mrs. Hartleys Kopf. Schuster selbst entwickelte die Platten und fand drei Geschosse im Schädel abgebildet. Trotz Operation verstarb Elizabeth Ann Hartley knapp zwei Wochen später.

Die forensisch-medizinische Anwendung der Röntgenstrahlen blieb nicht lange auf den Nachweis von Projektilen und anderen Fremdkörpern im menschlichen Organismus beschränkt. Der Berliner Arzt Georg Levinsohn empfahl in seinem 1899 erschienenen Aufsatz „Beiträge zur Feststellung der Identität", die Röntgenfotografie anstelle oder in Ergänzung zur Bertillonage zu benutzen. Statt am Körper der unbekannten Person sollten die Messungen an Röntgenaufnahmen der Knochen vorgenommen werden – ein Verfahren, das sich verständlicherweise nicht durchgesetzt hat. Es ist jedoch das Verdienst Levinsohns, als erster auf die Möglichkeit eines Einsatzes der Röntgenstrahlen zur Personenidentifizierung hingewiesen zu haben.

Entscheidend für die erfolgreiche Anwendung der Röntgenidentifikation in der gerichtsärztlichen Praxis wurde schließlich ein anderes Verfahren. Zu einem wichtigen Teil der forensischen Radiologie entwickelte sich die Identifizierung durch Röntgenbildvergleich. Die Feststellung der Personenübereinstimmung basiert bei dieser Methode auf einem Vergleich von Röntgenbildern der unbekannten Leiche oder Leichenteile mit entsprechenden, zu Lebzeiten gefertigten Röntgenaufnahmen der vermuteten Person. Dafür kann die individuelle Variabilität des gesamten Skeletts genutzt werden. An jedem Knochen gibt es Varianten der Feinstruktur, die ein Individuum unverwechselbar machen.

Zu den Skelettregionen mit einem besonderen Variationsreichtum zählt der Schädel. Diese Tatsache nutzten die Amerikaner William L. Culbert und Frederick M. Law, die im Februar 1926 erstmals den Röntgenbildvergleich zur Personenidentifizierung einsetzten. Durch die völlige Übereinstimmung von dreizehn individuellen Merkmalen der Augen- und der Nasennebenhöhlen sowie von sieben weiteren im Bereich des rechten Warzenfortsatzes konnten sie die Identität einer unbekannten Leiche zweifelsfrei feststellen. Trotz ihres Erfolges wurde von der Möglichkeit eines Röntgenbildvergleiches zunächst nur wenig Gebrauch gemacht.

Besondere Verdienste um die Verbreitung und Anwendung der röntgendiagnostischen Personenidentifizierung erwarb sich der Erlanger Anatom und Radiologe Axel Neiß, dessen grundlegende Monographie „Röntgenidentifikation" im Jahre 1968 erschien. Inzwischen ist diese Identifizierungsmethode vor Gericht als Beweis allgemein anerkannt, denn der Röntgenbildvergleich hat sich als ebenso zuverlässig wie die Daktyloskopie erwiesen.

Der Röntgenidentifikation kommt in den Fällen besondere Bedeutung zu, in denen die herkömmlichen Methoden der Personenidentifizierung versagen oder nicht eingesetzt werden können. Das gilt beispielsweise bei fortgeschrittener Leichenfäulnis oder hochgradiger Verkoh-

Erste Personenidentifizierung durch Röntgenbildvergleich, vorgenommen im Februar 1926 in New York. Oben das 1918 zu Lebzeiten gefertigte und unten das 1926 nach dem Tode aufgenommene Röntgenbild. Die Ziffern bezeichnen einige der übereinstimmenden Merkmale im Bereich der Augen- und der Nasennebenhöhlen.

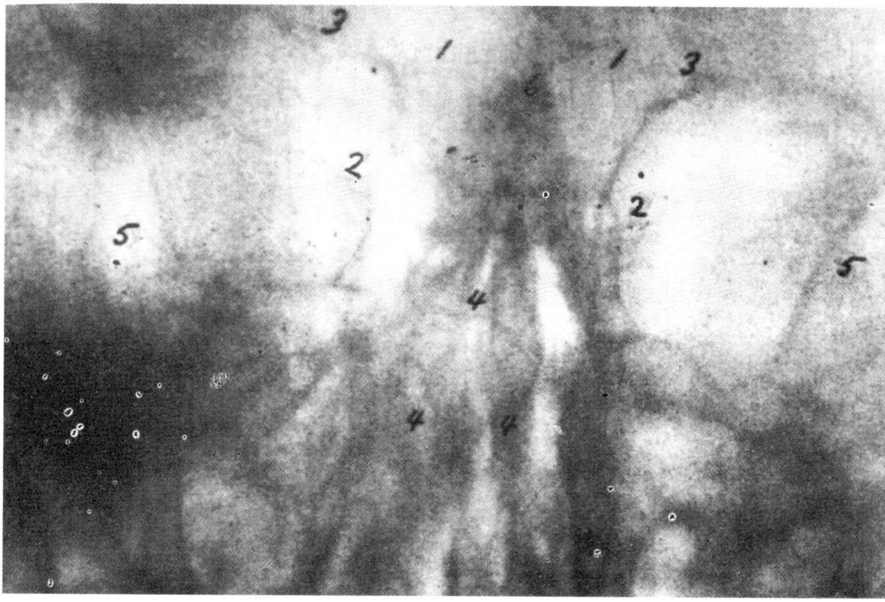
3
1
1
3
2
2
5
5
4
4
4

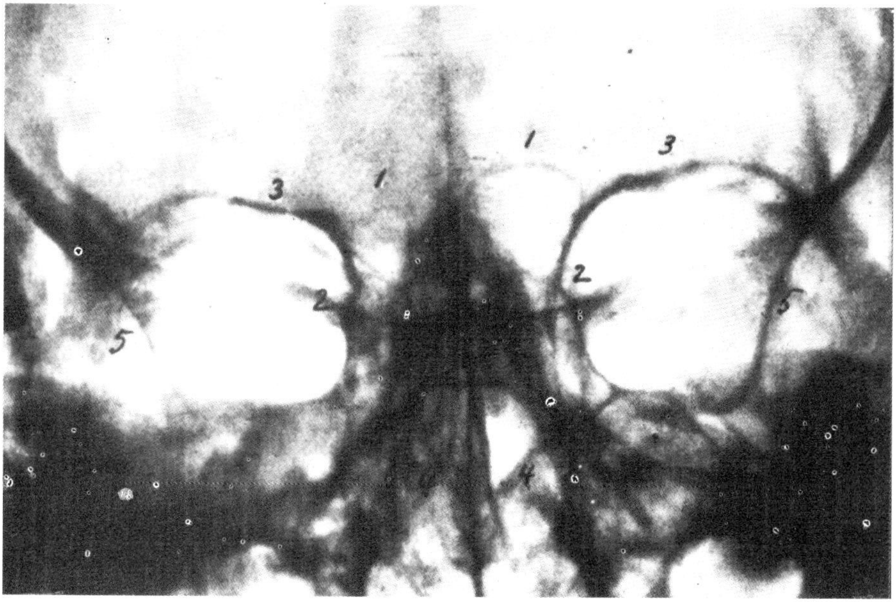
1
3
3
1
2
2
5
5
4

Die Mitteilung von William L. Culbert und Frederick M. Law über ihren Identifizierungserfolg erschien am 21. Mai 1927 im „Journal of the American Medical Association“ unter dem Titel „Identifikation durch Vergleich von Röntgenbildern der Nasennebenhöhlen und Warzenfortsätze“.
Schon vor den Amerikanern hatte der Wiener Neurologe Arthur Schüller den Wert der Stirnhöhlen als Identitätsmerkmal erkannt. In der „Monatsschrift für Ohrenheilkunde“ vom November 1921 veröffentlichte er seinen Beitrag „Das Röntgenogramm der Stirnhöhle. Ein Hilfsmittel für die Identitätsbestimmung von Schädeln“.
Zur selben Zeit wie die Amerikaner beschäftigte sich Helmuth Richter, Hals-Nasen-Ohrenarzt in Frankfurt am Main, mit der Verwertbarkeit der Stirnhöhlen für die Identifizierung. Seine Arbeit „Ein Beitrag zur Bedeutung des Röntgenverfahrens in Kriminalfällen“ erschien 1926 in der „Deutschen Zeitschrift für die gesamte gerichtliche Medizin“. Auch er empfahl den Vergleich von Röntgenaufnahmen der Stirnhöhlen zur Feststellung der Identität. In einem kurzen „Nachtrag“, abgedruckt ein Jahr später in derselben Zeitschrift, schrieb Richter, daß er erst nach Abschluß seiner Studie von einer „vor einiger Zeit in der ausländischen Literatur“ erschienenen Publikation erfahren habe.

lung, wenn eine Daktyloskopie nicht mehr möglich ist. Ebenso wird die Überlegenheit des Röntgenbildvergleiches bei der Identifizierung von Leichenteilen deutlich.

Bei einem Villeneinbruch in Büderich bei Düsseldorf entwendeten Unbekannte in der Nacht zum 29. Juli 1972 Gegenstände im Gesamtwert von 1,5 Millionen DM. Aufgrund eines Hinweises richtete sich der Tatverdacht gegen den bereits mit Haftbefehl gesuchten neunundzwanzig Jahre alten Manfred Schultz und seinen gleichaltrigen Freund Hermann von der Ahe, dessen Wohnhaus in der Folgezeit observiert wurde.

Am 8. August kurz vor 12 Uhr hielt vor dem überwachten Haus ein Pkw, dem Schultz und von der Ahe entstiegen. Gemeinsam betraten beide das Gebäude. Als die daraufhin über Funk herbeigerufene Verstärkung eintraf, umstellte die Polizei das Haus. Um die Festnahme zu vollziehen, mußte die Wohnungstür gewaltsam geöffnet werden. Vor den Kriminalisten stand bleich und am ganzen Körper zitternd von der Ahe. Sein Freund Schultz lag mitten im Wohnzimmer, um den Kopf eine große Blutlache und das Gesicht mit einem blutdurchtränkten Handtuch bedeckt. Als die Polizisten es anhoben, stellten sie eine völlige Zertrümmerung des Gesichtsschädels fest. Schultz war ohne jeden Zweifel tot. Unter dringendem Tatverdacht wurde von der Ahe vorläufig festgenommen.

Bei der Wohnungsdurchsuchung fand sich nahe der Leiche eine Patronenhülse des Kalibers 6,35 und in einem anderen Zimmer, unter Wäschestücken versteckt, eine Pistole des gleichen Kalibers. Außerdem konnte ein schwerer Hammer, der bereits abgewaschen worden war, sichergestellt werden. Das fehlende Projektil entdeckten später die Obduzenten. Es steckte im Gehirn des Toten.

Gleich bei der ersten Vernehmung gab von der Ahe an, daß nicht er, sondern ein gewisser Siegfried Tryller seinen Freund Schultz getötet habe, um ihn zu berauben. Tryller sei zuvor mit ihnen gemeinsam ins Haus gekommen. Während er, von der Ahe, etwas aus dem Keller geholt habe, sei der Raubmord begangen worden. Um nicht selbst in Verdacht zu geraten, habe er die Pistole versteckt und versucht, die Blutspuren zu beseitigen.

Tryller, ein geistig zurückgebliebener Landstreicher, war wegen kleinerer Delikte bei Polizei und Gerichten hinlänglich bekannt. Eine Fotografie von ihm wurde dem Tatverdächtigen zusammen mit Lichtbildern neun anderer Männer vorgelegt. Von der Ahe erkannte Tryller auf dem Foto und beschuldigte erneut den Landstreicher des Mordes an Schultz. Gegen Tryller erging Haftbefehl. Es begann eine intensive Fahndung nach ihm.

In diesem Zusammenhang mußten alle amtlichen Registrierungen überprüft werden. Dabei fiel auf, daß ab Anfang Dezember 1967 jegliche Bestätigung seiner Existenz fehlte, denn in der Zeit danach war er weder registriert noch von irgend jemandem gesehen worden. Sollte Tryller vielleicht gar nicht mehr am Leben sein? Die Konsequenzen für die Untersuchung des Mordes an Schultz lagen auf der Hand: Von der Ahe, der Tryller nachweislich kannte, wußte womöglich vom Tod des Landstreichers und hatte ihn gerade deshalb als Täter benannt. Falls die Vermutungen zutrafen, mußte Trylers Leiche gefunden und identifiziert werden.

Um die Jahreswende 1967/68 waren im Raum Wuppertal Leichenteile eines Mannes aufgefunden worden. Aus den Ermittlungsakten der Staatsanwaltschaft ergab sich, daß zwischen dem Verschwinden Tryllers und dem Auffinden der Leichenteile ein auffallender zeitlicher Zusammenhang bestand.

Am 15. Dezember 1967 wurden in der Ortschaft Haßlinghausen nahe der Bundesstraße 51 zwei Männerbeine entdeckt. Die Gerichtsmediziner bestimmten das Alter, errechneten die Körpergröße und stellten die Blutgruppe des Toten fest. Die polizeilichen Ermittlungen hatten noch zu keinem Ergebnis geführt, als am 6. Januar 1968 ein Spaziergänger an der Bundesstraße 326 den nackten Torso eines Mannes fand. Kopf,

Beine und Hände waren scharfrandig abgetrennt. Die Gerichtsmediziner führten in ihrem Gutachten aus, daß der Torso zu den bereits von ihnen untersuchten Beinen gehörte. Als wichtigen Hinweis auf die Identität des Toten beschrieben sie eine alte Narbe auf der rechten Rumpfseite, die auf eine länger zurückliegende Bruchoperation hindeutete. Die Untersuchung des Mageninhalts ergab als Todesursache eine Vergiftung mit dem Pflanzenschutzmittel „E 605 forte". Trotz der vorliegenden Anhaltspunkte konnte der Unbekannte nicht identifiziert und der Sachverhalt nicht aufgeklärt werden. Im Juni 1971 wurden die Ermittlungen ergebnislos eingestellt.

Jetzt, nach dem Tode von Schultz, erschien dieser Fall in einem anderen Licht. War der unbekannt gebliebene Tote vielleicht der wegen Mordes gesuchte Tryller? Dafür sprach das Auffinden der Leichenteile kurze Zeit nach seinem Verschwinden. Außerdem stimmten das Alter und die Körpergröße überein. Nur die Identifizierung der Leichenteile konnte noch weiterhelfen, und dazu kam als einzige Methode der Röntgenbildvergleich in Betracht. Die Suche nach Röntgenaufnahmen begann.

Schon bald erzielten die Kriminalisten einen ersten Erfolg. In einem Düsseldorfer Krankenhaus fanden sie die 1965 gefertigten Aufnahmen des rechten Kniegelenks von Tryller. Die Röntgenbilder wurden zusammen mit den Ober- und Unterschenkelknochen, die im Institut für Gerichtliche Medizin in Dortmund asserviert worden waren, dem führenden forensischen Radiologen Axel Neiß in Erlangen übergeben. Im Ergebnis des Vergleichs der zu Lebzeiten Tryllers gefertigten mit den entsprechenden Röntgenaufnahmen von den Knochen des Toten stellte Neiß fest, daß die Identität zwischen dem Unbekannten und Tryller wahrscheinlich ist. Um ganz sicher zu gehen, empfahl er, die übrigen Leichenteile zu exhumieren und weitere Vergleichsaufnahmen von Tryller zu beschaffen. Am 20. September 1972 wurden die in Dortmund bestatteten Teile der zerstükkelten Leiche ausgegraben und zu Neiß nach Erlangen überführt. Obwohl Tryller ohne festen Wohnsitz gelebt hatte, gelang es den Kriminalisten, Röntgenaufnahmen von nahezu seinem gesamten Körper herbeizuschaffen. Außerdem ermittelten sie im Rahmen dieser Aktion das Krankenhaus, in dem zehn Jahre zuvor eine Leistenbruchoperation rechts bei Tryller ausgeführt worden war. Die Identifizierung konnte damit zum Abschluß gebracht werden. In einem detaillierten Gutachten hat Neiß zweifelsfrei nachgewiesen, daß es sich bei dem 1967/68 in der Gegend um Wuppertal aufgefundenen zerstückelten Toten um Siegfried Tryller handelte. Zwei weitere Gutachter von der Orthopädischen Klinik der Technischen Hochschule München kamen zum selben Ergebnis.

Vor dem Schwurgericht in Düsseldorf fand vom 12. Juli bis zum 7. August 1974 der Prozeß gegen von der Ahe statt. Während der Verhandlung blieb der Angeklagte dabei, daß nicht er, sondern Tryller den Mord an Schultz begangen habe. Diese Behauptung des Angeklagten ließ sich, abgesehen von einer Vielzahl anderer Beweise, vor allem durch das Gutachten von Axel Neiß widerlegen. Denn Tryller konnte Schultz schon allein deshalb nicht getötet haben, weil Teile seiner zerstückelten Leiche Ende 1967/Anfang 1968 aufgefunden worden waren. Das Gericht verurteilte Hermann von der Ahe wegen Mordes an Manfred Schultz zu einer lebenslangen Freiheitsstrafe. In der Urteilsbegründung hieß es darüber hinaus, daß sich dem Gericht der Verdacht aufgedrängt habe, daß von der Ahe auch der Mörder von Siegfried Tryller sei.

Weder Schultz noch von der Ahe waren an dem Villeneinbruch in Büderich beteiligt. Der Hinweis hatte sich im nachhinein als falsch erwiesen.

Zwei unbekannte Schädel

Als Basis der Kopf- und insbesondere der Gesichtsform läßt der Schädel gewisse Rückschlüsse auf das Aussehen eines Verstorbenen zu. Eine wesentliche Voraussetzung dafür ist es, die Dicke der die einzelnen Schädelknochen bedeckenden Weichteile zu kennen. Der Hallenser Anatom Hermann Welcker nahm als erster direkte Weichteildickenmessungen an Leichen vor. Dabei stellte er charakteristische und gesetzmäßige Unterschiede der Dikkenmaße in den verschiedenen Regionen des Gesichts fest. Auf dieser Grundlage entwickelte Welcker 1883 ein Verfahren zur zeichnerischen Gesichtsrekonstruktion. Später ergänzte er seine Untersuchungen durch röntgenologische Weichteildickenmessungen an Lebenden, die er 1896 – bereits wenige Monate nach der Entdeckung der Röntgenstrahlen – veröffentlichte. Im Jahr zuvor hatte der Leipziger Anatom Wilhelm His senior gemeinsam mit dem Bildhauer Carl Seffner erstmalig eine plastische Rekonstruktion der Gesichtsweichteile am Schädel von Johann Sebastian Bach versucht. Welcker wie auch His haben mit ihren Bestimmungen der Weichteildickenmaße sowie der topographischen Beziehungen der äußeren zu den knöchernen Gesichtsformen die Grundlagen für verschiedene Identifizierungsverfahren geschaffen.

Seit 1938 entwickelte der sowjetische Anthropologe Michail Gerassimow eine Methode der individuellen plastischen Rekonstruktion der

Bei der plastischen Rekonstruktion der Gesichtsweichteile zeigte sich bald, daß trotz Kenntnis der Weichteildicke an zahlreichen Meßpunkten und weiterer anatomischer Gegebenheiten erhebliche gestalterische Schwierigkeiten, insbesondere im Bereich der Augen, der Nase und des Mundes bestehen blieben. Eine zuverlässig reproduzierbare und individuell geprägte Physiognomie ließ sich nicht hervorbringen. Auch der Göttinger Anatom Friedrich Stadtmüller, der die plastische Gesichtsrekonstruktion eingehend prüfte, wandte sich schließlich wieder dem zeichnerischen Verfahren von Hermann Welcker zu. Stadtmüller wandelte zunächst die alte Welckersche Methode ab und entwickelte später auf dieser Grundlage ein eigenes zeichnerisches Verfahren für die Schädelidentifikation. In mehreren Publikationen hat er zwischen 1932 und 1948 die Einzelheiten beschrieben. Seit dieser Zeit ist die plastische Gesichtsweichteilrekonstruktion in den Hintergrund getreten. Es setzte sich vorläufig die Schädelidentifizierung durch Bildvergleich mittels der fotografischen Superprojektion durch.

Weichteile auf dem Schädel. Bei dieser Technik wird versucht, neben den Normmaßen der Weichteildikken auch ihre Variationen zu berücksichtigen.

Größere forensisch-medizinische Bedeutung als die plastische Gesichtsrekonstruktion erlangte das Superprojektionsverfahren zur Schädelidentifizierung, das im Jahre 1935 anläßlich eines Doppelmordes geschaffen und mit Erfolg eingesetzt wurde.

Auf Anordnung der Staatsanwaltschaft begab sich am 1. Oktober 1935 John Glaister, Professor für Gerichtliche Medizin an der Universität Glasgow, gemeinsam mit zwei Kollegen in den südschottischen Kurort Moffat. Dort sollte eine Untersuchung von Leichenteilen vorgenommen werden, die an den Tagen zuvor in der Umgebung der kleinen Ortschaft gefunden worden waren.

Eine Miss Johnson, Kurgast in Moffat, entdeckte am 29. September auf einem Spaziergang in der Linnschlucht nördlich des Ortes mehrere verschnürte Bündel. Ihr schien es, als seien darin menschliche Körperteile verpackt. Sie kehrte auf kürzestem Wege ins Hotel zurück und erzählte von dem seltsamen Fund. Zunächst fuhr Miss Johnsons Bruder zur Linnschlucht. In der Tat lagen dort unter einem Brückenbogen einige in Stoffetzen und Zeitungspapier eingewickelte Leichenteile. Telefonisch benachrichtigte er die Polizei.

Trotz der schwierigen Geländeverhältnisse in der Schlucht konnten die Polizisten zunächst vier mit Leichenteilen gefüllte Pakete bergen. Den Inhalt des ersten Bündels, in einer Damenbluse zusammenge-

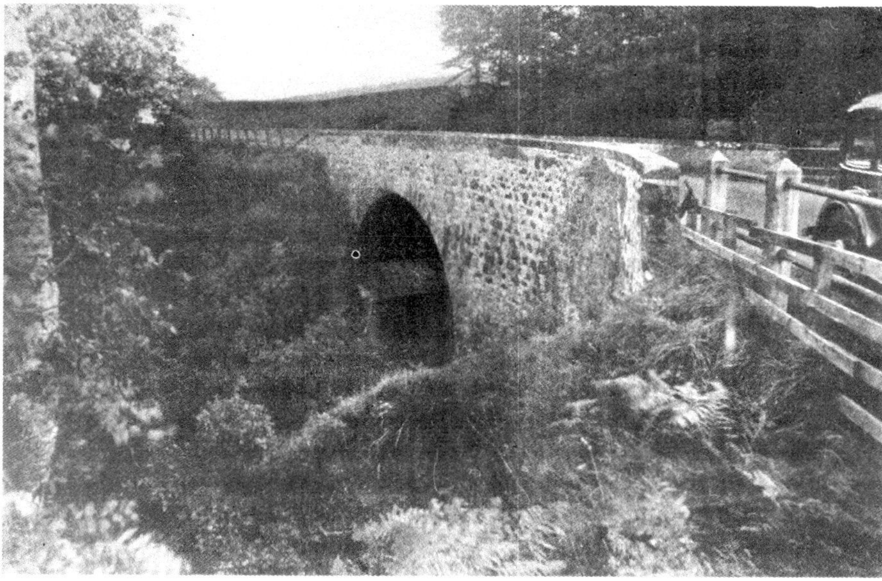

Unter der Gardenholme-Brücke nördlich von Moffat wurden am 29. September 1935 mehrere Pakete mit menschlichen Leichenteilen gefunden.

schnürt, bildeten zwei Oberarme und vier Weichteilstücke. In den Fetzen eines Kopfkissenüberzugs verpackt waren zwei Oberarme, zwei Unterschenkel und neun Weichteilstücke, während die Reste eines Bettlakens sieben Muskelteile enthielten. Das vierte Bündel bestand, ebenfalls eingewickelt in ein Bettlaken, aus dem Brustkorb eines Menschen, zwei Unterschenkelknochen sowie etwas Watte und Stroh. Als Verpackung für die einzelnen Leichenteile dienten verschiedene Tageszeitungen. Weil die Ausstattung des Leichenhauses von Moffat nur eine orientierende Besichtigung zuließ, ordnete Glaister an, die Fundstücke in die Anatomie nach Edinburgh zu überführen.

Dort begann am 2. Oktober die eingehende Untersuchung. Noch bis zum 4. November kamen weitere Leichenteilfunde hinzu. Schließlich lagen folgende Stücke vor: zwei Köpfe mit anhängenden Teilen des Halses, eine obere und eine untere Rumpfhälfte, siebzehn Teile von Gliedmaßen und dreiundvierzig Weichteilstücke, darunter drei weibliche Brüste, zwei Teile weiblicher äußerer Geschlechtsorgane und eine Gebärmutter.

An dem Tage, an dem in Edinburgh mit der Untersuchung der Leichenteile aus Moffat begonnen wurde, erstattete in Lancaster ein Ehepaar Rogerson bei der Polizei eine Vermißtenanzeige. Ihre zwanzigjährige Tochter Mary, Kindermädchen im Haushalt des Arztes Dr. med. Buck Ruxton, war verschwunden. Am 25. September hatte Ruxton Marys Eltern aufgesucht und ihnen mitgeteilt, daß ihre Tochter schwanger sei. Um einen Skandal zu vermeiden, hätte sich seine Frau entschlossen, mit Mary zur Entbindung nach außerhalb zu fahren. Mr. Rogerson erklärte sich damit nicht einverstanden und sagte zu Ruxton: „Meine Tochter muß her, in welchem Zustand sie sich auch befindet." Sollte Mary innerhalb der nächsten Tage nicht nach Hause kommen, fügte Mr. Rogerson noch hinzu, werde er Vermißtenanzeige erstatten. Diese Absicht verwirklichten die Rogersons dann am 2. Oktober.

Zwei Tage später erschien Ruxton selbst auf der Polizeistation und gab an, daß seine Frau am 15. September mit dem Kindermädchen nach Edinburgh gereist sei. So wie dem Konstabler erzählte er auch anderen vom Verschwinden seiner Frau. Ruxton verbreitete gleich mehrere Versionen. Einer früheren Patientin gegenüber sprach er von einer Reise seiner Frau nach Blackpool und schon am Tage darauf von einer Fahrt nach London. In einem Brief an seine Schwägerin, der er einen Besuch bei ihr ankündigte, nannte Ruxton hingegen Birmingham als Aufenthaltsort. Er ging sogar so weit, eine angeblich beabsichtigte Auswanderung seiner Frau nach Kanada anzudeuten. Als Ruxton am 10. Oktober von der Reise zu seiner Schwägerin wieder nach Lancaster zurückkehrte, empfing ihn ein Inspektor am Bahnhof. Daß er zu diesem Zeitpunkt bereits unter polizeilicher Überwachung stand, hatte gewichtige Gründe.

Am Sonntag, dem 15. September, war Ruxton überraschend bei einer ehemaligen Patientin, Mrs. Hampshire, erschienen. Er bat sie, zu ihm zu kommen und das Treppenhaus zu reinigen. Beim Eintreffen von Mrs. Hampshire bot das Einfamilienhaus am Daltonplatz einen verheerenden Anblick. Die Treppen waren stark verschmutzt und von oben bis unten mit Stroh bestreut. Das Linoleum im Badezimmer ließ Blutflecke erkennen, die jemand nur flüchtig weggewischt hatte. Auf einem Tisch im Wartezimmer fand Mrs. Hampshire einen blutbesudelten blauen Herrenanzug. Auch die zusammengerollten Teppiche und Läufer, die im Wartezimmer und im Hof aufgestapelt waren, wiesen Blutverschmierungen auf. Im Hof lagen außerdem ein stark blutbeschmutztes Herrenhemd und halbverbrannte blutige Taschentücher. Als Lohn für ihre Arbeit erhielt Mrs. Hampshire am

Sonntagabend den Anzug und die Teppiche zum Geschenk. Doch schon am Montagmorgen fuhr Ruxton zu ihr und forderte unter einem Vorwand den Anzug zurück. Letztlich begnügte er sich aber damit, daß Mrs. Hampshire das eingenähte Namensschild heraustrennte und vor seinen Augen verbrannte.

Mrs. Smith, einer der schon länger im Haushalt tätigen Putzfrauen, erteilte Ruxton am Dienstag den Auftrag, die Tapeten im Treppenhaus abzureißen. An den folgenden Tagen mußte jeden Nachmittag im Hof ein Feuer angezündet werden, in dem Ruxton selbst die Tapeten und alte Taschentücher verbrannte. Dabei sah Mrs. Smith im schwelenden Feuer einmal auch ein blutiges Stück Watte liegen. Immer neue Überraschungen erlebten die Putzfrauen bei den mehrere Tage andauernden Reinigungsarbeiten. Im Treppenflur hing ein blutbefleckter Fenstervorhang, in einem Wäschekorb lag ein weißseidenes Damennachthemd mit einem handtellergroßen Blutfleck an der Schulter und in einem Emaillekübel eine blutige Schürze. Solcherlei Wahrnehmungen konnten die Putzfrauen nicht für sich behalten. Gerüchte verbreiteten sich in der Stadt. Sogar die Presse griff die Sache auf. In Zeitungsmeldungen wurde Ruxton mit den Leichenfunden bei Moffat in Verbindung gebracht.

Auf Ersuchen des Polizeichefs von Lancaster, Hauptmann Vann, meldete sich Ruxton am 12. Oktober um 21.30 Uhr auf der Polizeidirektion. Vann forderte ihn auf, sich über seine Unternehmungen in der Zeit zwischen dem 14. und 30. September zu äußern. Der Befragte zog ein Schreibmaschinenmanuskript mit dem Titel „Meine Bewegungen“ aus der Tasche und begann, seine Aussagen zu diktieren. Erst am Morgen, gegen 4 Uhr unterschrieb Ruxton das Vernehmungsprotokoll. Im Ergebnis einer anschließenden Besprechung setzten die Kriminalisten das Verhör ab 5 Uhr fort. Nach Rücksprache mit der schottischen Polizei entschloß sich Hauptmann Vann am Ende, den Arzt festzunehmen.

Für das Fundgebiet der Leichenteile war die Polizei von Dumfriesshire zuständig. Die Kriminalisten dort hatten inzwischen einige handfeste Ermittlungsergebnisse vorzuweisen. Zur Verpackung der Leichenteile waren unter anderem verschiedene Tageszeitungen verwendet worden. Dazu gehörte eine nur in beschränkter Auflage und in wenigen Bezirken verkaufte Ausgabe des „Sunday Graphic“ vom 15. September 1935. Auf Anfrage der Polizeidirektion von Dumfries ermittelte die Polizei in Lancaster den Zeitungsausträger, der am 15. September diese Sonderausgabe im Hause Ruxtons abgeliefert hatte. Weitere wichtige Hinweise gaben die zur Verpackung der Leichenteile benutzten Kleidungsstücke. Mrs. Rogerson erkannte die Damenbluse von einem der Pakete als Marys Eigentum wieder. Auch zur Klärung der Herkunft eines wollenen Kinderschlüpfers, der einen Kopf enthalten hatte, konnte sie beitragen. Der Schlüpfer stammte von einer Bekannten der Familie Ruxton, einer Mrs. Holme aus Seattle. Sie hatte ihn Mary zusammen mit anderen Kleidungsstücken für Ruxtons Kinder gegeben. Mrs. Holme identifizierte den Schlüpfer an einem eigentümlichen Knoten im Gummizug.

Der Festnahme Ruxtons folgte eine ausgiebige Durchsuchung des in der Zwischenzeit gründlich gereinigten Wohnhauses. Trotzdem wurden etwa fünfzig Gegenstände auf Blutspuren untersucht. Besonders intensive Blutbeschmutzungen fanden sich an dem von Mrs. Hampshire abgelieferten blauen Herrenanzug sowie den Teppichen und Läufern. Allein am Anzug konnten siebenundzwanzig Blutflecke nachgewiesen werden, die sämtlich von Menschenblut herrührten. Die Polizei beschlagnahmte bei der Hausdurchsuchung auch ein Bettlaken, das besondere Bedeutung erlangte. Das Leinengewebe wies am Saum eine produktionsbedingte Unregelmäßigkeit auf. Denselben Webfehler stellte später ein Sachverständiger an einem Bettuchfetzen aus dem Leichenfund fest.

Inzwischen hatten auch die ge-

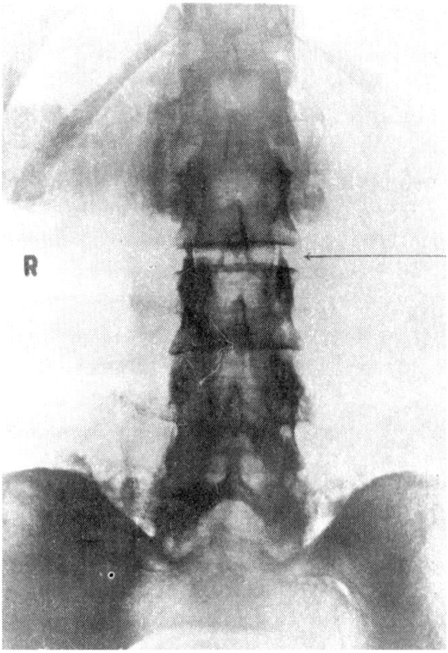

Röntgenaufnahme der Lendenregion des zusammengefügten Rumpfes von Leiche Nr. 2. Der Pfeil markiert die Trennstelle an der Wirbelsäule.

richtsmedizinischen Untersuchungen entscheidende Fortschritte gemacht. Dem Edinburgher Anatomen James Couper Brash und Sydney Smith, Professor für Gerichtliche Medizin an derselben Universität, war es gelungen, die zerstückelten Leichen zu rekonstruieren. Erheblich erschwerend auf das Sortieren der Einzelteile wirkten sich die fortgeschrittene Leichenfäulnis und der starke Fliegenmadenbefall aus. Trotzdem hatten sie die Fundstücke zuordnen können.

Brash und Smith begannen mit dem Zusammenfügen des vorliegenden oberen und unteren Rumpfteils. Die daran vorhandenen Wirbelsäulenabschnitte gestatteten eine einwandfreie Rekonstruktion. Durch Röntgenaufnahmen überprüften sie die Zusammengehörigkeit der beiden Rumpfteile, die sich bestätigte. Nun mußte einer der mit Nr. 1 und Nr. 2 bezeichneten Köpfe angefügt werden. Am Rumpf hafteten der sechste und siebente Halswirbel, während sich am Kopf Nr. 2 fünf intakte Halswirbel befanden. Es lag nahe, daraus eine komplette Halswirbelsäule zu formieren. Das Ergebnis war eindeutig: Kopf Nr. 2 und Rumpf paßten zusammen. Die Zugehörigkeit ließ sich wiederum durch Röntgenaufnahmen bestätigen. Sodann erfolgte das Zuordnen der Gliedmaßen. Bis auf den rechten Fuß und die an beiden Händen fehlenden Fingerendglieder konnte Leiche Nr. 2 – so bezeichnet nach dem zugehörigen Kopf – zusammengesetzt werden. Von Leiche Nr. 1 fehlte der Rumpf.

Röntgenbild der rekonstruierten Halswirbelsäule von Leiche Nr. 2.

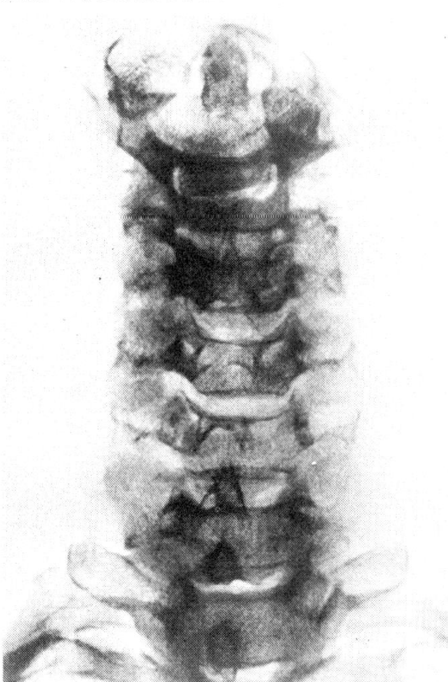

Die Identitätsfeststellung erforderte weiterhin, Geschlecht, Alter und Körpergröße beider Leichen zu bestimmen. Die Sachverständigen kamen zu der Auffassung, daß die vorliegenden Körperteile von zwei Frauen stammten. Das Alter der Leiche Nr. 1 wurde zwischen achtzehn und fünfundzwanzig Jahren, das der Leiche Nr. 2 zwischen fünfunddreißig und fünfundvierzig geschätzt. Nach den Formeln, die der Londoner Biostatistiker Karl Pearson im Jahre 1899 veröffentlicht hat, ergab sich für die jüngere Frau eine Körpergröße von 147 bis 151 und für die ältere von 152 bis 157 Zentimeter.

Als diese Ergebnisse vorlagen, bestand bereits der dringende Verdacht, daß es sich bei den beiden Frauen um Mrs. Ruxton und Miss Rogerson handelte. Ein Zusammenhang zwischen dem Verschwinden beider und den Leichenteilfunden um Moffat hatte sich zum einen durch die zum Verpacken der zerstückelten Leichen verwendeten Zeitungen und Textilien ergeben. Aber noch ein weiterer Umstand deutete darauf hin. Beide Vermißte waren am Abend des 14. September letztmalig lebend gesehen worden. Drei Tage darauf wurde nahe dem späteren Fundgebiet der Leichenteile ein Radfahrer von einem Pkw angefahren, der ohne anzuhalten weiterfuhr. Der Radfahrer konnte sich jedoch die Autonummer merken und meldete den Vorfall sofort. Die Polizei stellte den Flüchtigen eine Viertelstunde später. Der Fahrer des Wagens war kein anderer als Ruxton, der weder einen Führerschein noch die Versicherungspolice bei sich trug. Deshalb mußte er sich bei der Polizei in Lancaster melden und die Papiere vorlegen. Auf diese Weise hat Ruxton selbst seine Fahrt nach Schottland angezeigt.

Zur Feststellung der Identität der rekonstruierten Leichen ersann James Couper Brash ein bis dahin noch nicht praktiziertes Verfahren. Er nahm einen fotografischen Vergleich der Schädel mit vergrößerten Porträtaufnahmen der vermißten Frauen vor. Mrs. Ruxton trug auf dem Foto ein Diadem, das Brash im Original zur Verfügung stand. Mit Hilfe des Kopfschmucks konnte das Porträtfoto in Lebensgröße reproduziert werden. Für das Foto von Miss Rogerson fehlte ein solcher Maßstab. Brash ließ deshalb den Ort, an dem

Im Mordfall Ruxton setzte James Couper Brash das von ihm beschriebene Verfahren zur Schädelidentifizierung erstmalig ein. Das Prinzip der fotografischen Superprojektion ist jedoch schon wesentlich länger bekannt.

Der Pathologe und Anthropologe Rudolf Virchow berichtete in der Sitzung der Berliner Gesellschaft für Anthropologie, Ethnologie und Urgeschichte am 21. März 1896 über die Untersuchung einer ägyptischen Mumie aus der Nekropole von Hawara. Zur Identifizierung des Mumienkopfes und eines Portäts wurden verkleinerte Fotokopien gefertigt, „beide Bilder in einander gestellt und so eine zusammengesetzte Photographie gewonnen".

das Kindermädchen fotografiert worden war, mit einer Meßlatte nochmals aufnehmen. So vermochte er die Vergrößerung zu errechnen. Nun installierte Brash die von Weichteilen gesäuberten Schädel in einem allseitig drehbaren Gestell. Unter Kontrolle eines Winkelmessers brachte er die Schädel in dieselbe Stellung wie die Köpfe auf den Porträtfotos. Von beiden Schädeln wurden dann Fotografien in Lebensgröße angefertigt. Auf den Schädelaufnahmen wie auch auf den Porträtfotos zog Brash die Umrisse mit Tusche nach und übertrug diese Linien auf durchsichtiges Zeichenpapier. Zur Orientierung mußte jede

Superprojektion der Umrisse von Schädel Nr. 2 und der Porträtaufnahme von Mrs. Ruxton. Es besteht Übereinstimmung.

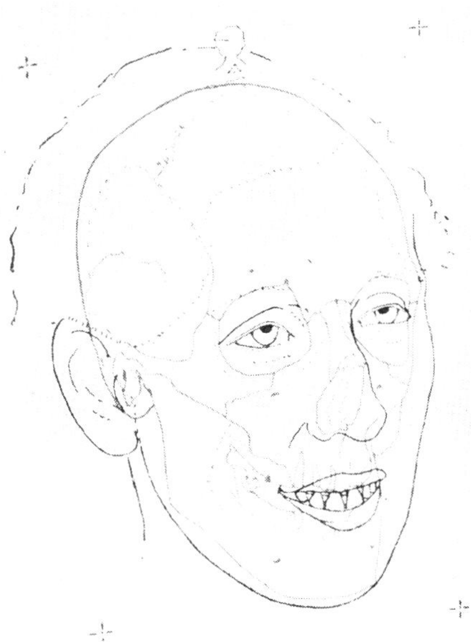

der Umrißzeichnungen Markierungen erhalten. Brash wählte zwei Punkte: das Nasion (Nasenwurzel) und das Prosthion (Oberkieferrand zwischen den mittleren Schneidezähnen). Dann legte er die Umrißzeichnungen der Porträtfotos und der Schädel dementsprechend übereinander. Dabei zeigte sich, daß die Umrisse des Schädels Nr. 2 zu den Porträts von Mrs. Ruxton und die von Schädel Nr. 1 zu den Porträts von Miss Rogerson paßten. Bei der Gegenprobe ergaben sich wesentliche Differenzen. In einem nächsten Arbeitsgang erfolgte die Superposition der Negative von Schädel Nr. 1 und Nr. 2 und der Positive der Porträtfotos. Zur Orientierung dienten die Markierungen, die Brash von den Umrißzeichnungen übertragen hatte. Schließlich wurden sämtliche Negative und Positive auf Röntgenfilm aufgenommen, die Filme entsprechend den Markierungen übereinandergelegt und nochmals fotografiert.

Brash beschrieb das Ergebnis der neuartigen Untersuchungen in seinem Gutachten wie folgt: „Nach meiner Ansicht zeigen die Verglei-

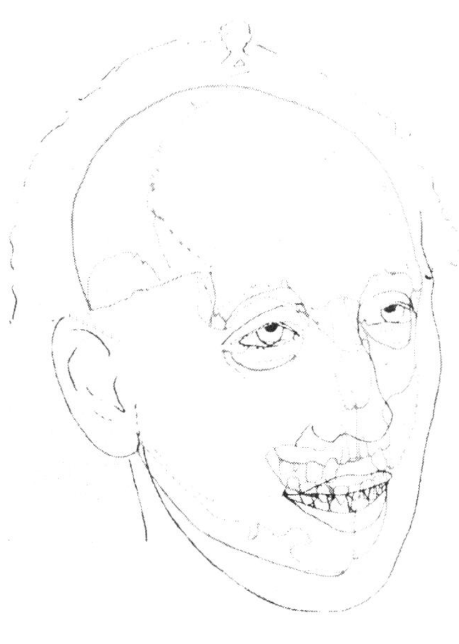

Gegenprobe: Umrisse von Schädel Nr. 1 und der Porträtaufnahme von Mrs. Ruxton passen nicht zusammen.

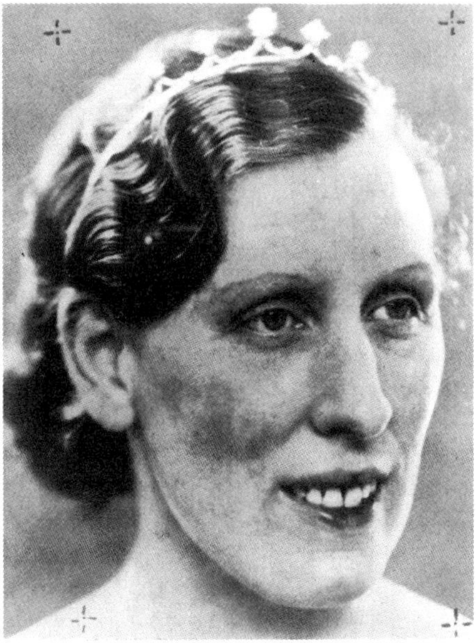

Positiv des Porträts von Mrs. Ruxton

che zunächst, daß Schädel Nr. 1 unmöglich der Schädel von Frau Ruxton und daß Schädel Nr. 2 unmöglich der Schädel von Mary Rogerson sein kann. Da aber bei Vergleich von Schädel Nr. 1 mit den Porträts von Mary Rogerson und von Schädel Nr. 2 mit den Porträts von Frau Ruxton die Übereinstimmung der charakteristischen Maße von Schädeln und Porträts so groß ist, wie ich sie erwarten würde, wenn mir Schädel und Porträts einer bekannten Person zu dem gleichen Versuch übergeben worden wären, da ferner in den vier Vergleichungen nicht die geringste Abweichung vorkommt, die nicht durch unvermeidliche Fehlerquellen des technischen Verfahrens ihre Erklärung fände, so ist nach meiner Ansicht klargestellt, daß Schädel Nr. 1 der Schädel von Mary Rogerson sein könnte und Schädel Nr. 2 der Schädel von Frau Ruxton."

Ebenso wie Brash untersuchten auch die Gerichtsmediziner Glaister und Smith sämtliche achtundsechzig Leichenteile. Im Falle der Leiche Nr. 1 (Mary Rogerson) konnte eine Todesursache nicht angegeben werden, vor allem weil wesentliche Körperabschnitte fehlten. Dagegen ließen die Befunde, unter anderem ein

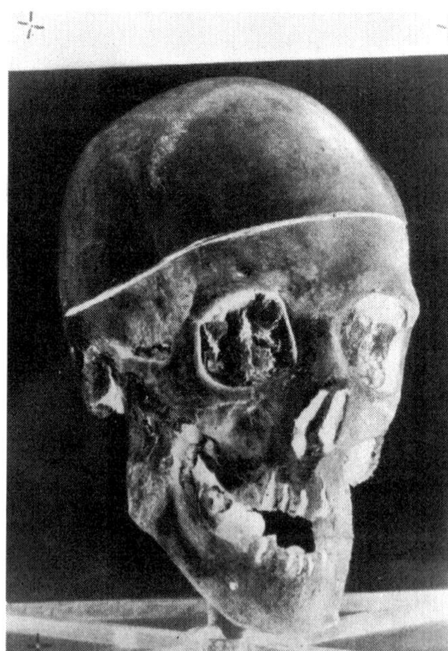

Negativaufnahme des Schädels Nr. 2

Bruch des Zungenbeins, an Leiche Nr. 2 (Isabella Ruxton) auf eine Halskompression, vermutlich Erwürgen oder Erdrosseln, schließen. Die untersuchte Gebärmutter wies keine Anzeichen einer Schwangerschaft auf, ließ sich jedoch nicht mit Bestimmtheit einer der beiden Leichen zuordnen. Glaister und Smith hatten ein Fehlen der Fingerendglieder an allen Händen festgestellt. Überdies ging aus den zahnärztlichen Gutachten hervor, daß an Schädel Nr. 1 und Nr. 2 eine Anzahl von Zähnen frisch gezogen waren. Auch fehlten an beiden Leichen die Augen, Ohren, Nase und Lippen sowie an Leiche Nr. 1 ein großer Teil der Gesichtshaut. Das sollte womöglich einem doppelten Zweck dienen. Einerseits handelte es sich um wesentliche Identitätsmerkmale. Andererseits könnte der Täter die bei Erwürgen und Erdrosseln vor allem in der Augenbindehaut, der Lippenschleimhaut und der Gesichtshaut auftretenden Stauungsblutungen beseitigt haben. An beiden Körpern waren demnach solche Teile entfernt worden, die eine Wiedererkennung der Leichen ermöglichen oder für die Feststellung der Todesursache wichtig sein konnten. Das deutete ebenso wie die anatomiegerechte Zerstückelung auf medizinische Kenntnisse des Täters hin.

Am Rande mußten sich die Sachverständigen noch mit einem absonderlichen Fundstück befassen. Zwischen den Leichenteilen war ein sogenanntes Zyklopenauge zum Vorschein gekommen. Bei dieser Gesichtsmißbildung liegen die beiden verwachsenen Augäpfel in einer gemeinsamen Augenhöhle. Als eine durchaus wahrscheinliche Erklärung für dessen Herkunft ergab sich die folgende: Ruxton hatte sich in früheren Jahren mit augenärztlichen Studien beschäftigt. Bei der Leichenbeseitigung ging ihm das Formalin aus, so daß er auch den Inhalt des Glases mit dem Zyklopenauge verwenden mußte. Dadurch gelangte das Präpa-

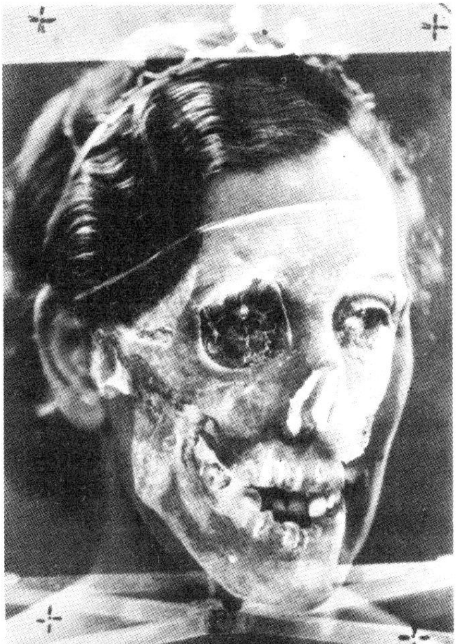

Fotografische Superprojektion von Positiv und Negativ

rat mit der Formalinlösung zwischen die Leichenteile.

Am 20. November 1935 traf das letzte ärztliche Sachverständigengutachten bei der Staatsanwaltschaft ein. Nach Abschluß der Voruntersuchung wurde Ruxton am 13. Dezember auf Antrag der Verteidigung dem Schwurgericht in Manchester überwiesen. Dort begann am 2. März 1936 die elf Tage dauernde Hauptverhandlung. Ruxton war angeklagt, seine Frau Isabella und das Kindermädchen Mary Rogerson getötet zu haben. In seiner Eröffnungsansprache erklärte der Staatsanwalt: „Ich vermute, daß ein heftiger Streit entbrannte, als Frau Ruxton zu Bett ging, daß der Doktor seine Frau erdrosselte, daß Mary ihn bei der Tat überraschte und deshalb auch den Tod erleiden mußte." Ruxton hatte in der Zeit vor dem Tode seiner Frau wiederholt Morddrohungen ausgesprochen und sie, getrieben von einer krankhaften Eifersucht, mehrfach tätlich angegriffen.

Am siebenten und achten Verhandlungstag erhielten die ärztlichen Sachverständigen das Wort. Der Verteidiger griff generell die Gutachten nicht an, verwies aber ausdrücklich auf die vorsichtige Formulierung hinsichtlich der Schädelidentifizierung. Es sei demnach, so betonte er, nur eine auffallende Ähnlichkeit, nicht aber die Identität festgestellt worden. Dagegen blieb der Staatsanwalt bei seiner Auffassung, daß die Identifizierung der Leichen „fast alles beweise". Letzter Verhandlungstag war der 13. März. Am Nachmittag, um 15.58 Uhr zogen sich die Geschworenen zur Beratung zurück. Schon nach einer Stunde erschienen sie wieder im Gerichtssaal. Der Urkundsbeamte fragte den Obmann: „Finden Sie Buck Ruxton des Mordes schuldig oder nicht?" und erhielt zur Antwort: „Schuldig". Daraufhin verkündete der Gerichtsvorsitzende das Urteil: „Buck Ruxton, Sie sind verurteilt worden, aufgrund eines Beweises, der bei niemand einen Zweifel aufkommen lassen kann. Das Gesetz kennt nur eine Strafe für das Verbrechen, das Sie begangen haben. Das Urteil des Gerichts lautet, daß Sie von hier in das Gefängnis und von dort auf den Richtplatz verbracht und daß Sie dort am Hals aufgehängt werden sollen, so lange, bis Sie tot sind, und daß dann Ihr Leichnam innerhalb der Gefängnismauern beerdigt werde."

Ruxton legte gegen das Urteil Berufung ein, die das Appellationsgericht am 27. April abwies. Desgleichen erhielt er auf sein Gnadengesuch einen abschlägigen Bescheid. Am 12. Mai 1936 wurde Buck Ruxton im Strangeways-Gefängnis von Manchester hingerichtet.

Für das Verfahren von Brash nach Art einer Fotomontage haben erst viel später der Gerichtsmediziner Oskar Grüner und sein Doktorand

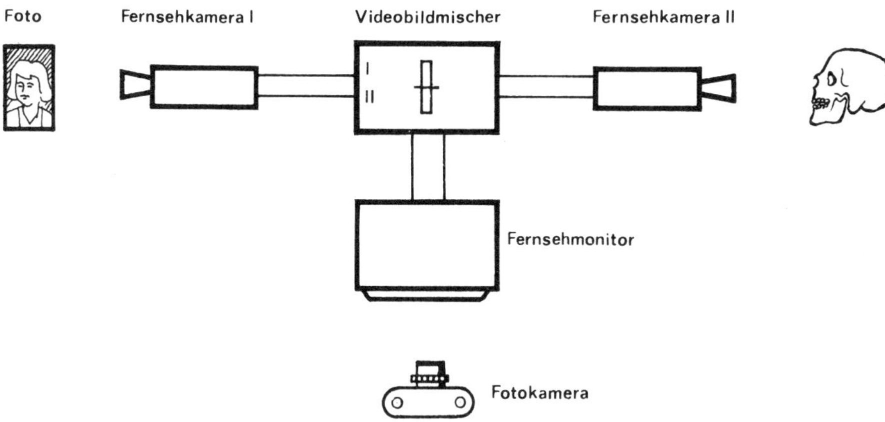

Aufnahmeanordnung für das Video-Bildmischverfahren zur Schädelidentifizierung

Richard Reinhard in Frankfurt am Main die theoretischen Grundlagen erarbeitet und die Superprojektion zugleich methodisch verbessert. Sie entwickelten im Jahre 1959 ein rein fotografisches Verfahren, bei dem der Fundschädel direkt in eine Vergrößerung des Fotos hineinprojiziert und das Einpassungsergebnis fotografiert werden kann. Trotz weiterer Vervollkommnung blieb die praktische Ausführung kompliziert und zeitaufwendig. Erst durch Verwendung einer Video-Anlage konnte die Superprojektion wesentlich vereinfacht werden. Die Apparatur besteht aus zwei Fernsehkameras, einem Videobildmischer und einem Fernsehmonitor. Mit der einen Kamera wird das Foto und mit der anderen der Schädel aufgenommen. Die Superprojektion beider Abbildungen erfolgt elektronisch über den Videobildmischer. Das entstehende Mischbild erscheint auf dem Fernsehmonitor und läßt sich zum Zwecke der Dokumentation für das Gericht fotografisch festhalten. Diese leistungsfähige Methode der Schädelidentifizierung durch elektronische Bildmischung haben die Kieler Gerichtsmediziner Richard Helmer und Oskar Grüner auf dem X. Kongreß der Internationalen Akademie für Gerichtliche und Soziale Medizin am 14. September 1976 in München vorgestellt.

Von der Spur zum Täter

Forensisch-medizinische Spurenuntersuchungen

Blutige Spuren

Nürnberg im Jahre 1820.

In der Königsstraße betrieb der Großhändler Christoph Bäumler ein Gemischtwarengeschäft und zugleich eine Branntweinschenke. Am Morgen des 21. September fiel den Nachbarn auf, daß der Laden geschlossen blieb. Allmählich versammelten sich Käufer vor dem Geschäft. Sie läuteten mehrmals, doch niemand öffnete. Schließlich drangen einige Männer mit Erlaubnis der Polizei in das Haus ein und liefen zuerst in den Laden. Neben der Tür fanden sie den blutüberströmten Leichnam der Dienstmagd Anna Katharina Schüz. Bäumler selbst lag tot neben dem Ofen des Wohnzimmers. Auch sein Kopf wies schwere Verletzungen auf und war mit Blut bedeckt.

Die Untersuchung des Doppelmordes übernahm eine Kommission des Stadtgerichts. Gleich zu Anfang wurden all jene verhört, die sich am Abend des 20. September in der Schankstube Bäumlers aufgehalten hatten. Einige erinnerten sich an einen unbekannten Mann, der allein zurückgeblieben war, als die übrigen Gäste die Schenke verließen. Sie sagten übereinstimmend aus, daß der Fremde etwa dreißig Jahre alt und schwarzhaarig gewesen sei, einen schwarzen Bart sowie einen dunklen Überrock und einen runden hohen Filzhut getragen habe.

In Verdacht geriet alsbald ein gewisser Johann Paul Forster, ein erst seit vier Wochen aus dem Strafarbeitshaus entlassener ehemaliger Soldat. Vor dem Verbrechen hatte er sich mehrere Tage hindurch zu verschiedenen Zeiten in der Nähe des Bäumlerschen Hauses aufgehalten und sich auf diese Weise verdächtig gemacht. Forster wurde am 23. September in Diespeck bei Neustadt an der Aisch verhaftet. In seinem Besitz befanden sich mehrere Kleidungsstücke Bäumlers und eine beträchtliche Summe Geldes. Forsters Schwester bekannte gleich im ersten Verhör, daß ihr Bruder am Nachmittag des 20. September eine Hacke erbeten habe, um damit, wie er vorgab, einen Einbruch zu begehen. Am 26. September durchsuchte die Polizei Forsters Wohnung und fand in einem Versteck die Tatwaffe. Der hinzugezogene Gerichtsarzt erklärte, er könne „die wahrzunehmende Färbung des Holzes an den beiden Seiten des Hackenstiels, unmittelbar unter der Einkeilung des Beils, für nichts anderes als für halbvertilgte Blutspuren halten". Seinen braunen Überrock hatte Forster am 21. September in einem Wirtshaus zurückgelassen. Das Kleidungsstück gelangte ebenfalls in die Hände der Polizei. Es war „an mehreren Stellen sehr stark mit Blut befleckt, hie und da gleichsam damit durchtränkt".

Während der mehrmonatigen Ermittlungen kamen noch weitere Indizien hinzu. Am 22. Juli 1821 sprach das Gericht Johann Paul Forster schuldig des Raubmordes an Christoph Bäumler und dessen Dienstmagd Anna Katharina Schüz. Der Todesstrafe entging er jedoch, weil nach dem damals in Bayern geltenden Strafgesetzbuch für ein solches Urteil ein Geständnis des Täters vorliegen oder ein unmittelbarer Beweis durch Tatzeugen erbracht werden mußte. Forster wurde zur Kettenstrafe auf Lebenszeit verurteilt.

Zu Beginn des 19. Jahrhunderts verfügte die Polizei noch nicht über kriminaltechnisch ausgebildete Spezialisten, so daß die Spurensicherung nur äußerst unzureichend erfolgte. Andererseits mangelte es an naturwissenschaftlichen Methoden zur Untersuchung von Blutspuren. Ob es sich bei vorgefundenen blutverdächtigen Anhaftungen tatsächlich um Blut handelte, entschied der Gerichtsarzt in erster Linie danach, wie die Flecke aussahen. Mit zunehmendem Alter geht jedoch die typische Farbe bald verloren, und das Rot verwandelt sich in Braun, aber auch ein grüner oder grauer Farbton kann entstehen. Daraus resultieren vielfältige Verwechslungsmöglichkeiten, beispielsweise mit Rost, Fliegenkot, Malerfarbe oder Tischlerbeize. Um Blutflecke von anderen zu unterscheiden, wurden die Anhaftungen abgeschabt und mit destilliertem Wasser angefeuchtet. Entstand bei der Probe eine rötliche Flüssigkeit, dann genügte dieses Resultat für die Diagnose „Blut". Solche völlig unzulänglichen Untersuchungsmethoden dürfen nicht verwundern, denn zur damaligen Zeit war nur wenig über das Blut und seine Eigenschaften bekannt.

Die Entdeckung der zellulären Blutbestandteile konnte erst gelingen, nachdem man um die Mitte des 17. Jahrhunderts damit begonnen hatte, das Mikroskop in der medizinischen Forschung anzuwenden. Der niederländische Arzt und Zoologe Jan Swammerdam erkannte 1658 im Froschserum zahllose flachovale Teilchen, und 1666 sah der italienische Anatom Marcello Malpighi im Aderlaßblut rote Partikeln. Nach langjährigen Untersuchungen am Blut von Menschen und Tieren beschrieb der niederländische Naturforscher Antony van Leeuwenhoek als erster 1673 ausführlich die roten Blutkörperchen oder Erythrozyten. Seine selbstkonstru-

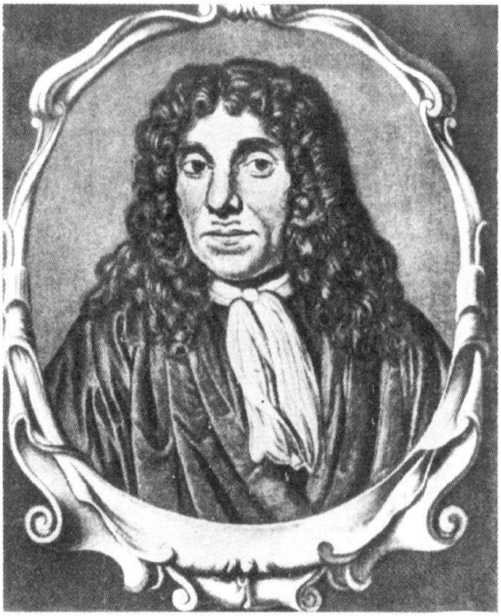

Antony van Leeuwenhoek (1632–1723) war einer der erfolgreichsten Naturforscher während der Anfangsjahre der wissenschaftlichen Mikroskopie. Mit seinem Namen sind viele bedeutsame Entdeckungen in Biologie und Medizin verbunden. Er beschrieb unter anderem als erster ausführlich die roten und weißen Blutkörperchen.

ierten Mikroskope erlaubten ihm recht genaue Beobachtungen bei Vergrößerungen bis etwa zweihundertfünfzigmal. Auch die weißen Blutkörperchen oder Leukozyten hat van Leeuwenhoek eingehend untersucht und erstmalig beschrieben. Über die Größe menschlicher Erythrozyten bestand schon zu Anfang des 18. Jahrhunderts Klarheit. Deren Durchmesser gab 1718 der Engländer James Jurin mit 1/3240 Zoll (7,8 µm) an und erreichte damit einen erstaunlich genauen Wert. Die Entdeckung der wesentlich kleineren Blutplättchen oder Thrombozyten gelang erst 1818 dem britischen Militärarzt Everard Home mit Hilfe verbesserter, sogenannter achromatischer Mikroskope. Wenig später führten in Frankreich Jean-Louis Prévost und Jean-Baptiste-André Dumas eingehende Untersuchungen über Form und Größe der Blutkörperchen von Menschen und Tieren sowie über die Mengenverhältnisse der Blutbestandteile durch. Ihre Ergebnisse veröffentlichten sie 1821 in mehreren Abhandlungen.

Solche Mikroskope benutzte auch Antony van Leeuwenhoek bei seinen Forschungen.

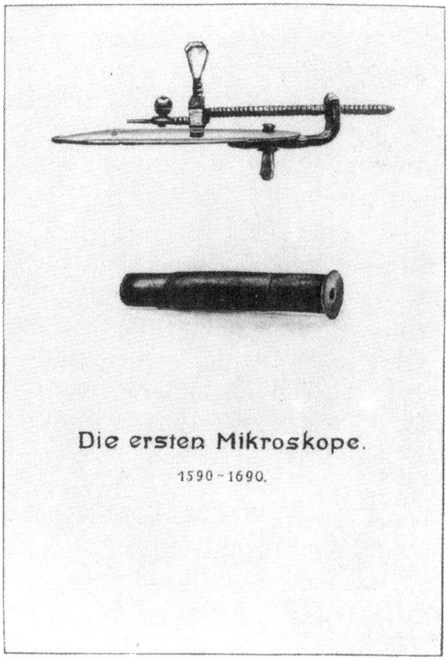

Als erster stellte der deutsche Chemiker Johann Friedrich Philipp Engelhart 1825 den roten Blutfarbstoff in reinem Zustand her. Der Biochemiker Felix Hoppe, später nannte er sich Hoppe-Seyler, begann 1858 in Berlin, die Eigenschaften dieser Substanz systematisch zu untersuchen. Er konnte 1862 beweisen, daß der Blutfarbstoff in den Erythrozyten enthalten ist, und gab 1864 dem Blutrot den Namen „Hämoglobin". Mit einer selbstentwickelten Technik stellte Hoppe-Seyler das Hämoglobin aller von ihm untersuchten Tierarten kristallin dar. Den Nachweis, daß auch organische Materien kristallisationsfähig sind, hatte bereits 1847 der Anatom Karl Bogislaus Reichert in Dorpat erbracht.

Von den zahlreichen danach erschienenen Abhandlungen über die Blutkristallisation erlangte die Arbeit des Anatomen Ludwig Teichmann-Stawiarski „Ueber die Krystallisation der organischen Bestandtheile des Blutes" aus dem Jahre 1853 besondere Bedeutung für die forensisch-medizinische Praxis. Die Teichmann-Reaktion ist die älteste Kristallprobe zum Blutnachweis. Das Reaktionsprinzip besteht darin, daß Eisessig vom Hämoglobin das Häm, also die Farbstoffkomponente, abspaltet und durch Zusatz einer Chloridverbindung, beispielsweise Kochsalz, Häminchlorid entsteht. Die praktische Ausführung ist denkbar einfach. Eine Spurenprobe wird zusammen mit Eisessig und einem Kochsalzkriställchen über einem Bunsenbrenner erhitzt. Bei Vorhandensein von Blutfarbstoff bilden sich die rhomboiden, bräunlichen Hämin-Kristalle, die unter dem Mikroskop an ihrer unverwechselbaren Form zu erkennen sind.

Zehn Jahre später, 1863, beschrieb der deutsche Chemiker Christian Friedrich Schönbein die Wirkung des Blutes auf Wasserstoffperoxid. Wird beides zusammengebracht, so bildet sich ein charakteristischer weißer Schaum, der durch den freiwerdenden Sauerstoff zustande kommt. Die Wasserstoffperoxidlösung kann auf die blutverdächtigen Flecke getropft oder besser gesprüht werden.

Wiederum dauerte es nur wenige Jahre, bis eine weitere, grundsätzlich neue Methode zum Nachweis von Blut hinzukam. Der Chemiker Robert Bunsen und der Physiker Gustav Kirchhoff hatten 1859/60 in Heidelberg gemeinsam die Spektralanalyse entwickelt. Dieses Verfahren erwies sich als geeignet, die Zusammensetzung von Substanzen zu ermitteln, denn Lage und Intensität der Spektrallinien entsprachen Art und Menge des jeweiligen Stoffes. Spektroskopische Untersuchungen des Blutes führte Felix Hoppe-Seyler bereits 1862 an der Berliner Charité durch. Im Ergebnis seiner Experimente empfahl er einen spezifischen Blutnachweis, der darauf ba-

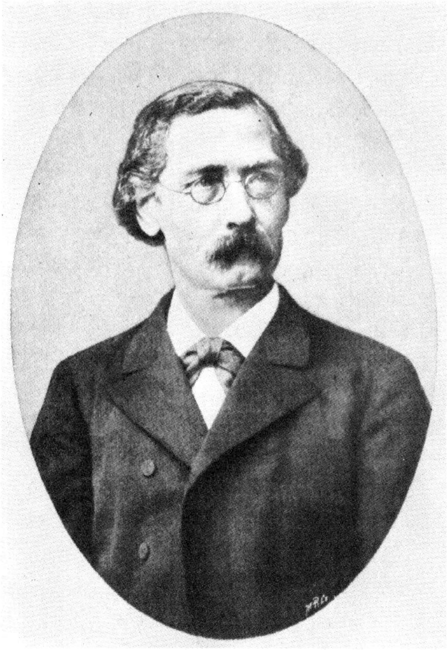

Felix Hoppe-Seyler (1825–1895), Mitbegründer der Physiologischen Chemie als eigenständiges Fachgebiet, beschäftigte sich vorrangig mit Untersuchungen des Blutes. Unmittelbare Bedeutung für die Gerichtsmedizin erlangten seine Arbeiten über die Absorptionsspektren des Hämoglobins und dessen Derivate.

siert, daß der Blutfarbstoff und dessen Derivate charakteristische Absorptionsspektren aufweisen.

Im Gegensatz dazu gab es um die Mitte des 19. Jahrhunderts noch immer keine zuverlässige Methode zur Bestimmung der Blutart. Ob es sich um Tier- oder Menschenblut handelte, wurde auf recht unterschiedliche Weise zu klären versucht. Zwar besonders phantasievoll, aber vollkommen unbrauchbar war das Verfahren des Franzosen Jean-Pierre Barruel aus dem Jahre 1829. Dennoch erregte seine Mitteilung zunächst großes Aufsehen.

Barruel hatte sich mit der Isolierung von Blutfarbstoff beschäftigt. Als er eines Tages zu frischem Ochsenblut Schwefelsäure zusetzte, sei ihm sogleich der eigentümliche Kuhstallgeruch aufgefallen. Kurz darauf erhielt Barruel den Auftrag, das Blut eines Mannes zu untersuchen. Wiederum behandelte er eine Blutprobe mit Schwefelsäure. Augenblicklich habe sich ein starker Geruch nach Männerschweiß ausgebreitet. Das brachte ihn auf den Gedanken, eine Geruchsprobe zur Unterscheidung verschiedener Blutarten zu entwickeln. Barruel arbeitete genaue Untersuchungsvorschriften aus und schuf eine umfängliche Lehre von den Blutgerüchen. Seinen Experimenten zufolge ließen sich unterscheiden: Blut von Männern an dem starken Geruch nach Männerschweiß und Blut von Frauen an dem ähnlichen, aber viel schwächeren Geruch nach Frauenschweiß; von den Tierbluten sollten riechen: Ochsenblut nach Kuhmist oder Ochsenstall, Pferdeblut nach Pferdeschweiß oder trockenem Pferdemist, Schafblut nach Schafwolle, Hundeblut nach schwitzenden Hunden, Schweineblut nach Schweinestall und Froschblut nach Sumpfbinsen; überdies hätten das Blut von Ratten, Fischen, Truthähnen, Enten und Tauben einen charakteristischen Geruch nach diesen Tieren.

Auch bis zu zwei Wochen alte Blutflecke sollten nach dem Aufweichen in Wasser beim Übergießen mit Schwefelsäure den Geruch der entsprechenden Blutart im frischen Zustand entwickeln. Barruels Methode fand schon nach einigen Monaten Anwendung in einem Kriminalfall.

In Paris wurde ein Fleischer des Mordes an seiner Ehefrau beschuldigt. Am Tatort fand die Polizei ein blutiges Männerhemd. Der Verdächtige behauptete, das Blut am Hemd stamme von einem Schwein, das er acht Tage zuvor geschlachtet habe. Das Gericht setzte eine Untersuchungskommission ein, der neben anderen Jean-Pierre Barruel und Mathéo-José-Bonaventure Orfila angehörten. Die Kommissionsmitglieder überzeugten sich durch eigene Versuche davon, daß Männerblut „konstant nach Männerschweiß" roch und Schweineblut stets „denselben charakteristischen Schweinstallgeruch" entwickelte. Nicht ganz so eindeutig schien den Herren das Ergebnis der vergleichenden Untersuchungen von Frauenblut. Es roch „verschiedenartig, ja selbst bei einer 47jährigen Jungfrau dem des Mannes ähnlich". Abschließend entschied sich die Kommission dahingehend, daß das Blut am Hemd „evident nicht Schweineblut" sei. Leider ist nicht überliefert, ob der Angeklagte verurteilt wurde.

Noch im Jahr der Veröffentlichung erhob Barruels Landsmann François-Vincent Raspail Einwände gegen die Geruchsprobe zur Blutartbestimmung: Es bestehe die Gefahr einer Täuschung, denn Gerüche seien flüchtig und wandelbar. Im übrigen dürften sich „nicht alle Nasen als Reagenzien" eignen. Bei Kriminaluntersuchungen, so schlußfolgerte Raspail, sei diese Methode als alleiniges Beweismittel nicht zulässig. Rasch mehrten sich die Zweifel am Wert der Geruchsprobe, über die ein Kritiker 1834 schrieb: „Um so etwas zu riechen, wird aber eine besondere, eine Barruel'sche Nase erforderlich sein." Nun könnte man glauben, daß die Sache damit endgültig ad absurdum geführt war. Weit gefehlt! Noch im Jahre 1855 erschien in „Adolph Henke's Zeitschrift für die Staatsarzneikunde", einer durchaus ernst zu nehmenden und viel gelesenen Fachzeitschrift, eine Mitteilung über die Aufklärung eines Kriminalfalles mit Hilfe der Methode von Barruel. Dieses Beispiel zeigt zugleich die Misere, in der sich die Gerichtsmedizin hinsichtlich der Unterscheidung von Tier- und Menschenblut zur damaligen Zeit befand.

Ein Händler erstattete Anzeige, daß er in einem Wald überfallen worden sei. Er habe dem Angreifer die vorgehaltene Pistole entreißen können und ihm damit zwei Schläge auf das Hinterhaupt versetzt. Kurze Zeit später wurde ein der Tat verdächtiger Bursche festgenommen und dem Gerichtsarzt vorgeführt. Das Untersuchungsergebnis lautete wie folgt: „Der ganze Kopf des D. war mit starken, verschieden gefärbten Borken, wie mit einer Haube dicht überdeckt; eine Verletzung aber an solchem nicht zu finden. Mit demselben schorfigen Ausschlage, aber mehr einzeln stehend, waren auch die übrigen Theile des Körpers bedeckt." Auf dem Rückenteil der Leinenjacke, die der junge Mann trug, befanden sich mehrere Blutflecke. Der Beschuldigte erklärte, daß es sich um Ziegenblut handele, denn er habe vor Tagen ein durch Halsschnitt geschlachtetes Jungtier auf dem Rücken nach Hause getragen. Von jedem Fleck fertigte der Gerichtsarzt mit destilliertem Wasser einen Spurenextrakt an und stellte fest, daß „die mit Schwefelsäure behandelte Lösung einen solchen Geruch, wie man ihn in einem dumpfen Keller, in dem Käse aufbewahrt worden, verbreitete". Als nächstes entnahm er dem Beschuldigten Blut, das ebenfalls nach Barruels Methode untersucht wurde. Dabei entwickelte sich „ein schwacher Modergeruch, ähnlich dem seines Schorfausschlages und des frisch gelassenen Urines". Zusammenfassend urteilte der Gerichtsarzt: „Auf das Resultat dieser Versuche hin erklärte der Begutachtende, dass die Blutflecke, welche an der Jacke des D. gefunden wurden, wahrscheinlich nicht von einer Geiss herrühren; indem der Geruch, welcher sich bei der Behandlung derselben und seines frischen Blutes mit Schwefelsäure entwickelte, jenem seiner Hautausdünstung und seines Urines so auffallend ähnlich war." Abschließend hieß es: „Als dem Thäter diese Erklärung eröffnet wurde, gestand er die That mit allen Umständen, und wurde zur Kettenstrafe verurtheilt." Untersuchungsergebnisse und Schlußfolgerungen des Gerichtsarztes, hier im Wortlaut wiedergegeben, sprechen für sich.

Nicht nur der Geruchsprobe Barruels blieb ein dauerhafter Erfolg versagt. Schon 1821 hatten die von Jean-Louis Prévost und Jean-Baptiste-André Dumas veröffentlichten Erkenntnisse über die Form- und Größenverhältnisse der Blutkörperchen erwarten lassen, daß auf diese Weise eine Unterscheidung von Menschen- und Tierblut möglich sein würde. Das gelang, wie sich bald zeigte, praktisch aber nur an frischen, noch mehr oder weniger flüssigen Blutspuren, dagegen nicht bei Blutflecken. Meistens waren die Erythrozyten infolge der Eintrocknung zu stark deformiert oder sogar zerstört.

Im Jahre 1848 berichtete der Arzt

und Chemiker Carl Schmidt über Untersuchungsergebnisse, die zu neuen Hoffnungen Anlaß gaben. Mit einer komplizierten Technik hatte er versucht, den Grad der Volumenminderung bei der Eintrocknung durch vergleichende Messungen zu erfassen. Aus seinen Meßwerten errechnete er „Einschrumpfungskoeffizienten" für die verschiedenen Blutarten. Schmidt glaubte, damit eine Möglichkeit gefunden zu haben, das Blut einzelner Tiere bestimmen und von Menschenblut unterscheiden zu können. Der Berliner Arzt Hermann Friedberg setzte sich 1852 mit diesem Verfahren kritisch auseinander. Er hatte Schmidts Untersuchungen vielfach wiederholt, jedoch keine verwertbaren Ergebnisse erzielt. Auch andere, chemische Methoden überprüfte Friedberg. Sein Resümee lautete: Alle bis dahin bekannten Untersuchungsverfahren ließen keine zuverlässige Bestimmung der Blutart an trockenen Blutspuren zu. Abermals mußte nach neuen Wegen gesucht werden.

An der Medizinischen Fakultät der Universität Dorpat verteidigte 1866 Ernst Körber seine Dissertation „Ueber Differenzen des Blutfarbstoffes". Der Kandidat hatte sich mit der Resistenz des Hämoglobins verschiedener Tiere und des Menschen gegenüber Essigsäure und Natronlauge befaßt. Seine beiden Versuchsreihen zeigten, daß der Blutfarbstoff unterschiedlich schnell zersetzt wurde. Für menschliches Hämoglobin war die Zersetzungszeit am kürzesten. Aber auch die Werte für verschiedene Tierblutarten, wie Hund, Katze, Schaf, Pferd, Schwein und Rind, differierten deutlich. Unverständlicherweise gerieten Körbers Untersuchungen zunächst in Vergessenheit. Erst 1898 griff der Gerichtsmediziner Roberto Magnanimi in Rom das Verfahren wieder auf. Mit einer geringfügig veränderten Methodik kam er zu gleichen Ergebnissen wie seinerzeit Körber. Insbesondere bei Verwendung von Kalilauge erwiesen sich die Zeitdifferenzen als groß genug, um daran die Unterscheidung der Blutart vorzunehmen. Allerdings versagte die Bestimmung der Alkaliresistenz bei älteren Blutflecken. So behielt die Äußerung Hermann Friedbergs von 1852 bis zum Ende des 19. Jahrhunderts ihre Gültigkeit: Es gab nach wie vor keine zuverlässige Methode zur Feststellung der Blutart an Trokkenblut. Den immer wieder erhofften Erfolg brachte endlich das Jahr 1901.

Bei Einbruch der Dunkelheit begann am Abend des 1. Juli 1901 in dem Ostseebad Göhren auf Rügen die Suche nach den beiden Söhnen des Fuhrmanns Grawert. Seit dem Nachmittag hatten sich die Jungen, der eine fünf, der andere sieben Jahre alt, in einem nahen Wald aufgehalten. Sie kehrten jedoch nicht zum verabredeten Zeitpunkt nach

Hause zurück. Bis in die Morgenstunden des 2. Juli dauerte die Suchaktion nach den vermißten Kindern. Erst um 3 Uhr früh wurden sie gefunden – getötet und zerstückelt.

Die Leiche des jüngeren lag, bis auf Mütze und Strümpfe entkleidet, dicht am Wege von Göhren nach Baabe. Der Schädel war zertrümmert, der Hals bis zur Wirbelsäule durchtrennt und der Rumpf durch einen Schnitt eröffnet, der am Unterbauch über Schambeinfuge, Hodensack und After bis zum Kreuzbein reichte. Aus der Bauchhöhle hingen Darmschlingen heraus. Das Herz des Jungen fehlte. An einem dicht mit Farnkraut bewachsenen Platz ganz in der Nähe wurde der Leichnam des älteren Bruders entdeckt. Es handelte sich dabei nur um den zertrümmerten Kopf und den oberen Teil des Rumpfes. Der Beckenabschnitt mit beiden Beinen konnte erst später an anderer Stelle gefunden werden. Fast alle inneren Organe waren aus dem Körper entfernt worden und lagen, teilweise in Scheiben geschnitten, in einem Umkreis von 400 Metern im Waldgelände verstreut. Unweit von den Leichen stießen die Suchenden auf einen faustgroßen, blutigen Stein, mit dem der Täter vermutlich die Knaben erschlagen hatte.

Der Tatverdacht richtete sich gegen den Tischlergesellen Ludwig Tessnow aus Baabe. Eine Obsthändlerin berichtete der Polizei, daß sie Tessnow beobachtet hatte, wie er am späten Nachmittag des 1. Juli die beiden Jungen ansprach. Noch am Abend des 2. Juli wurde Tessnow verhaftet. Er trug einen Anzug mit Weste, Hemd und Vorhemd, einen Papierkragen, einen Schlips sowie einen Hut. Mehrere Stellen des Anzugs wiesen ganz frische blutverdächtige Flecke auf, ebenso das Vorhemd, der helle Schlips und die Krempe des Hutes. Die Gegend der linken unteren Tasche des Jacketts wirkte wie erst kürzlich ausgewaschen. Das Rückenfutter der Weste erweckte den Eindruck, als ob dort eine blutige Hand abgewischt worden sei. Tessnow bestritt, irgend etwas mit dem Tod der Kinder zu tun zu haben. Bei den Verschmutzungen an seiner Kleidung, so behauptete er, handele es sich nicht um Blut, sondern um Tischlerbeize.

In der Voruntersuchung gegen Tessnow stellte sich heraus, daß er schon einmal drei Jahre zuvor wegen des dringenden Verdachts, einen Doppelmord begangen zu haben, inhaftiert worden war. Damals hatte sich in Lechtingen nördlich von Osnabrück folgendes zugetragen: Am Morgen des 9. September 1898 verließen zwei siebenjährige Mädchen das elterliche Haus, um zur Schule zu gehen. Mittags wurden sie in einem Wald nahe dem Schulweg ermordet aufgefunden. Der Tatort bot dasselbe Bild wie bei dem Doppelmord in Göhren. Beide Leichen wa-

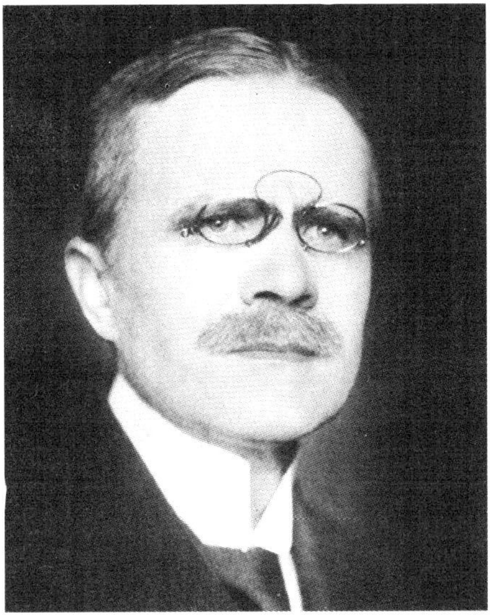

Paul Uhlenhuth (1870–1957) gab 1901 das nach ihm benannte Verfahren zur Bestimmung der Blutart an. Im Fall Tessnow konnte er mit Hilfe seiner Präzipitinreaktion die Herkunft der Blutflecke nachweisen.

ren zerstückelt, die inneren Organe teilweise aus den Körpern entfernt, einige davon zerschnitten, und alles in einem weiten Umkreis verstreut. Kopf und obere Rumpfhälfte der einen Leiche lagen getrennt von Becken und beiden Beinen. Eine Übereinstimmung bestand auch dahingehend, daß der Rumpf des anderen Mädchens durch einen die Schambeinfuge spaltenden, bis auf das Kreuzbein reichenden Schnitt aufgeschlitzt war, so daß Darmschlingen heraushingen. Am Tatort fand sich ein Knopf, der zu denen am Anzug des verdächtigten Tessnow paßte. Seine Bekleidung wies zahlreiche Blutflecke auf. Dennoch leugnete Tessnow beharrlich und wurde schließlich aus der Haft entlassen.

Der Untersuchungsrichter veranlaßte am 29. Juli und 1. August 1901 die Übersendung zweier Pakete mit Tessnows Kleidung und mit dem blutigen Stein an das Hygiene-Institut der Universität Greifswald. Der Adressat hieß Paul Uhlenhuth. Aus welchem Grunde schickte der Untersuchungsrichter ausgerechnet diesem unbekannten Stabsarzt und nicht einem Gerichtsmediziner die Corpora delicti?

Uhlenhuth war 1899 als Assistent an das Hygiene-Institut der Universität nach Greifswald gekommen. Zuvor hatte er zwei Jahre in Berlin bei Robert Koch, dem weltberühmten Direktor des Instituts für Infektionskrankheiten, gearbeitet. Dort lernte Uhlenhuth seinen späteren Greifswalder Chef, Friedrich Loeffler, kennen, der als ältester Assistent Kochs selbst ein bedeutender Bakteriologe war. Die großartigen Erfolge, die fast täglich in den Kochschen Laboratorien errungen wurden, faszinierten wohl jeden, der das Glück hatte, bei dem Begründer der Medizinischen Mikrobiologie arbeiten zu dürfen. So erging es auch Uhlenhuth. Er begann, sich vorrangig für ein damals gerade im Entstehen begriffenes Teilgebiet zu interessieren, und zwar für die Serologie oder die

Als eine Erscheinungsform der Bindung von Antigen und Antikörper lassen sich serologische Reaktionen beobachten, die experimentell nachgeahmt werden können. Antigene sind Stoffe, die im lebenden Organismus die Bildung von Antikörpern anregen und mit den entstandenen Abwehrstoffen, den Antikörpern, spezifisch reagieren. Zu den einfachsten serologischen Reaktionen zählen die Ausfällung (Präzipitation) und die Zusammenballung (Agglutination). Die entsprechenden Antikörper heißen Präzipitine beziehungsweise Agglutinine. Die Spezifität der Antigene beruht chemisch auf bestimmten Molekülgruppen oder auf der strukturellen Anordnung einzelner Atome im Molekül. Alle natürlichen Antigene sind komplexer Natur.

Lehre von den Abwehreigenschaften speziell des Blutserums.

Bis zur Jahrhundertwende hatten Forscher wie Paul Ehrlich, Emil von Behring und August von Wassermann in Berlin, Ilja I. Metschnikow am Institut Pasteur in Paris und Jules Bordet in Brüssel erste grundlegende Ergebnisse publiziert. Von den neuen Erkenntnissen beschäftigte Uhlenhuth eines ganz besonders – die Spezifität serologischer Reaktionen. Rund fünfzig Jahre später, inzwischen emeritierter Professor für Hygiene und Bakteriologie der Universität Freiburg i. Br., schrieb er: „Alle diese Arbeiten über spezifische Antikörper zogen mich mächtig an, so daß ich jede freie Zeit benutzte, um eigene Untersuchungen auf diesem Gebiete anzustellen."

Eine seiner selbstgewählten Aufgaben lautete: Lassen sich mit Hilfe eines Serums Unterschiede zwischen dem Eiereiweiß und dem Bluteiweiß eines Huhnes, das heißt zwischen zwei Eiweißstoffen ein und desselben Organismus, feststellen? Wenige Wochen später stand das Ergebnis fest. Ja, ein solcher Unterschied war serologisch nachweisbar. Das Eierantiserum erzeugte nur mit dem Eiereiweiß, nicht aber mit dem Bluteiweiß des Huhnes einen Niederschlag. Ebenso reagierte das Serum der mit Hühnerblut vorbehandelten Tiere spezifisch mit der Hühnerblutlösung. Über dieses Experiment schrieb Uhlenhuth später: „Gleichzeitig war aber durch diesen Versuch eine fundamentale Tatsache festgestellt; denn das genannte Serum rief nur in einer Hühnerblutlösung einen Niederschlag hervor, während alle anderen zur Kontrolle herangezogenen Blutlösungen von Pferd, Esel, Rind, Hammel, Taube völlig klar blieben. Auch normales Kaninchenserum erzeugte keine Trübung in diesen Blutlösungen. Diese interessante Beobachtung war der Ausgangspunkt für die Ausarbeitung des biologischen Verfahrens zur Unterscheidung der verschiedenen Blutarten."

Uhlenhuth ging nun daran, präzipitierende Seren zum Nachweis weiterer Tierblutarten herzustellen. Schließlich gelang es ihm sogar, ein Antiserum zu gewinnen, das einzig und allein mit menschlichem Bluteiweiß reagierte. Aber nicht nur das: „Ausschlaggebend war vom forensischen Standpunkt aus die Feststellung, daß sich auch wochenlang an verschiedenstem Material angetrocknetes in physiologischer Kochsalzlösung aufgelöstes Blut von Mensch, Pferd, Rind usw. noch ohne weiteres differenzieren ließ, auch wenn es sich nur um ganz kleine Blutflecken handelte." In langen Versuchsreihen überprüfte Uhlenhuth immer wieder seine Ergebnisse. Von Friedrich Loeffler bekam er eines Tages den Auftrag, die Herkunft einer Anzahl angetrockneter Blutflecke vom Menschen und von verschiedenen Tieren zu ermitteln. Ausnahmslos stellte Uhlenhuth die richtige Diagnose. Erst jetzt entschloß er sich, das Verfahren bekanntzugeben. Seine bahnbrechende Arbeit erschien am 7. Februar 1901 in der „Deutschen Medizinischen Wochenschrift".

Im Anschluß an die Schaffung der methodischen Grundlagen widmete sich Uhlenhuth intensiv der forensisch-medizinischen Anwendung. Vom Direktor des Gerichtsärztlichen Instituts der Universität Greifswald, Otto Beumer, erhielt er im Frühjahr 1901 mehrere an verschiedenen Gegenständen angetrocknete Blutproben vom Menschen und von einigen Säugetieren. Uhlenhuth sollte daran, ohne daß ihm Näheres bekannt war, die Blutart feststellen. Durchweg stimmten seine Diagnosen mit den Angaben in den Prozeßakten beziehungsweise – bei den zu Demonstrationszwecken vor längerer Zeit hergestellten Spuren – mit Beumers zuvor entfernter Beschriftung überein.

Nachdem Uhlenhuth die Leistungsfähigkeit und die Zuverlässigkeit seines Verfahrens vielfach nachgewiesen hatte, erreichte ihn im Sommer 1901 der Gutachtenauftrag im Fall Tessnow. Zudem übermittelte die Staatsanwaltschaft noch

> Nur einen Tag nach dem Erscheinen der Veröffentlichung „Eine Methode zur Unterscheidung der verschiedenen Blutarten, im besonderen zum differentialdiagnostischen Nachweise des Menschenblutes" von Paul Uhlenhuth hielt der Bakteriologe August Wassermann vor der Berliner Physiologischen Gesellschaft einen Vortrag über seine gemeinsam mit Albert Schütze durchgeführten Untersuchungen, die dasselbe Resultat erbracht hatten. Ihre ausführliche Abhandlung in der „Berliner klinischen Wochenschrift" vom 18. Februar 1901 trug den Titel „Ueber eine neue forensische Methode zur Unterscheidung von Menschen- und Thierblut". Als dritter veröffentlichte Richard Stern aus Breslau in der „Deutschen Medizinischen Wochenschrift" vom 28. Februar 1901 analoge Ergebnisse.

eine interessante Information. Tessnow stand in dringendem Verdacht, in der Nacht vom 11. zum 12. Juni 1901, also etwas mehr als zwei Wochen vor dem Doppelmord in Göhren, auf einem Acker mehrere Schafe getötet und zerstückelt zu haben. Wie bei den Morden an den Kindern waren die Kadaverteile weit über das Feld verstreut gefunden worden.

Für die spurenkundlichen Untersuchungen standen zur Verfügung: die Kleidungsstücke, die Tessnow bei der Verhaftung getragen hatte, und seine Arbeitsbekleidung. Die Garderobe wies zahlreiche teils rötliche, teils mehr rötlich-bräunliche Flecke auf. Zunächst mußte der Nachweis erbracht werden, daß es sich bei den Verschmutzungen tatsächlich um Blut handelte. Dazu setzte Uhlenhuth die Teichmannsche Reaktion und die Guajak-Probe ein. Mit Ausnahme von Tessnows Arbeitssachen ließen sich an den übrigen Kleidungsstücken nicht wenige Blutflecke feststellen. Uhlenhuth kratzte Teile davon ab oder schnitt die betreffenden Stellen heraus, um das Blut mit physiologischer Kochsalzlösung auszulaugen. Den erhaltenen Spurenextrakt filtrierte er und versetzte dann das Filtrat mit den verschiedenen Seren. Die Blutflecke auf dem Schlips, dem Papierkragen und dem Vorhemd waren so winzig, daß sie für eine serologische Reaktion nicht ausreichten. Trotzdem: Als Uhlenhuth die gesamte Bekleidung Tessnows untersucht hatte, stellte er eine überwältigende Bilanz auf. Er fand Menschenblut an sechs Stellen des Jacketts, an sieben Stellen der Hose, an vier Stellen der Weste, an einer Stelle des Hemdes und an vier Stellen des Hutes. Auch der rötliche Überzug auf dem Stein vom Tatort bestand ausschließlich aus Menschenblut. Darüber hinaus konnte Uhlenhuth an sechs Stellen des Jacketts und an drei Stellen der Hose Schafblut nachweisen.

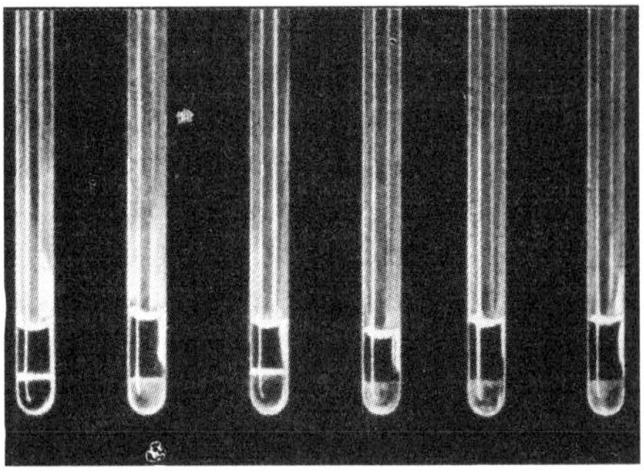

Präzipitinreaktion im sogenannten Uhlenhuth-Röhrchen. An der Grenzfläche zwischen Spurenextrakt und Antiserum zeigt sich im ersten und dritten Röhrchen von links ein deutlicher Präzipitationsring, das heißt eine positive Reaktion.

Im Frühjahr 1902 stand Ludwig Tessnow in Greifswald vor Gericht. Über den Ausgang des Prozesses schrieb Uhlenhuth: „Durch die Beweisaufnahme ist absolut sicher festgestellt, dass er die Schafe in S. umgebracht hat. Auch des ihm zur Last gelegten Mordes ist T. überführt und zum Tode verurteilt worden." Bei der Verkündung des Hinrichtungstermins erlitt Tessnow einen epileptischen Anfall, der längere Zeit andauerte. Es kam zu einer zweiten Verhandlung. Wiederum sprachen sich die Psychiater dahingehend aus, daß der Angeklagte als zurechnungsunfähig anzusehen sei. Entgegen den Gutachten der am Prozeß beteiligten Sachverständigen sowie des Medizinalkollegiums der Provinz Pommern und der Königlichen wissenschaftlichen Deputation für das Medizinalwesen in Berlin, der höchsten Instanz Preußens für forensisch-medizinische Begutachtungsfragen, erklärte ihn das Gericht abermals für schuldig und verurteilte ihn das zweitemal zum Tode.

Tessnows Verteidiger legten gegen die erneute Verurteilung beim Reichsgericht in Leipzig Revision ein, die dessen dritter Strafsenat am 14. März 1904 prüfte. Nach längerer Beratung verwarf der Senat den Berufungsantrag. Noch im selben Jahr wurde Ludwig Tessnow auf dem Hof des Greifswalder Gerichtsgefängnisses enthauptet.

Trotz bestechender Resultate, wie im Fall des Lustmörders Tessnow, nahmen die Fachleute nach den anderweitigen Fehlschlägen im 19. Jahrhundert Uhlenhuths Verfahren nicht ohne Skepsis auf. Bald nach dem Erscheinen der Veröffentlichung in der „Deutschen Medizinischen Wochenschrift" beauftragte Julius Kratter, Ordinarius für Gerichtliche Medizin in Graz, seinen japanischen Gastassistenten Yanamatsu Okamoto damit, die praktische Verwertbarkeit der vielversprechenden Methode zu überprüfen. Die Ergebnisse trug Kratter am 22. September 1902 auf der 74. Versammlung der Gesellschaft deutscher Naturforscher und Ärzte in Karlsbad vor. Nach Okamotos Feststellungen, sagte Kratter zusammenfassend, könne das Uhlenhuthsche Verfahren noch nicht vorbehaltlos für die forensische Praxis empfohlen werden. In seiner Erwiderung, erschienen am 22. Dezember 1902, wies Uhlenhuth jedoch nach, daß Okamoto die Technik der Serumgewinnung und die Untersuchungsmethodik nicht ausreichend beherrschte. Zum Beweis für die Zuverlässigkeit seiner Methode führte Uhlenhuth zweiundzwanzig von ihm erstattete spurenkundliche Gutachten an.

Eine Stellungnahme der Königlichen wissenschaftlichen Deputation für das Medizinalwesen beendete die Auseinandersetzungen zugunsten Uhlenhuths. Der Preußische Justizminister erließ am 8. September 1903 eine Verfügung, wodurch die Präzipitinreaktion offiziell in die gerichtsärztliche Praxis eingeführt wurde.

Zu einer Zeit, als die Kontroverse um Uhlenhuths Entdeckung die Fach-

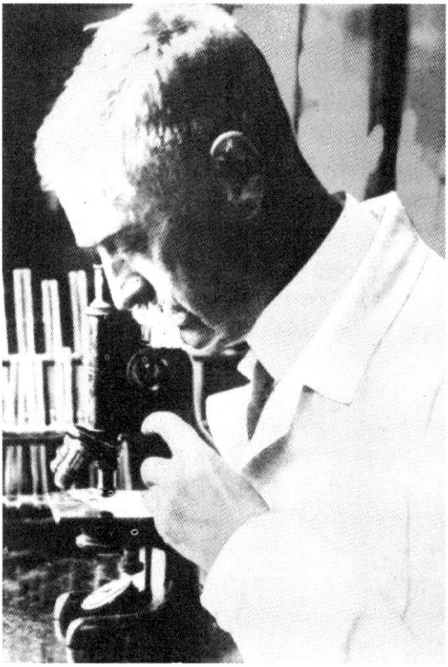
Karl Landsteiner (1868–1943) in seinem Laboratorium im Pathologisch-anatomischen Institut der Universität Wien

leute noch voll in Anspruch nahm, veröffentlichten zwei junge Mediziner eine nur fünfseitige Arbeit „Ueber die Verwerthbarkeit individueller Blutdifferenzen für die forensische Praxis". Der Artikel erschien am 1. Februar 1903 in der „Zeitschrift für Medizinalbeamte". Als Autoren zeichneten Karl Landsteiner, Assistent am Pathologisch-anatomischen Institut, und Max Richter vom Gerichtlich-medizinischen Institut der Universität Wien. Beide arbeiteten im Jahre 1903 schon einige Zeit zusammen. Richter, seit 1894 Assistent in der Wiener Gerichtsmedizin, hatte sich gleich nach der Aufnahme seiner Tätigkeit den Problemen des forensischen Nachweises von Blutspuren zugewandt. Im selben Haus, ein Stockwerk tiefer, begann Ende 1897 Landsteiner, sich ebenfalls mit Untersuchungen menschlichen Blutes zu beschäftigen. Wie die meisten ihrer Zeitgenossen erkannten auch sie, welchen enormen Fortschritt das Uhlenhuthsche Verfahren bedeutete. Allein damit, so meinten Landsteiner und Richter, seien die Möglichkeiten forensischer Blutuntersuchung noch lange nicht ausgeschöpft. „Ein weiterer Schritt", schrieben sie in der Einleitung zu ihrer Arbeit, „würde es sein, wenn man im Stande wäre, Unterschiede der Beschaffenheit des Blutes auch bei verschiedenen Individuen derselben Spezies nachzuweisen. Zu diesem Zwecke könnte das Verhalten verwerthbar erscheinen, welches vor einiger Zeit bei Versuchen über die Einwirkung menschlichen Serums auf Blutkörperchen anderer Individuen beobachtet wurde." Diese letzte Bemerkung bezog sich auf grundlegende Untersuchungsergebnisse Landsteiners aus den Jahren 1900/01.

Als Ursache für die Mißerfolge bei der Übertragung von Tier- und Menschenblut hatte schon 1875 der deutsche Physiologe Leonard Landois die Auflösung der roten Blutkörper-

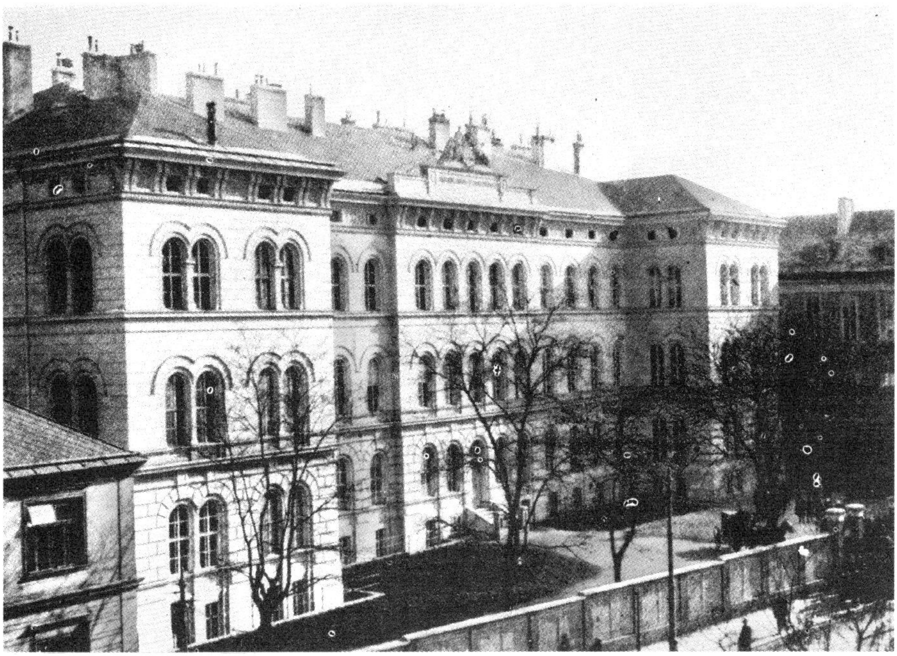

Das Pathologisch-anatomische Institut der Universität Wien, wo Landsteiner 1900/01 seine epochalen Untersuchungen des menschlichen Blutes durchführte.

chen im Empfängerkreislauf erkannt. Einen Schritt weiter kam der Italiener Edoardo Maragliano. Er stellte 1892 fest, daß eine Blutkörperchenauflösung (Hämolyse) experimentell durch Mischen von Erythrozyten und Blutserum zweier Personen herbeigeführt werden konnte. Da die Versuche im allgemeinen mit dem Blut Kranker vorgenommen wurden, brachte man die Hämolyse mit der jeweiligen Krankheit ursächlich in Verbindung.

Landsteiner dagegen untersuchte das Blut gesunder Menschen hinsichtlich verschiedener Eigenschaften. Dabei stieß er auf eine Erscheinung, die seine Aufmerksamkeit erregte. Im „Centralblatt für Bakteriologie" veröffentlichte Landsteiner 1900 eine Arbeit mit dem Titel „Zur Kenntnis der antifermentativen, lytischen und agglutinierenden Wirkungen des Blutserums und der Lymphe". Zu diesem Artikel gehörte eine längere Fußnote, die mit zwei bemerkenswerten Sätzen begann: „Das Serum gesunder Menschen wirkt nicht nur auf tierische Blutkörperchen agglutinierend, sondern öf-

Tabelle I, betreffend das Blut sechs anscheinend gesunder Männer.

Sera	Dr. St.	Dr. Plecn.	Dr. Sturl.	Dr. Erdh.	Zar.	Landst.
Dr. St.	—	+	+	+	+	—
Dr. Plecn.	—	—	+	+	—	—
Dr. Sturl.	—	+	—	—	+	—
Dr. Erdh.	—	+	—	—	+	—
Zar.	—	—	+	+	—	—
Landst.	—	+	+	+	+	—
Blutkörperchen von:	Dr. St.	Dr. Plecn.	Dr. Sturl.	Dr. Erdh.	Zar.	Landst.

Tabelle aus Landsteiners Publikation „Ueber Agglutinationserscheinungen normalen menschlichen Blutes" mit den Ergebnissen der „Reaktion aller gegen alle"

ters auch auf menschliche, von anderen Individuen stammende. Es bleibt zu entscheiden, ob diese Erscheinung durch ursprüngliche individuelle Verschiedenheiten oder durch die erfolgte Einwirkung von Schädigungen etwa bakterieller Natur bedingt ist." Landsteiner setzte seine Untersuchungen in der angedeuteten Richtung fort. Dazu entnahm er sich und fünf anderen gesunden Männern eine Blutprobe und trennte das Blutserum von den Blutkörperchen. Dann vermischte er eine kleine Menge von jedem der sechs Seren in getrennten Versuchsansätzen mit den Blutzellen aller sechs Testpersonen. Das Ergebnis der jeweiligen Reaktion trug Landsteiner in eine Tabelle ein. Aus dieser Zusammenstellung ergab sich folgendes: Bei keinem der Probanden wurden die Erythrozyten vom eigenen Serum agglutiniert. Zum anderen fand Landsteiner, daß seine Blutkörperchen und die von Dr. Störk mit keinem der verwendeten Seren reagierten. Schließlich zeigten je zwei Probanden – Dr. Pletschnig und Zaritsch beziehungsweise Dr. Sturli und Dr. Erdheim – gleiche Reaktionen auf die Seren der anderen Testpersonen. Landsteiner veröffentlichte diese Versuchsergebnisse in der „Wiener klinischen Wochenschrift" vom 14. November 1901. Das Erscheinen seiner Arbeit „Ueber Agglutinationserscheinungen normalen menschlichen Blutes" bedeutete die Bekanntgabe einer epochemachenden Leistung, nämlich der Entdeckung der Blutgruppen des Menschen. Landsteiner hatte bei den beschriebenen Experimenten drei, die später mit A, B und 0 bezeichneten Blutgruppen gefunden. Mit der Feststellung, daß normales menschliches Serum die Eigenschaft besitzt, gruppenfremde Blutkörperchen zu agglutinieren, war Landsteiner zugleich die Klärung der eigentlichen Ursache für die häufigen Mißerfolge bei Bluttransfusionen gelungen. Seine bahnbrechende Arbeit aus dem Jahre 1901 endete mit dem Satz: „Endlich sei noch erwähnt, dass die angeführten Beobachtungen die wechselnden Folgen therapeutischer Menschenbluttransfusionen zu erklären gestatten."

Landsteiners Mitarbeiter Alfred von Decastello und Adriano Sturli, Ärzte an der II. Medizinischen Klinik der Universität Wien, führten 1902 gleichartige Experimente durch. Sie fanden drei Personen, deren Serum die Blutkörperchen anderer Menschen nicht agglutinierte. Für solches Blut verwendeten sie

Titel der Veröffentlichung, in der Karl Landsteiner die Entdeckung der Blutgruppen des Menschen mitgeteilt hat

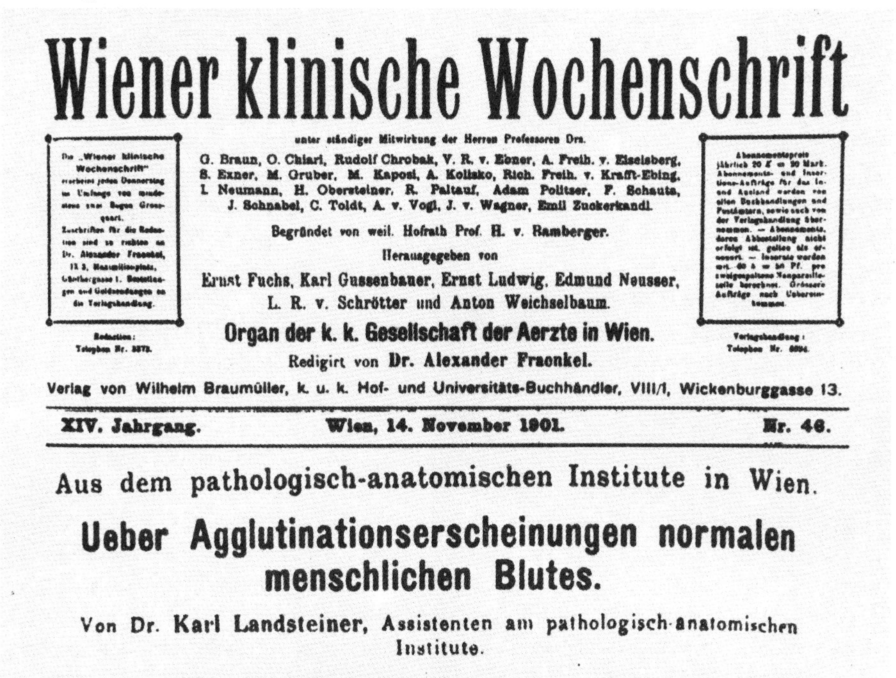

Wiener klinische Wochenschrift

unter ständiger Mitwirkung der Herren Professoren Drs.

G. Braun, O. Chiari, Rudolf Chrobak, V. R. v. Ebner, A. Freih. v. Eiselsberg, S. Exner, M. Gruber, M. Kaposi, A. Kolisko, Rich. Freih. v. Krafft-Ebing, L. Neumann, H. Obersteiner, R. Paltauf, Adam Politzer, F. Schauta, J. Schnabel, C. Toldt, A. v. Vogl, J. v. Wagner, Emil Zuckerkandl.

Begründet von weil. Hofrath Prof. H. v. Bamberger.

Herausgegeben von

Ernst Fuchs, Karl Gussenbauer, Ernst Ludwig, Edmund Neusser, L. R. v. Schrötter und Anton Weichselbaum.

Die „Wiener klinische Wochenschrift" erscheint jeden Donnerstag im Umfange von mindestens zwei Bogen Grossquart. Zuschriften für die Redaction sind zu richten an Dr. Alexander Fraenkel, IX 3, Maximilianplatz, Günthergasse 1. Bestellungen und Geldsendungen an die Verlagshandlung.

Redaction: Telephon Nr. [illegible]

Abonnementspreis jährlich 20 K = 20 Mark. Abonnements- und Insertions-Aufträge für das In- und Ausland werden von allen Buchhandlungen und Postämtern, sowie auch von der Verlagshandlung übernommen. — Abonnements, deren Abbestellung nicht erfolgt ist, gelten als erneuert. — Inserate werden mit 60 h = 50 Pf. pro zweigespaltene Nonpareillezeile berechnet. Grössere Aufträge nach Uebereinkommen.

Verlagshandlung: Telephon Nr. [illegible]

Organ der k. k. Gesellschaft der Aerzte in Wien.

Redigirt von **Dr. Alexander Fraenkel.**

Verlag von Wilhelm Braumüller, k. u. k. Hof- und Universitäts-Buchhändler, VIII/1, Wickenburggasse 13.

XIV. Jahrgang. Wien, 14. November 1901. Nr. 46.

Aus dem pathologisch-anatomischen Institute in Wien.

Ueber Agglutinationserscheinungen normalen menschlichen Blutes.

Von Dr. Karl Landsteiner, Assistenten am pathologisch-anatomischen Institute.

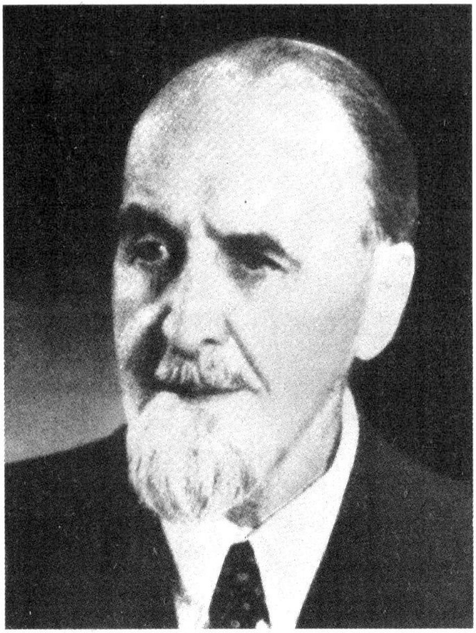

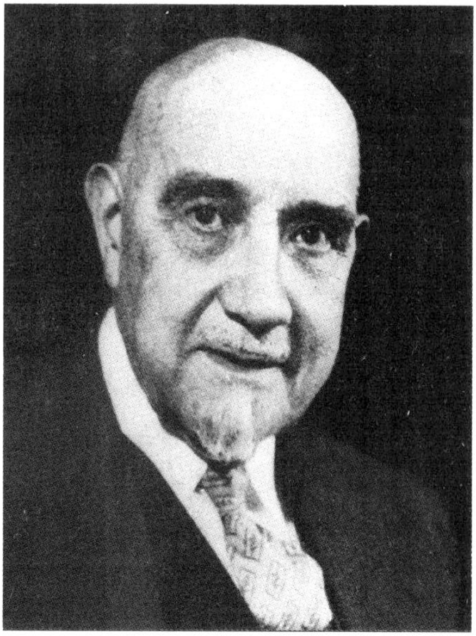

Alfred von Decastello (1872–1960) und Adriano Sturli (1873–1966) entdeckten im Jahre 1902 die vierte klassische Blutgruppe, heute AB genannt.

den Begriff „ohne Typus". Damit hatten von Decastello und Sturli die vierte Blutgruppe, das spätere AB, entdeckt.

Die heute gebräuchlichen Blutgruppenbezeichnungen führten im Jahre 1910 der Heidelberger Bakteriologe und Hygieniker Emil von Dungern und sein polnischer Assistent Ludwik Hirszfeld ein. Sie nannten die in Europa häufigste Gruppe A, die seltenere B. Dementsprechend erhielt die Gruppe, die beide Merkmale in sich vereinte, das Symbol AB. Die Gruppe schließlich, deren Blutkörperchen sich nicht agglutinieren ließen, kennzeichneten sie mit 0. Diese Einteilung berücksichtigte aber nur die Merkmale an den Erythrozyten. Deshalb empfahlen von Dungern und Hirszfeld auch für die Isoagglutinine, das sind die im Blutserum des Menschen enthaltenen arteigenen Antikörper, eine einheitliche Terminologie. Für die Isoagglutinine, die eine Verklumpung von A-Blutkörperchen bewirkten, also die Eigenschaft Anti-A besaßen, wählten sie ein α und für Anti-B ein β. Die vollständige Schreibweise der vier Blutgruppen sollte demnach wie folgt lauten: A_{β} B_{α} AB_{-} $0_{\alpha\beta}$. Im Jahre 1928 erhob die Hygiene-Kommission des Völkerbundes die vorgeschlagenen Bezeichnungen zur internationalen Nomenklatur.

Die festgelegte Symbolik bringt jene grundlegende Gesetzmäßigkeit zum Ausdruck, die nach ihrem Entdecker Landsteinersche Regel heißt. Das Blut eines Menschen mit der Blutgruppe A enthält Blutkörperchen mit dem Merkmal A und zugleich im Blutserum Antikörper gegen Blutkörperchen mit dem Merkmal B. Die umgekehrten Verhältnisse liegen bei einem Menschen mit der Blutgruppe B vor. Das wird sogleich verständlich, wenn man sich überlegt, daß das gemeinsame Vorkommen des Blutkörperchenmerkmals A und des Serumantikörpers Anti-A im Blut ein und desselben Menschen zwangsläufig eine Zerstörung der Blutzellen zur Folge hätte. Genau das passiert auch, wenn beispielsweise einem Menschen mit der Blutgruppe A das Blut einer Person mit der Blutgruppe B transfundiert wird. Dementsprechend können beim Vorliegen der Blutgruppe AB im Serum keine, bei der Blutgruppe 0 hingegen sowohl Antikörper vom Typ Anti-A als auch Anti-B enthalten sein.

Bereits in der Arbeit aus dem Jahre 1901 hatte Landsteiner eine forensisch-medizinische Anwendungsmöglichkeit seiner Entdeckung angedeutet, wenn er schrieb: „Die Agglutination lässt sich auch mit solchem Serum hervorrufen, das man eintrocknet und dann gleich auflöst; sie gelang mir auch noch mit der Lösung eines 14 Tage lang aufbewahrten, auf Leinwand eingetrockneten Bluttropfens.“ Gemeinsam mit Richter arbeitete Landsteiner in den folgenden Monaten die Nutzbarmachung der Blutgruppen für die Spurenkunde weiter aus. Dazu haben sie kleine Blutmengen auf Leinwand, Glas und Holz antrocknen lassen und unterschiedlich lange aufbe-

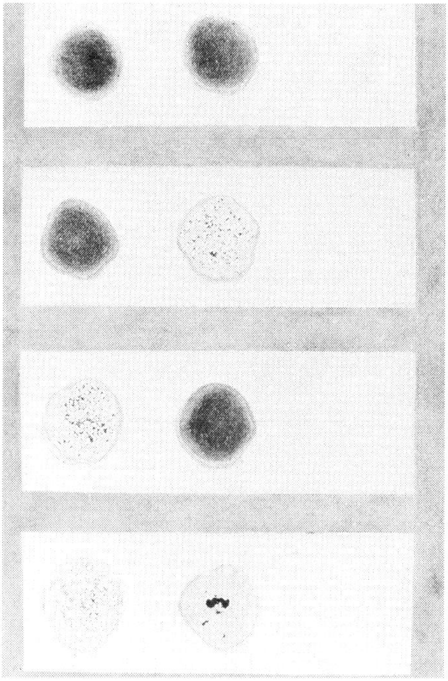

Blutgruppenbestimmung auf Objektträgern mit einem A-(Anti-B-)Serum links und einem B-(Anti-A-)Serum rechts. Von oben nach unten sind zu sehen: Blutgruppe 0, A, B und AB.

wahrt. Sie erhielten mit dem Fleckenblut noch nach einem Monat dieselben Resultate wie mit dem frischen Blutserum. Obwohl diese Versuche von Landsteiner und Richter auch technisch schon recht vollkommen waren, blieben ihre Ergebnisse viele Jahre hindurch unbeachtet. Das Verdienst, die Blutgruppenbestimmung in die spurenkundliche Praxis eingeführt zu haben, gebührt dem Italiener Leone Lattes. Seine erste Mitteilung darüber erschien im Jahre 1916. Zu jener Zeit arbeitete er am Institut für Gerichtliche Medizin der Universität Turin.

Eines Tages kam zu Lattes ein Mann, der ihm ein blutbeflecktes Hemd vorlegte. Der Besucher bat darum, die Herkunft der Verschmutzungen zu klären. Schließlich nannte er auch den Grund. Seit Wochen mache ihm seine eifersüchtige Frau Vorwürfe, er habe sie mit einer ihrer Freundinnen betrogen. Das sei aber nicht der Fall. Hingegen könne das Blut von seiner Ehefrau stammen. Außerdem gäbe es noch eine weitere Erklärungsmöglichkeit. Sonntags bereite er immer das Fleisch zu, und vielleicht habe er sich dabei beschmutzt. Als erstes untersuchte Lattes frisch abgenommene Blutproben der drei Beteiligten. Die Bestimmung ergab für den Mann die Blutgruppe A, für seine Frau 0 und für die Freundin ebenfalls A. Von den Flecken stellte er einen Extrakt her. Die Präzipitinreaktion bewies, daß

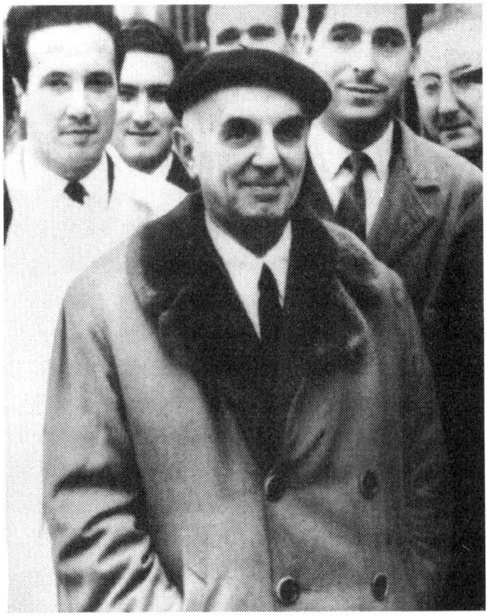

Leone Lattes (1887–1954) im Kreise von Kollegen. Er setzte als erster die Blutgruppenbestimmung in der spurenkundlichen Praxis ein und entwickelte die Deckglasmethode.

es sich um Menschenblut handelte. Jetzt folgte der entscheidende Versuch, nämlich die Blutgruppenbestimmung. Lattes träufelte auf Deckgläser je einen Tropfen des Fleckenextraktes. Dann gab er die Testerythrozyten hinzu und legte hohlgeschliffene Objektträger darüber, um ein Eintrocknen zu verhindern. Die mikroskopische Untersuchung führte Lattes am hängenden Tropfen durch, indem er Objektträger und Deckglas umdrehte. Schon Karl Landsteiner und Max Richter hatten Jahre zuvor diese Technik mit Erfolg angewandt. Lattes gelangte zu einem zweifelsfreien Ergebnis: Stets kam eine Agglutination der Blutkörperchen der Gruppe B zustande, nicht dagegen der A-Erythrozyten. Demzufolge enthielten die Flecke Anti-B und gehörten zur Gruppe A. Das Blut am Hemd konnte also nicht von der Ehefrau herrühren. Indes bestand nach der Gruppenzugehörigkeit durchaus die Möglichkeit, daß es von ihrer Freundin stammte. Da diese Frau, wie sie selbst angab, zur fraglichen Zeit ihre Regelblutung hatte, versuchte Lattes mikroskopisch festzustellen, ob es sich um Menstrualblut handeln könnte. In keinem der Flecke fand er die charakteristischen Epithelzellen aus der Scheide. Damit schied auch die Freundin als Spurenverursacher aus. Wenn kein anderer Träger der Blutgruppe A in Betracht kam, dann konnte der Mann die Blutflecke am Hemd nur selbst verursacht haben. Wie sich herausstellte, litt er an einer chronischen Erkrankung der Prostata, die zeitweilig mit Blutungen aus der Harnröhre einherging.

Noch bevor Lattes seinen Bericht darüber veröffentlicht hatte, bat ihn der Turiner Untersuchungsrichter um Mithilfe in einem Mordfall. Durch die Gruppenbestimmung sollte geklärt werden, ob die Flecke am Mantel eines Verdächtigen von ihm selbst oder vom Opfer herrührten. Der Tote besaß die Blutgruppe A, der Beschuldigte 0. Wiederum wandte Lattes die Methode im hängenden Tropfen an. Der Fleckenextrakt agglutinierte sowohl die Testerythrozyten der Gruppe A als auch B, enthielt demnach die Serumantikörper Anti-A und Anti-B. Der Auszug entstammte somit einem Blut der Gruppe 0 und konnte kein Blut vom Opfer sein. Der Verdächtige wurde freigelassen.

Als besonders zeitaufwendig erwies sich die Herstellung eines brauchbaren Fleckenextraktes. In dem Bemühen, die Methode zu vereinfachen, entwickelte Lattes ein Verfahren, das sich außerordentlich bewährt hat und noch heute in Gebrauch ist. Die Ausführung richtet sich nach der Beschaffenheit des Spurenträgers. Lassen sich von der glatten Oberfläche etwa einer Messerklinge oder eines Glassplitters geeignete Blutschüppchen abheben, können die Proben unmittelbar untersucht werden. Anderenfalls, wenn beispielsweise Stoff vorliegt, besteht die Möglichkeit, das blutige Gewebe mit destilliertem Wasser auszulaugen und durch Eintrocknen „künstliche Krusten", wie Lattes es nannte, herzustellen. Zwei solcher Blutschüppchen kommen auf einen Objektträger, und zu dem einen werden A-Erythrozyten und zum anderen B-Blutkörperchen hinzugegeben. Nach Auflegen eines Deckglases bleibt der Reaktionsansatz noch einige Zeit stehen. Währenddessen lösen sich die Serumantikörper aus

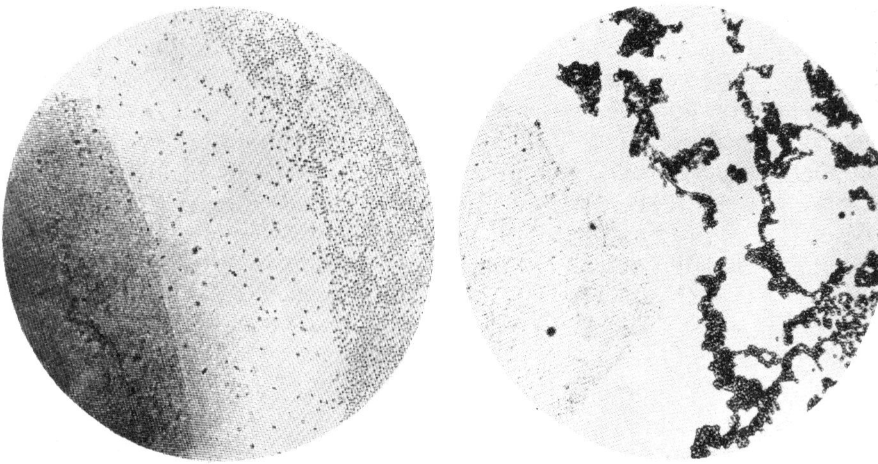

Deckglasmethode zur AB0-Gruppenbestimmung an Blutspuren; jeweils links das Blutschüppchen und rechts die Testblutzellensuspension. Linkes Bild: Negative Reaktion, Testerythrozyten liegen einzeln. Rechtes Bild: Positive Reaktion bei stärkerer Vergrößerung, Agglutination der Testerythrozyten

dem Trockenblut. Dann folgt die mikroskopische Untersuchung. Wenn der entsprechende Serumantikörper im Schüppchen enthalten ist, tritt an der Berührungsstelle mit der Erythrozytenaufschwemmung eine Agglutination auf.

Als Lattes im Jahre 1923 über den dritten, mit Erfolg bearbeiteten Fall berichtete, führte er zugleich seine Deckglasmethode in die Praxis der Spurenkunde ein. Die Blutflecke hafteten diesmal an einer Seidenmütze. Die Fragestellung lautete: Stimmt die Blutgruppe des Opfers mit der am Fleckenblut ermittelten überein? Unter dem Mikroskop zeigte sich, daß nur bei den A-Erythrozyten eine Agglutination auftrat. Somit enthielt die Spur Anti-A und mußte einem Blut der Gruppe B entstammen, die Lattes auch bei dem Toten festgestellt hatte. Der Verdächtige gestand daraufhin den Mord.

Die Deckglasmethode von Lattes versagte jedoch des öfteren an älteren Blutspuren. Als Ursache stellte sich heraus, daß die Serumantikörper durch äußere Einflüsse, wie Eintrocknen, verhältnismäßig leicht zerstört wurden. Demgegenüber erwiesen sich die an Erythrozyten gebundenen agglutinablen Merkmale als sehr viel widerstandsfähiger. Das liegt daran, daß die Spezifität der AB0-Gruppeneigenschaften chemisch durch bestimmte Zucker charakterisiert ist, während es sich bei den Serumantikörpern um empfindlichere Eiweiße handelt. Aus diesem Grunde hat bei forensisch-medizinischen Blutspurenuntersuchungen der Nachweis der AB0-Gruppensubstanz den Vorrang. Der Berliner Serologe Fritz Schiff beschrieb 1926 in seinem Buch „Die Technik der Blutgruppenuntersuchung für Kliniker und Gerichtsärzte“ die als Agglutininbindungs- oder Absorptionsversuch bezeichnete Methode.

Eine Vereinfachung empfahl 1930 der Österreicher Franz Josef Holzer, der damals als Assistent am Institut für Gerichtliche Medizin der Universität Innsbruck arbeitete. Anstelle zweier Testseren benutzte er nur eins von einem Menschen der Blutgruppe 0, das bekanntlich sowohl Anti-A als auch Anti-B enthält. Als Absorptionsversuch nach Schiff und Holzer fand dieses Verfahren Eingang in die Spurenkunde. Ende 1931 ereignete sich dann in Österreich ein Kriminalfall, bei dem Holzers Methode die Überführung des Täters ermöglichte.

Das Haus des Kleinbauern und Viehhändlers Franz Mair lag am Stadtrand von Imst, einem Ort bei Innsbruck. Mit seiner Magd und Geliebten Adelheid Staudacher bewohnte er das Erdgeschoß. Außer den beiden lebten im ersten Stockwerk Mairs trunksüchtige Stiefmutter Anna und deren erwachsene Söhne Karl und Wilhelm. Schließlich beherbergte das Dachgeschoß noch drei Personen, die aber während der folgenden Ereignisse stumme Zeugen blieben.

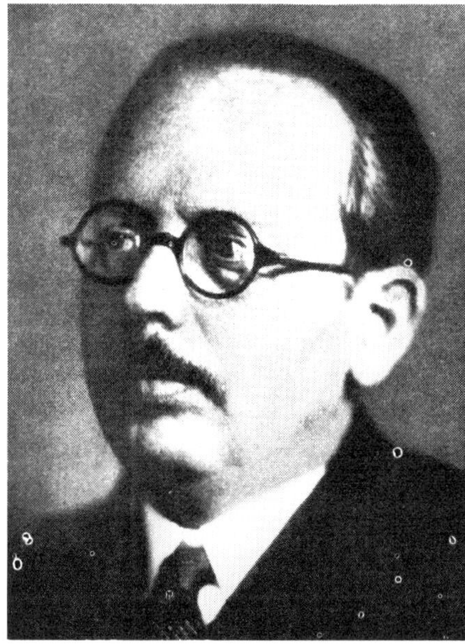

Fritz Schiff (1889–1949) war eine internationale Autorität auf dem Gebiet der Blutgruppenforschung. Seine wissenschaftlichen Arbeiten bereicherten sowohl die forensisch-medizinische Spurenkunde als auch die Vaterschaftsbegutachtung.

Kurz nach 7 Uhr am Morgen des 10. November 1931 erschien Karl Mair beim Gendarmerieposten in Imst, um einen Überfall auf seinen Stiefbruder Franz anzuzeigen. Mit dem Fahrrad fuhr Inspektor Gabl zum Haus der Mairs. Dort führte ihn Adelheid Staudacher in eine niedrige, kümmerlich möblierte Stube.

Der Untersuchungsablauf beim Verfahren von Fritz Schiff ist folgender: In einem vorbereitenden Arbeitsgang wird der Antikörpergehalt der Testseren bestimmt. Dazu bedient man sich einer Verdünnungsreihe. Das Maß für die Ballungskraft eines Testserums ist sein Titer, also diejenige Verdünnungsstufe, die noch eine deutliche Agglutination gruppengleicher Erythrozyten bewirkt. Für den Absorptionsversuch eignen sich Testseren mit einem Titer von 1 : 16 bis 1 : 32 am besten. Der blutbefleckte Stoff oder das Trockenblut wird getrennt mit einem getesteten Anti-A- und Anti-B-Serum zusammengebracht. Enthält die Blutspur die zugehörige Gruppensubstanz, so kommt es zu einer (nicht sichtbaren) Bindung der Serumantikörper. Oder anders ausgedrückt, die Antikörper werden absorbiert. Nach dem Abzentrifugieren der Erythrozyten erfolgt erneut eine Titerbestimmung. Wenn Antikörper vom Spurenblut spezifisch gebunden worden sind, dann hat das Testserum nur noch eine abgeschwächte oder gar keine Ballungskraft mehr gegenüber gruppengleichen Erythrozyten.

Neben dem alten Bett, in dem Franz Mair lag, erblickte der Inspektor einen Arzt aus Imst. Von ihm erfuhr er, daß Mair mehrere Hiebe auf den Kopf erhalten hätte. Nach Meinung des Arztes gab es für den Bauern keine Aussicht, die schweren Verletzungen zu überleben.

Als nächstes wandte sich Inspektor Gabl an die Magd. Wie jeden Morgen, so berichtete sie, war Franz Mair gegen 5 Uhr in den Stall gegangen. Ungefähr eine Viertelstunde später folgte sie ihm. Außer Franz, der die Kühe fütterte, hielt sich dort sein Stiefbruder Karl auf. Adelheid Staudacher verrichtete ihre Arbeit und ging danach wieder in die Küche. Gegen 6 Uhr kam Franz Mair zu ihr und brachte einen Eimer mit Kuhmilch. Gleich darauf kehrte er in den Stall zurück. Mehr wußte die Magd nicht zu sagen.

Den Bauern hatte Josef Baumgartner, ein Nachbar, etwa um 6.20 Uhr blutüberströmt neben dem Schweinekoben liegend gefunden. Es schien ihm, als ob Franz Mair von einer Kuh getreten worden wäre. Baumgartner rief die Magd zu Hilfe. Gemeinsam trugen sie den Verletzten in seine Stube und legten ihn aufs Bett. Dann fuhr der Nachbar zum Arzt. Erst dieser äußerte die Vermutung, daß es sich wohl nicht um einen Unfall handele. Deshalb schickte er Karl Mair zur Gendarmerie. Soweit der Bericht Baumgartners.

Nunmehr besichtigte Inspektor Gabl den Stall. In dessen rechter hinterer Ecke lag der Schweinekoben. Vor dem Verschlag fand der Polizist eine große Lache frischen Blutes. Ihm wurde klar, daß der Fall seine Kräfte überstieg. Der Inspektor schrieb eine Meldung, die Baumgartner zum Gendarmerieposten brachte. Daraufhin kamen der Bezirkskommandant Federspiel mit den Inspektoren Eller und Strohmeier zum Haus Mairs. Während Federspiel nochmals die Magd und den Nachbarn verhörte, sahen sich die beiden Inspektoren im Hause um. Alles starrte vor Schmutz, und es fand sich kein Raum, der nicht eine Unmenge Gerümpel enthielt. Trotzdem mußten Eller und Strohmeier wohl oder übel alles durchsuchen.

Unterdessen begann Federspiel, auch Anna und Karl Mair zu vernehmen. Der geistig etwas beschränkte junge Mann antwortete nur langsam und stockend. Kurz vor 6 Uhr war er in den Stall hinuntergegangen, um seinem Stiefbruder Franz beim Füttern zu helfen. Es gab für ihn aber nichts mehr zu tun, und so kehrte er wenig später in die Küche zurück. Nach dem Frühstück legte er sich zum Schlafen auf die Ofenbank, während sein Bruder Wilhelm nach Imst zur Arbeit fuhr. Durch das Schreien der Magd geweckt, stand er auf und lief hinunter in die Stube Franz Mairs. Dort erhielt er den Auftrag, zur Gendarmerie zu fahren und den Überfall anzuzeigen. Federspiel fielen im Laufe des Gesprächs mit Karl Mair an dessen rechtem Hemdsärmel einige winzige, bräunlich-rötliche Spritzer auf. Das brachte ihn auf den Gedanken, sich bei Karl nach dem Verbleib der Schuhe zu erkundigen, die er morgens im Stall getragen haben wollte. Wortlos übergab ihm Karl seine „Hauspatschen", wie er die Filzschuhe nannte. Schon beim ersten Hinsehen entdeckte Federspiel mehrere blutverdächtige Flecke an beiden Schuhspitzen. Unvermittelt fragte der Polizist nach der Herkunft des Blutes. Zunächst erhielt er keine Antwort. Nach längerem Überlegen erklärte Karl, er habe am Tag zuvor einem Bekannten beim Schlachten eines Kalbes geholfen.

Auf dem Weg vom Heuboden zum Erdgeschoß trafen Eller und Strohmeier mit Adelheid Staudacher zusammen. Die Magd hielt Franz Mairs blutbefleckte Jacke und Weste in ihren Händen. Einzelne Nähte der Kleidungsstücke waren aufgerissen. Sichtlich erregt behauptete Adelheid Staudacher, der Bauer habe stets sein Sparbuch und sein gesamtes Bargeld mit sich herumgetragen. Jetzt fehle beides, zusammen etwa 8000 Schilling. Inspektor Eller setzte unverzüglich Federspiel von dem Raub in Kenntnis.

Bis gegen Mittag führten die Polizisten die Vernehmung der Hausbewohner und Nachbarn fort. Zwischen den Aussagen Karl und Anna Mairs, aber auch gegenüber Adelheid Staudachers Schilderungen bestanden erhebliche Widersprüche. Fragen über Fragen resultierten daraus: Weshalb versuchte Anna Mair so vordergründig, eine Erklärung für die Blutspuren an den „Hauspatschen" ihres Sohnes zu liefern?

Wußte sie vielleicht, daß Karl am Morgen das Alleinsein mit Franz für einen Raubüberfall genutzt hatte? Konnte nicht ebensogut Josef Baumgartner, der den Schwerverletzten angeblich im Stall fand, der Täter sein? Wie stand es mit Adelheid Staudacher? War sie die Komplizin eines von ihr gedungenen Mörders? Oder hatte sie nur die Gelegenheit wahrgenommen, um den Sterbenden zu berauben? Gab es nicht obendrein die Möglichkeit, daß ein Unbekannter, der von Franz Mairs Angewohnheit wußte, sein Geld bei sich zu tragen, die Tat beging? Eine Maßnahme schien Federspiel trotz aller Bedenken unerläßlich. Er ordnete die vorläufige Unterbringung Karl Mairs bei der Gendarmerie an. Nur so ließen sich Absprachen zwischen Mutter und Sohn verhindern. Auch die blutbefleckten Hausschuhe stellte Federspiel sicher.

Noch am Tag des Überfalls starb Franz Mair. Eine Kommission aus Innsbruck unter Leitung von Untersuchungsrichter Stettner kam nach Imst. Ihr gehörte Franz Josef Holzer als Gerichtsarzt an.

Im Hause des Verstorbenen erstattete Federspiel einen Bericht über den erreichten Ermittlungsstand. Danach untersuchte Holzer den Leichnam. Er stellte fest, daß die Verletzungen an Kopf, Hals und Rücken durch Hiebe mit einem scharfkantigen Gegenstand verursacht worden waren. Als Folge eines Schlages fand er an einer Stelle des Rückenteils von Jacke, Weste und Hemd untereinander korrespondierende, glattrandige Durchtrennungen des Stoffes. Zur Obduktion wurde der Tote nach Innsbruck überführt.

Holzer ging im Anschluß an die Leichenschau in den Stall, um sich einen Eindruck vom Auffindungsort des Überfallenen zu verschaffen. Bei dieser Gelegenheit nahm er mehrere Proben von der großen Blutlache am Schweinekoben. Auf der Suche nach weiteren Spuren entdeckte er an der Wand, vor der Franz Mairs Kopf gelegen hatte, in einer Höhe von siebzig Zentimetern mehrere wie Blut aussehende Spritzer. Vorsichtig schabte Holzer die Flecke und zu Vergleichszwecken auch Schmutz und Kalk aus der Umgebung ab. Ansonsten konnte er im Stall nichts Verdächtiges finden. Holzer inspizierte auch die übrigen Räume des Hauses. An einer Wand gegenüber der Stalltür stieß er auf zahlreiche Blutspuren, die ihm schon älter vorkamen. Trotzdem sicherte er einige davon. Ganz in der Nähe stand eine Leiter. Bei genauerer Betrachtung fielen Holzer zarte, rötliche Wischer auf. Über die Leiter stieg er zum Heuboden hinauf, lief den Abortgang entlang und kam so in die Wohnung Anna Mairs und ihrer beiden Söhne. Auf dem Weg sah sich Holzer nach weiteren Blutspuren um, fand aber keine. Schließlich spürte er doch noch einige blutverdächtige Flecke auf, und zwar in der Ofenecke von Anna Mairs Stube.

Inzwischen war es Abend geworden. Die Kommission begab sich zum Gendarmerieposten. Federspiel ließ Karl Mair vorführen. Nach der Befragung untersuchte Holzer die Bekleidung des Inhaftierten. Auch dem Gerichtsarzt fielen die winzigen Blutspritzer am rechten Hemdsärmel auf. Außerdem bemerkte er am unteren Teil des rechten Hosenbeins einige Flecke, die ganz offensichtlich von frischem Blut herrührten. Karl Mair mußte Hemd und Hose ausziehen. Beides erhielt Holzer, dem Federspiel auch die blutbefleckten Hausschuhe übergab. Bevor Holzer zurückfuhr, entnahm er Karl Mair noch eine Blutprobe aus dem Ohrläppchen.

In Innsbruck führte Karl Meixner, Holzers Chef am Institut für Gerichtliche Medizin der dortigen Universität, die Obduktion Franz Mairs aus. Die bei der Leichenschau getroffenen Aussagen bestätigten sich. Alles wies darauf hin, daß der Bauer von hinten niedergeschlagen worden war.

Der Tote besaß, wie Holzer feststellte, die Blutgruppe 0, Karl Mair hingegen die Gruppe A. Bei dem gesicherten Spurenmaterial handelte es sich durchweg um Blut, dessen menschliche Herkunft Holzer mit Hilfe der Präzipitinreaktion nach-

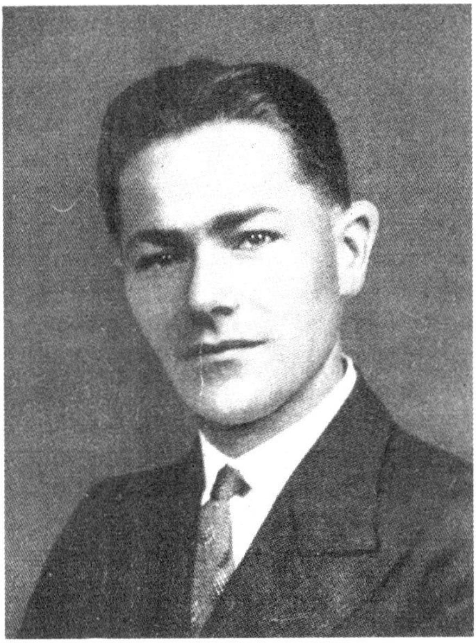

Franz Josef Holzer (1903–1974) gehörte 1931 der Kommission an, die im Mordfall Mair die Ermittlungen führte. Bei der Untersuchung der Blutspuren setzte er mit Erfolg die von ihm modifizierte Absorptionsmethode ein.

wies. Lediglich das Blut von der Wand unter dem Heuboden bildete eine Ausnahme, es stammte vom Rind. Jetzt wandte sich Holzer der Gruppenbestimmung an den verschiedenen Flecken zu. Er versuchte es zunächst mit dem Deckglasverfahren von Leone Lattes. Obwohl das Blut noch recht frisch war, kam er zu keinem brauchbaren Ergebnis. Deshalb setzte Holzer schließlich seine eigene, noch neue Methode ein. Mit der winzigen Blutmenge von der Leiter und vom rechten

Hemdsärmel hatte er auch beim zweitenmal keinen Erfolg. An den Hausschuhen haftete das Blut teils am Filz, teils an der Lederkappe. Holzer nahm von beidem eine Probe. Zur Untersuchung verwendete er, um sicherzugehen, mehrere 0-Seren mit bekanntem Anti-A- und Anti-B-Gehalt. Alle Reaktionsansätze erbrachten das gleiche Resultat. Wenn er den Titer der Serumantikörper bestimmte, zeigte sich stets, daß vom Fleckenblut weder Anti-A noch Anti-B gebunden worden war. Zur Kontrolle überprüfte Holzer auch die Spurenträger. Der Filz und das Leder bewirkten eine unterschiedlich starke Absorption der Antikörper aller Testseren. Damit kam dem Ergebnis der Blutgruppenbestimmung an den Hausschuhen nur eine untergeordnete Bedeutung zu. Holzer setzte seine ganze Hoffnung auf die Flecke an der Hose. Für die Testung wählte er ein 0-Serum, das noch bei einer Verdünnung von 1 : 64 agglutinierend wirkte. Nach Ablauf der Reaktionszeit bestimmte Holzer sofort den Titer der Seren. Sowohl Anti-A als auch Anti-B waren nicht abgeschwächt. Wie die nachfolgende Kontrolle ergab, störte der unbefleckte Hosenstoff die Reaktion nicht. Dieses Resultat berechtigte Holzer zu der Annahme, daß die Blutgruppe 0 vorlag. Zu demselben Ergebnis gelangte er mit den Proben aus der Blutlache am Schweinekoben und den Spritzern an der Stallwand. Wiederum überprüfte er zugleich die verschiedenen Spurenunterlagen, Schmutz, Kalk und Lehm aus dem Stall. Nichts davon beeinflußte den Absorptionsversuch. Mit einer gutachtlichen Stellungnahme versehen, übermittelte Holzer dem Untersuchungsrichter zusammengefaßt folgendes: Die Blutlache auf dem Stallboden, die Spuren an der Wand daneben und die Flecke an Karl Mairs Hose entstammen einem Blut der Gruppe 0, der Blutgruppe des Toten. Karl Mair schied als Spurenverursacher aus, denn er besaß die Blutgruppe A.

In Imst war derweil Adelheid Staudacher auf das verschwundene Geld gestoßen. Am 12. November fütterte sie vom Heuboden aus die Kühe. Einige Stunden später fand sie im Stall zwischen Heu und Mist zahlreiche Geldscheine und das Sparbuch Franz Mairs. Nur die Brieftasche blieb verschwunden. Offenbar hatte jemand die Wertsachen auf dem Heuboden versteckt, die beim Füttern dann rein zufällig wieder auftauchten. Der Fund des Geldes bestärkte die Kommission darin, daß der Täter im Hause wohnte. Mehr denn je richtete sich der Verdacht gegen Karl Mair.

Untersuchungsrichter Stettner beschäftigte sich nochmals eingehend mit den Vernehmungsprotokollen. Wie, wenn nicht während der Tötung seines Stiefbruders konnten die Blutspuren an Karl Mairs Hose gelangt sein? Immerhin reichten die Spritzer bis in dreißig Zentimeter Höhe! Oder gab es unter Umständen doch eine harmlose Erklärung? Hatte sich Karl Mair vielleicht während seines Aufenthaltes am Bett des Sterbenden mit dem Blut der Gruppe 0 befleckt? Auf diese Fragen konzentrierte sich der Untersuchungsrichter bei den weiteren Vernehmungen. Karl Mairs stereotype Antwort lautete, er könne sich an nichts erinnern. Beim Straßenbau habe er einen Unfall erlitten und leide seither an einer gestörten Merkfähigkeit. Doch am 3. Dezember überraschte er den Untersuchungsrichter mit einem ersten Geständnis: Er sei zwar an dem Raubmord beteiligt gewesen, aber nur als Komplize eines gewissen Josef Hetschnig. Erschlagen habe Hetschnig seinen Stiefbruder, er hingegen nur das Geld gestohlen. Vier Tage später, am 7. Dezember, gab Karl Mair schließlich zu, selbst der Mörder zu sein. Diesen Hetschnig hätte er nur erfunden. Karl Mair erklärte, seinen Stiefbruder am Morgen des 10. November von hinten mit einer Hacke niedergeschlagen zu haben. Als er ihn für tot hielt, riß er die Bekleidung auf und nahm die Wertsachen an sich. Dann stieg er über die Leiter zum Heuboden hinauf, versteckte dort Geld und Sparbuch und ging danach in die Küche. Mit einem Lappen reinigte er das Tatwerkzeug. Den blutigen Stoff verbrannte er im Küchenherd. Zum Schluß versteckte er die Hacke in einem Abstellraum. Weder die Blutspritzer an seinen Filzschuhen noch an Hemd und Hose hatte er bemerkt.

Am 8. März 1932 verhandelte das Landgericht Innsbruck gegen Karl Mair wegen Raubmordes. Noch am selben Tag erklärten ihn die Geschworenen für schuldig.

Seit Anfang der dreißiger Jahre vollzog sich der Fortschritt auf dem Gebiet der Spurenkunde in zweierlei Hinsicht. Zum einen entdeckten versierte Serologen weitere erbliche Merkmale des menschlichen Blutes, die sich auch an Trockenblut bestimmen ließen. Andererseits wurden neue, verfeinerte Untersuchungsmethoden entwickelt.

Wesentlich besser waren inzwischen die Möglichkeiten, Blutflecke als solche festzustellen. Im Jahre 1904 hatten die Chemiker Oskar und Rudolf Adler die Benzidin-Probe angegeben. Sie untersuchten in ihrem Karlsbader Laboratorium systematisch eine größere Anzahl organischer Verbindungen und fanden das Benzidin als besonders empfindlich für den Blutnachweis heraus. Diese Farbreaktion, die vorhandenes Blut durch eine blaugrüne Verfärbung anzeigt, wurde zur Methode der Wahl. Der Nachweis setzt jedoch das Auffinden der Blutspuren voraus. Über eine einfache und hochempfindliche Technik berichtete im

September 1936 Walter Specht, Chemiker am Institut für Gerichtliche Medizin der Universität Jena. Nach Aufsprühen des Farbstoffes Luminol auf Blut oder Blutreste leuchtet die Lösung im Dunkeln hellblau. So lassen sich auch winzige Blutflecke, selbst wenn sie farblich verändert oder von langdauerndem Regen verwaschen sind, an Kleidungsstücken, Mobiliar, Mauerwerk und anderen Gegenständen unschwer erkennen.

Durch eine abgewandelte Untersuchungsmethodik gelang es, die Einsetzbarkeit der bewährten Präzipitinreaktion von Paul Uhlenhuth noch auszubauen. Während bei dem klassischen Verfahren der flüssige Spurenextrakt in einem Röhrchen direkt mit dem Antiserum zusammengebracht wird, erfolgt bei dem moderneren Diffusionstest die Präzipitation im Agargel, einem gallertartigen Trägermedium, so daß auch getrübte Lösungen untersucht werden können. Diese Technik entwickelte Örjan Ouchterlony 1948 am Staatlichen Bakteriologischen Laboratorium von Stockholm.

Zur Gruppenbestimmung an Blutflecken haben 1961 die Engländer Robin Royston Amos Coombs und Barbara Dodd die sogenannte Mischagglutination in die Spurendiagnostik eingeführt. Das Verfahren beruht darauf, einem an sich nicht agglutinierbaren Substrat, zum Beispiel einer blutbefleckten Textilfaser, in mehreren Arbeitsgängen gruppengleiche Testerythrozyten anzulagern, die dann unter dem Mikroskop als Agglutinate sichtbar werden. Einen weiteren Vorteil stellt der wesentlich verminderte Bedarf an Spurenmaterial dar, der gegenüber dem Absorptionsversuch etwa einhundertmal geringer ist.

Gleichzeitig mit dem hier nur angedeuteten Methodenfortschritt verlief die Entwicklung der Blutgruppenserologie in rasantem Tempo. Bereits Ende der zwanziger Jahre stand fest, daß sich die Individualität des menschlichen Blutes nicht auf das AB0-System beschränkte. Seither kamen in immer rascherer Folge zahlreiche neue Blutgruppensysteme hinzu. Jedes weitere Merkmal erhöht die Sicherheit, mit der eine festgestellte Blutformel einer ganz bestimmten Person zugeordnet werden kann.

Verräterische Sekrete

Von den menschlichen Körpersekreten kommt dem Sperma die größte forensisch-medizinische Bedeutung zu. Hinsichtlich der Untersuchungsmethodik war zu Beginn dieses Jahrhunderts ein den Blutspuren vergleichbarer Stand erreicht. Den sicheren Nachweis von Spermaflecken durch die mikroskopische Darstellung der Samenzellen hatte bereits 1839 der Franzose Henri-Louis Bayard empfohlen. Im Jahre 1897 gab der Lyoner Pharmakologe Albert

Florence die nach ihm benannte Kristallprobe zum Spermanachweis an. Er fand heraus, daß sich nach Zugabe konzentrierter Jod-Jodkaliumlösung zu einem Samenfleckenextrakt braunrote rhombische Kristalle bilden. Eine Unterscheidung von Menschen- und Tiersperma war aufgrund der unterschiedlichen Gestalt der Samenzellen möglich. Auch das Verfahren von Paul Uhlenhuth ließ sich zu diesem Zweck einsetzen. Mit einem Antiserum gegen Spermaeiweiß konnte durch die Präzipitinreaktion die menschliche oder tierische Herkunft von Samenflecken geklärt werden. Es fehlte aber eine Methode, um die Gruppenzugehörigkeit einer Spermaspur festzustellen.

Die Voraussetzung dafür bildete eine Entdeckung des Japaners Kumao Yamakami, Direktor der Gerichtlich-medizinischen Abteilung der Hokkaido-Universität in Sapporo, die er 1926 im amerikanischen „Journal of Immunology" mitteilte. Yamakami hatte beobachtet, daß die Antikörper des menschlichen Serums durch Zugabe von Sperma spezifisch gehemmt werden. So war ein mit Samenflüssigkeit versetztes Anti-A- oder Anti-B-Serum nicht mehr in der Lage, mit gruppengleichen Blutzellen zu reagieren. Auch andere Körpersekrete, wie Speichel und Vaginalsekret, zeigten diese Eigenschaft. Das konnte nur eine Ursache haben. In diesen Ausscheidungen mußte, ebenso wie an den Erythrozyten, Gruppensubstanz vorhanden sein. Yamakami, Träger der Blutgruppe A, untersuchte eigenen Speichel mit der Absorptionsmethode. Dabei stellte er fest, daß auch sein Speichel die Gruppeneigenschaft A aufwies. Zur selben Zeit und unabhängig von Yamakami haben Karl Landsteiner und sein Mitarbeiter Philip Levine in New York Gruppeneigenschaften an menschlichen Samenzellen nachgewiesen. Sie veröffentlichten ihre Ergebnisse ebenfalls 1926 im „Journal of Immunology".

Als erster berichtete 1930 der Japaner Kyoyetsuro Fujiwara, Direktor des Gerichtlich-medizinischen Instituts in Niigata, über die Aufklärung eines Sexualverbrechens mit Hilfe der Gruppenbestimmung an Samenflecken. Eine Sechzehnjährige, die in Dörfern Wahrsagezettel verkaufte, war eines Morgens tot aufgefunden worden. Am Abend zuvor, kurz vor 19.30 Uhr, hatten sie Dorfbewohner noch zum Bahnhof laufen sehen. Auf dem Weg dorthin mußte sie getötet worden sein. Die Obduktion ergab als Todesursache Drosseln und Würgen in Kombination. Überdies fand Fujiwara frische Verletzungen der Genitalien und in der Dammregion einige weißliche Flecke. Die Scheide enthielt schwach rötlich gefärbten Schleim. Bei der mikroskopischen Untersuchung einer Fleckenaufschwem-

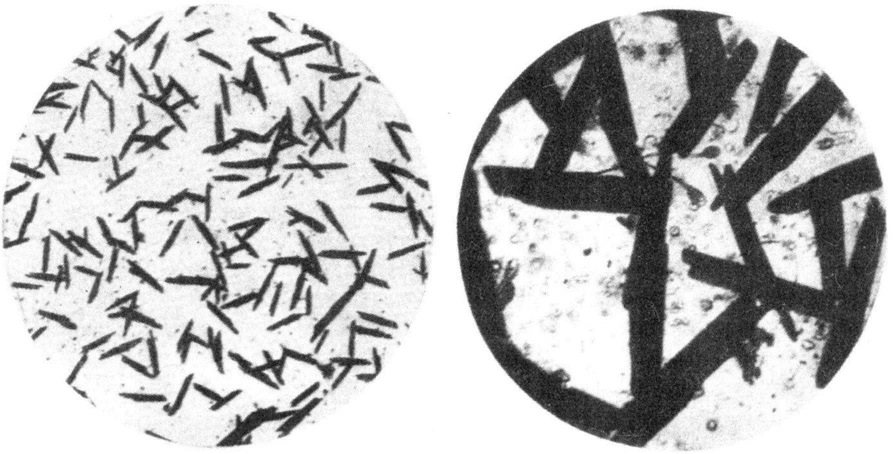

Florence-Kristalle unter dem Mikroskop. Bei stärkerer Vergrößerung sind auch die wesentlich kleineren Spermien gut zu erkennen.

mung und mehrerer Scheidenabstriche waren gut erhaltene Samenzellen nachweisbar. Die Blutgruppe bestimmte Fujiwara am Herzblut der Toten. Sie besaß die Gruppe 0. Mit der Absorptionsmethode ermittelte Fujiwara, daß der Samen die Gruppensubstanz A enthielt. Zwei Wochen nach der Tat wurden zwei Verdächtige festgenommen. Der eine war ein geistig zurückgebliebener Bettler, der sich selbst des Mordes beschuldigte. Er hatte die Blutgruppe 0 und schied demzufolge als Täter aus. Der zweite Verdächtige hingegen beteuerte seine Unschuld. Auch von ihm bestimmte Fujiwara die Blutgruppe. Die Untersuchung ergab seine Zugehörigkeit zur Gruppe A. Außerdem waren an seiner Unterwäsche kleine rötliche Flecke gefunden worden. Mittels Benzidinreaktion und einer weiteren Probe zum Blutnachweis konnten diese Verfärbungen als Blutflecke identifiziert werden. Nach Zugabe von Jod-Jodkaliumlösung zu einem Fleckenextrakt ließen sich unter dem Mikroskop Florencesche Kristalle erkennen. Zugleich zeigte die mikroskopische Untersuchung, daß die Flecke auch Samenzellen enthielten. Fujiwaras Gutachten ermöglichte die Überführung des Mörders.

Die Entdeckung der AB0-Gruppeneigenschaften von Körpersekreten beschäftigte die Serologen vieler Länder. Nach und nach konnten auch in Tränenflüssigkeit, Nasenschleim, Schweiß, Magensaft, Urin und weiteren Körperflüssigkeiten derartige Substanzen nachgewiesen werden. Im Jahre 1930 stellte der Finne Tauno Putkonen fest, daß gerade in den forensisch-medizinisch so bedeutsamen Sekreten Sperma und Speichel ihre Konzentration um ein vielfaches höher ist als im Blut.

Der hohe Gehalt an Gruppensubstanz im Speichel von Ausscheidern bot die Möglichkeit, eine Blutgruppenbestimmung an Zigarettenresten oder aufgeklebten Briefmarken zu versuchen. Wiederum war es Leone Lattes, der als erster diese Erkenntnis erfolgreich in der forensisch-medizinischen Praxis anwandte. Im Jahre 1932 veröffentlichte er eine Technik zur Blutgruppenbestimmung an Zigarettenresten. Anläßlich eines Mordfalles hatte er drei Stummel von Macedoniazigaretten zu untersuchen. Zwei der am Tatort aufgefundenen Zigaretten waren von einer Person mit der Blutgruppe B, der auch der Verdächtige angehörte, geraucht worden. Das Opfer besaß die Blutgruppe 0. Der Verdächtige konnte des Mordes überführt werden.

Entscheidende Bedeutung erlangte die AB0-Gruppenbestimmung an Sekretspuren in einem Strafverfahren Ende 1943 in New York. Viele Jahre später, im September 1960, bezeichnete der namhafte Serologe Alexander S. Wiener, der seinerzeit als Sachverständiger daran beteiligt war, dieses Verbrechen als „klassischen Fall" der forensischen Serologie.

Im Jahre 1938 übernahm der da-

Tauno Putkonen fand bei seinen Untersuchungen auch Speichelproben, die keine Gruppensubstanz enthielten. Ebenfalls im Jahre 1930 bemerkte Hugo Lehrs, ein Doktorand von Fritz Schiff in Berlin, individuelle Unterschiede hinsichtlich des Vorhandenseins gruppenspezifischer Substanzen im Speichel. Putkonen wie auch Lehrs kamen zu der Auffassung, daß die Ausscheidungsfähigkeit oder ihr Fehlen eine konstante, nicht umweltabhängige Eigenschaft der betreffenden Person darstellt. Eine Erklärung für diese Erscheinung lieferten Fritz Schiff und sein japanischer Assistent Hakaru Sasaki. In der „Klinischen Wochenschrift" vom 20. August 1932 erschien ihre Arbeit „Der Ausscheidungstypus, ein auf serologischem Wege nachweisbares mendelndes Merkmal". Bei Studien an einundfünfzig Zwillingspaaren hatten sie festgestellt, daß die Fähigkeit, Gruppensubstanz auszuscheiden, vererbt wird. Die Träger dieses Gens bezeichneten sie als Ausscheider und Personen, denen die Eigenschaft fehlt, als Nichtausscheider. Bei Familienuntersuchungen an fünfundsechzig Eltern mit zweihundertunddrei Kindern erwies sich die Fähigkeit zur Ausscheidung (Sekretion) als das dominante Erbmerkmal. Wie spätere Untersuchungen ergaben, beträgt der Anteil der Sekretoren in der Bevölkerung etwa achtzig Prozent gegenüber nur zwanzig Prozent Nonsekretoren. Das ist ein für die Spurenkunde durchaus günstiges Verhältnis.

mals erst einunddreißigjährige Wiener die Leitung des neugeschaffenen Serologischen Laboratoriums des Chief Medical Examiners von New York. Schon als Student hatte er begonnen, sich für die Blutgruppen zu interessieren. Seine erste wissenschaftliche Arbeit zu dieser Thematik erschien im Juni 1929, noch vor der Promotion zum Doktor der Medizin. Mit Wiener wurde ein Mann an die Spitze der New-Yorker Untersuchungsbehörde gestellt, der bereits wenige Jahre darauf einen festen Platz unter den ganz Großen der Blutgruppenserologie einnahm. Zu seinen wissenschaftlichen Leistungen gehört allen voran die Erforschung des 1940 von Karl Landsteiner und ihm selbst entdeckten Rhesus-Systems. Drei Jahre später geschah dann das Verbrechen, das Wiener als forensischen Serologen forderte.

Edwin J. Finnerty sorgte als Nachtwächter für die Sicherheit einiger Geschäftsräume des Hauses Nr. 335 in der West 30th Street von New York. Auch am Abend des 30. März 1943 trat er seinen gewohnten Dienst an. Gegen 2.30 Uhr verspürte Finnerty das Bedürfnis, eine Pfeife zu rauchen, und ging dazu vor die Tür. Um diese Zeit war es ziemlich ruhig in der Gegend, so daß er deutlich das Öffnen der Eingangstür von Nr. 337 hören konnte. Finnerty blickte zum Nachbarhaus, erkannte jedoch nur Umrisse. Ihm schien es, als ob ein Mann in gebückter Haltung rückwärts die Stufen am Eingang herunterkam und etwas mit sich zog. Kurze Zeit später sah Finnerty, daß sich ein kleiner, aber kräftig gebauter Mann in Richtung 9th Avenue entfernte. Das ganze ließ ihm keine Ruhe, und er entschloß sich nachzusehen, was nebenan vor sich gegangen war. Finnerty lief zum Eingang des Nachbarhauses und – fand die Leiche einer Frau. Im selben Moment vernahm er hinter sich Schritte. Sofort rannte er zurück und trat in den Hauseingang von Nr. 335 hinein, um die Straße unerkannt beobachten zu können. Aus Richtung 8th Avenue näherte sich ein Mann, der Finnerty an den Unbekannten erinnerte, den er etwa zehn Minuten zuvor in entgegengesetzter Richtung hatte davongehen sehen. Der Mann trug eine zusammengefaltete Zeitung unter dem Arm und lief geradewegs auf das Haus Nr. 337 zu. Ohne zu zögern oder gar stehen zu bleiben, stieg er die Eingangstreppe hinauf, betrat das Haus und schloß hinter sich die Tür. Noch bevor Finnerty dazukam, die Polizei zu verständigen, erschien der Unbekannte wieder im Hauseingang. Jetzt hielt er etwas Längliches in der Hand. Abermals ging er an der Toten vorüber, ohne sie zu beachten. Es war aber ganz und gar ausgeschlossen, daß er die Leiche übersehen haben konnte. Der Unbekannte lief diesmal zur 8th Avenue zurück. Finnerty folgte ihm augenblicklich. An der Ecke zur 33th Street entdeckte er einen Streifenwagen und verständigte die Polizisten. Sie setzten die Verfolgung des Unbekannten fort. Von einem Polizisten angesprochen, entgegnete der Mann in einem schlechten Englisch mit deutlichem Akzent, er heiße John Manos, sei Grieche und in der Bronx als Koch tätig und er habe sich nichts zuschulden kommen lassen. Nach seiner Wohnung gefragt, erklärte Manos, daß er ein Zimmer im Haus Nr. 337 in der 30th Street habe. Daraufhin erkundigten sich die Polizisten, warum er zur Nachtzeit mehrmals aus dem Haus gegangen sei. Manos erwiderte, er sei hungrig gewesen. Weil er tags zuvor wegen Krankheit nicht habe einkaufen können, wäre nichts zu essen im Haus gewesen. Aus diesem Grund sei er losgegangen, um sich etwas zu besorgen. Kaum zurückgekehrt, habe er eine leere Weinflasche in seinem Zimmer gefunden. Er halte sehr auf Ordnung, und deshalb sei er ein zweites Mal weggegangen, um die Flasche zum Abfallbehälter in der 33th Street zu bringen. In eine Papiertüte eingewickelt habe er die leere Flasche deswegen, weil ihn niemand damit sehen sollte. Er müsse sonst befürchten, für einen Trinker gehalten zu werden. Das würde ihm Schwierigkeiten einbringen, denn Dirnen und Trinker dulde die Hausverwaltung nicht in Nr. 337.

Zusammen mit Manos und Finnerty fuhren die Polizisten nun in die 30th Street. Neben dem Treppenaufgang des Hauses Nr. 337 fanden sie wahrhaftig die Leiche einer Frau. Die Tote saß mit Kopf und Oberkörper an die Hauswand gelehnt.

Gegen 3 Uhr kam Inspektor Conrad Rothengast, der Leiter der 3. Detektivabteilung von New York, zum Auffindungsort. Noch vor ihm war Detektiv John A. Hawthorne eingetroffen. Die beiden sahen sich die Tote genauer an. Die Frau hatte ergrautes Haar und mußte so um die Fünfzig sein. Über einem grünlichen Kleid trug sie einen schwarz-weiß gemusterten Mantel und nur am rechten Bein Strumpf und Stöckelschuh, das linke hingegen war nackt. Neben der Leiche lag eine lange, schmale Papiertüte, die den fehlenden Strumpf enthielt. Der linke Schuh ließ sich nicht finden.

Nach und nach hatten sich auch Schaulustige vor dem Haus versammelt. Einer von ihnen erkannte die Tote, ein zweiter bestätigte die Angaben: Es handele sich um Alice Persico, und sie wohne zusammen mit ihrem Bruder, Ernest C. Peterson, in 311 West 30th Street, ganz in der Nähe.

Inspektor Rothengast ließ den Erkennungsdienst sowie den Medical Examiner verständigen, der die gerichtsärztliche Untersuchung der Leiche vornehmen sollte. Detektiv

Hawthorne erhielt den Auftrag, zum Bruder der Toten zu fahren. Rothengast selbst ging in das Zimmer von Manos, der solange auf der Treppe gestanden hatte. Im zweiten Stockwerk betrat der Inspektor einen Raum von untadeliger Sauberkeit. Auch bei einer gründlichen Durchsuchung des Zimmers konnte er nichts Verdächtiges finden.

Mit einem anderen Eindruck war Hawthorne aus der Wohnung von Alice Persico zurückgekehrt. Er hatte ihr Zimmer liederlich und verschmutzt vorgefunden. Peterson wußte kaum etwas über seine Schwester. Sie hatte wohl mehrere Liebhaber gehabt, von denen ihm nur einer wegen seiner Gewalttätigkeit gegen Alice in Erinnerung geblieben war. Wo sich dieser Pete Coyle zur Zeit gerade aufhielt, konnte Peterson nicht sagen. Hawthorne löste eine Fahndung nach Coyle aus. Dann fuhr er zurück.

Vor dem Haus Nr. 337 sprachen Rothengast und Hawthorne mit Benjamin Vance, dem Assistent Medical Examiner, der ihnen bestätigte, daß Alice Persico erwürgt worden war. Erst mußte die Tote in das Bellevue-Hospital zur Obduktion, danach würde er mehr sagen können.

Nun setzte sich Rothengast mit dem Distriktstaatsanwalt Pagnucco in Verbindung und informierte ihn über die bisherigen Ermittlungen. Zugleich bat er Pagnucco, der mehrere Fremdsprachen, darunter auch Griechisch, beherrschte, Manos in seiner Muttersprache zu vernehmen. Während des Verhörs blieb Manos bei seiner ersten Aussage, die er schon Inspektor Rothengast gegenüber gemacht hatte. Er habe die Frau nie zuvor gesehen und nichts mit ihrem Tod zu tun. Sie sei auch nicht in seiner Wohnung gewesen. Manos beteuerte immer wieder, daß überhaupt kein Fremder sein Zimmer betreten habe.

Manches sprach zwar gegen den Griechen, Beweise aber gab es keine. Selbst Finnerty konnte nur bezeugen, daß Manos wiederholt das Haus verlassen hatte. Ob die Tote von ihm an der Hauswand abgelegt worden war, wußte er dagegen nicht mit Bestimmtheit zu sagen. Rothengast und Pagnucco berieten lange. Eigentlich gab es keinen hinreichenden Grund, Manos noch länger in Haft zu behalten. Daß Pagnucco sich trotzdem nicht zur Freilassung entschließen konnte, beruhte auf einer scheinbaren Nebensächlichkeit und betraf die Papiertüte mit dem Strumpf der Toten. Solche Art von Tüten wurde gewöhnlich zum Verpacken von Weinflaschen verwendet. Manos hatte während des Verhörs von der Weinmarke „Riverside“ gesprochen. Eine Flasche eben dieser Sorte paßte genau in die Papiertüte, die neben der Leiche gelegen hatte.

Am Morgen des 31. März setzte

eine größere Zahl von Polizisten die Suche nach dem fehlenden Schuh fort. Zugleich wurden die Bewohner des Hauses Nr. 337 über Manos befragt. Es ließ sich nichts erfahren, was die Ermittlungen in irgendeiner Weise voranbringen konnte. Manos lebte allein, hatte eine feste Anstellung und ging regelmäßig zur Arbeit. Keiner der Nachbarn sah ihn je betrunken, und niemand wußte etwas über Frauenbekanntschaften.

Auch die übrigen Hausbewohner von Nr. 337 wurden hinsichtlich einer möglichen Täterschaft überprüft. Alle erbrachten für die Nacht vom 30. zum 31. März ein Alibi. Selbst Orelio Persico, der Ehemann der Toten, konnte ausfindig gemacht werden. Schon vor längerer Zeit hatte er sich von seiner Frau getrennt, weil sie übermäßig trank und sich ständig herumtrieb. Als Täter schied Persico ebenso aus wie ihr Exgeliebter Coyle, der seit einem Vierteljahr mit einer schweren Lungenerkrankung in Manhattan im Krankenhaus lag.

Die inzwischen vorgenommene Obduktion hatte an Neuem nur eine Kleinigkeit ergeben: Der Magen der Toten enthielt Rotwein. Sie konnte ihn zwar bei Manos, aber genausogut irgendwo anders getrunken haben.

Wieder standen Pagnucco und Rothengast vor der Frage, Manos aus der Haft zu entlassen. Und wieder war es die Papiertüte, die sie davon abhielt. Hawthorne hatte bei genauerer Betrachtung auf dem Tütenboden eine kaum sichtbare Kennzeichnung, offenbar eine Seriennummer, entdeckt. Es gelang sogar, den Laden zu finden, in dem Papiertüten aus dieser Serie verwendet wurden. Obendrein lag das Geschäft ganz in der Nähe von Manos' Wohnung und war das einzige in der Gegend, das die selten verlangte Weinsorte „Riverside“ im Angebot hatte. An Manos konnte sich der Verkäufer bei der Vielzahl der Kunden allerdings nicht erinnern.

Etwa zur gleichen Zeit fand ein Polizist hinter einer Mülltonne in der 30th Street ein Paket, das den gesuchten Schuh und außerdem einen Damenhut, ein Herrenunterhemd und zwei Taschentücher enthielt. Irgendwelche Zeichen, die auf den Besitzer hindeuteten, wiesen die Sachen nicht auf. Als einzige Möglichkeit blieb eine Suche in der Wohnung von Manos. Vielleicht lagen in seinem Wäschefach Unterhemden und Taschentücher, die den Fundstücken entsprachen. Alles, was Staatsanwalt Pagnucco bei Manos finden konnte, waren zwei Hemden, ein Unterhemd und zwei Taschentücher. Eine gewisse Ähnlichkeit mit der Wäsche aus dem Paket bestand durchaus.

Bedeutsamer wurde indes eine andere Entdeckung. Dicht neben dem Bett bemerkte Pagnucco mehrere kleine, weißlich-glänzende Flecke auf dem Fußboden, die bei der ersten Durchsuchung des Zimmers niemand gesehen hatte. Wenn es auch kaum Blut sein konnte, schienen ihm die Spuren doch einer Untersuchung wert. Pagnucco ließ aus dem Linoleum die befleckten Stücke herausschneiden. Zusammen mit der Wäsche brachte Hawthorne die Asservate zum Serologischen Laboratorium des Chief Medical Examiners.

Mitte April 1943 nahm Alexander S. Wiener, unterstützt von seiner Assistentin Eve B. Sonn, die Untersuchungen vor. Sie begannen mit der Wäsche aus Manos' Zimmer. Nur eines der Hemden war getragen und ungewaschen wieder weggelegt worden. Ob der vom Stoff aufgenommene Schweiß für eine Blutgruppenbestimmung ausreichend sein würde, mußte die Untersuchung zeigen. Die Testung ergab zweifelsfrei nur eine Absorption der Anti-B-Seren, das heißt die Blutgruppe B. Zum selben Resultat führte die Gruppenbestimmung am Nasenschleim von einem Taschentuch. Als nächstes kamen die Fundstücke aus dem Paket an die Reihe. Beim Unterhemd verlief die Testung ergebnislos, anders bei den Taschentüchern. Wiederum wurden nur die Anti-B-Seren absorbiert. Der Benutzer der beiden hinter dem Abfallbehälter in der 30th Street gefundenen Taschentücher gehörte demnach ebenfalls der Blutgruppe B an. Dies

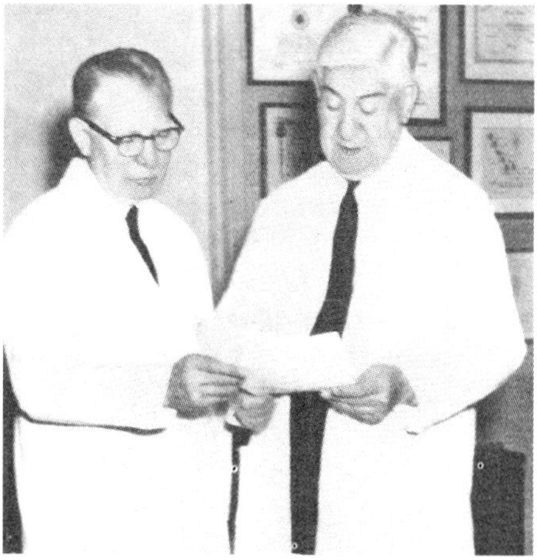

Alexander S. Wiener (1907–1976), links im Bild, wurden 1943 die spurenkundlichen Untersuchungen im Mordfall Persico übertragen. Rechts neben Wiener der Chief Medical Examiner von New York, Milton Helpern.

stimmte noch mit einem weiteren Ergebnis überein. Manos besaß, festgestellt an einer Blutprobe von ihm, die Blutgruppe B. Nach der Obduktion war auch das Blut von Alice Persico untersucht worden; sie hatte die Blutgruppe A.

Nun stand das Entscheidende bevor: die Untersuchung des weißlichen Spurenmaterials vom Fußboden aus Manos' Zimmer. Zunächst fertigte Wiener gefärbte Ausstriche. Unter dem Mikroskop konnte er säulenartig aufgereihte Epithelzellen in größerer Zahl erkennen. Eine weitere Probe verwendete Wiener für das Uhlenhuthsche Präzipitinverfahren. Positiv reagierte der Ansatz mit dem „Anti-Mensch“-Serum. Diese Resultate ließen die Schlußfolgerung zu, daß es sich bei den Flecken um eine menschliche Ausscheidung handelte, die nach der Beschaffenheit der mikroskopisch festgestellten Zellen nur aus der Mundhöhle ausgetreten sein konnte. Wiener deutete das Spurenmaterial als strangulationsbedingte Ödemflüssigkeit. Zuletzt versuchte er noch, die Gruppenzugehörigkeit zu bestimmen. Bei der Testung absorbierten die Extrakte aus beiden untersuchten Flekken die Anti-A-Seren, nicht aber die Anti-B-Seren und erwiesen sich dadurch, so schrieb Wiener in seinem Bericht, „als zur Gruppe A gehörend“. Demzufolge war es sicher, daß Manos zumindest in einer Hinsicht die Unwahrheit gesagt hatte. In seinem Zimmer mußte doch eine fremde Person, und zwar mit der Blutgruppe A – der Blutgruppe von Alice Persico –, gewesen sein.

Woche um Woche wurde Manos verhört. Sorgsam vermieden es sowohl Inspektor Rothengast als auch Staatsanwalt Pagnucco vorerst, die Ergebnisse Wieners zu erwähnen. Statt dessen erläuterten sie Manos mühsam das Prinzip einer Blutgruppenbestimmung. Am 8. Juli schließlich hielten Rothengast und Pagnucco den Zeitpunkt für gekommen, ihn mit dem Resultat von Wieners Untersuchungen zu konfrontieren. Ihre Rechnung ging auf – Manos legte ein Geständnis ab.

Den Ablauf der Tat schilderte er folgendermaßen: Am 29. März hatte er Alice Persico kennengelernt und sie mit in sein Zimmer genommen. Erst dort sei ihm aufgefallen, daß die Frau angetrunken war. Sogleich befürchtete er, sie könne Lärm machen. Um keine Schwierigkeiten mit der Hausverwaltung zu bekommen, forderte er sie auf, das Zimmer zu verlassen. Sie aber nahm seine Weinflasche, trank reichlich und schlief dann ein. Als sie erwachte, begann sie tatsächlich zu lärmen und griff abermals nach der Weinflasche. Es schien ihm, als wolle sie die leere Flasche zum Fenster hinauswerfen. In der Absicht, die Frau zur Ruhe zu bringen, habe er sie mit seinen Händen am Hals gepackt, aber in der Aufregung zu stark zugefaßt. Plötzlich sei die Frau tot zusammengesunken. Bis zur Nacht auf den 31. März ließ er die Leiche liegen und reinigte während dieser Zeit gründlich sein Zimmer. Als er nach Mitternacht feststellte, daß die Straße menschenleer war, schaffte er die Tote nach unten. Auf der Treppe verlor sie ihren Hut und auch einen Schuh. Er hob beides auf und brachte es kurz darauf zusammen mit den Sachen, die er während der Reinigungsarbeiten getragen hatte, bis zur 6th Avenue. Erst bei seiner Rückkehr fand er im Treppenhaus den Strumpf der Toten. Er ging in sein Zimmer und stopfte ihn in die Papiertüte von der Weinflasche. Dabei erinnerte er sich, daß Alice Persico Wein getrunken hatte und an der Flasche höchstwahrscheinlich Spuren von ihr zu finden sein würden. Er verließ zum zweitenmal das Haus, um Strumpf und Weinflasche beiseite zu schaffen. Wenig später wurde er von der Polizei festgenommen. Zu diesem Zeitpunkt trug er aber die Tüte mit dem Strumpf der Toten noch unter seiner Jacke. Während er nach der Festnahme am Hauseingang stand, ließ er in einem unbeobachteten Augenblick die Papiertüte neben der Leiche fallen.

Von dieser Aussage wich Manos später nicht mehr ab. Auch während der Hauptverhandlung vor dem New-Yorker General Session Court bezeichnete er sich am 25. Oktober 1943 als schuldig. John Manos wurde zu einer Zuchthausstrafe von zehn bis zwanzig Jahren verurteilt.

Die Bestimmung der AB0-Gruppe an menschlichen Körpersekreten ist heute eine Routineaufgabe in den forensisch-serologischen Laboratorien. Der Absorptionsversuch nach Fritz Schiff und Franz Josef Holzer hat sich dabei vielfach bewährt. Als günstig erwies sich, daß der Nachweis von Gruppensubstanz aus Körpersekreten eine weitaus geringere Mindestmenge an Untersuchungsmaterial als bei Blutspuren erfordert.

Für den so wichtigen Spermanachweis brachten die Enzymreaktionen einen wesentlichen Fortschritt. Enzyme sind hochmolekulare, katalytisch wirksame Eiweiße, die wichtige Funktionen im Organismus erfüllen. Durch Untersuchungen von Waldemar Kutscher und Hajo Wolbergs am Physiologischen Institut der Universität Heidelberg, mit denen sie 1935 begannen, wurde bekannt, daß Sperma das Enzym saure Phosphatase in hoher Konzentration enthält. Wie sie ebenfalls herausfanden, entstammt es dem Prostatasekret. Basierend auf ihren Ergebnissen, erarbeitete 1944 Ove Riisfeldt an der Chirurgischen Klinik der Universität Kopenhagen eine Technik, Spermaflecke an ihrer Phosphatase-Aktivität nachzuweisen. Diese Methode, später von anderen verfeinert, hat die früher bevorzugte Kristallprobe von Albert Florence in den Hintergrund gedrängt.

So wie zum Nachweis werden im Sperma enthaltene Enzyme auch genutzt, um Gruppeneigenschaften festzustellen. Dazu gehören vor allem die Typen der Phosphoglukomutase. Durch die Einbeziehung dieser und weiterer Erbmerkmale beschränkt sich die Individualisierung einer Spermaspur heute nicht mehr nur auf das AB0-System.

Am Anfang stand Karl Landsteiner

Blutgruppen und Vaterschaftsbegutachtung

Im Jahre 1901 entdeckte der Österreicher Karl Landsteiner die Blutgruppen des Menschen. Damit war die entscheidende Voraussetzung für erfolgreiche Bluttransfusionen geschaffen. Über diese medizinisch wichtigste Anwendung hinaus erlangte Landsteiners Entdeckung auch für die Gerichtliche Medizin enorme praktische Bedeutung. Wie bereits beschrieben, führte das Wissen um die Individualität des menschlichen Blutes zu einem raschen Fortschritt in der Spurenkunde. Außerdem ergab sich die Möglichkeit, in Streitfällen durch Blutgruppenuntersuchungen zur Klärung der Abstammung eines Kindes beizutragen. „Gleichwohl sind die Anregungen Landsteiners von der medizinischen und gerichtsärztlichen Praxis nur sehr langsam aufgenommen worden", beklagte Fritz Schiff in einem Vortrag am 23. September 1926 auf der 89. Versammlung der Gesellschaft deutscher Naturforscher und Ärzte in Düsseldorf. Inzwischen hatte aber, wie Schiff weiter feststellte, eine geradezu rasant verlaufende Forschung auf dem Gebiet der Blutgruppenserologie und Serogenetik eingesetzt. Als 1923 die italienische Originalausgabe der Monographie „Die Individualität des Blutes" von Leone Lattes in Messina erschien, umfaßte das Literaturverzeichnis 420 einschlägige Arbeiten aus den vorangegangenen reichlich zwanzig Jahren. Die deutsche Übersetzung des Buches von Anfang 1925 brachte es bereits auf rund 700 Literaturangaben.

Zumindest für die „späte" Anwendung von Blutgruppenuntersuchungen bei strittiger Vaterschaft gab es einige gewichtige Gründe. Es bedurfte dazu bestimmter Voraussetzungen, die erst in den Jahren nach Landsteiners Entdeckung erarbeitet werden mußten.

Grundlegend für eine forensische Verwertbarkeit war die Erkenntnis, daß die Blutgruppenzugehörigkeit eines Menschen während des ganzen Lebens unverändert blieb. Durch Langzeitstudien, bei denen dieselben Personen über mehrere Jahrzehnte wiederholt untersucht wurden, konnte die Konstanz der Blutgruppen nachgewiesen werden. Mit solchen Studien hatten Alfred von Decastello, Ludwik Hirszfeld, Leone Lattes und Fritz Schiff schon frühzeitig begonnen. Zugleich mußte damit geklärt werden, ob sich die Blutgruppen durch Erkrankun-

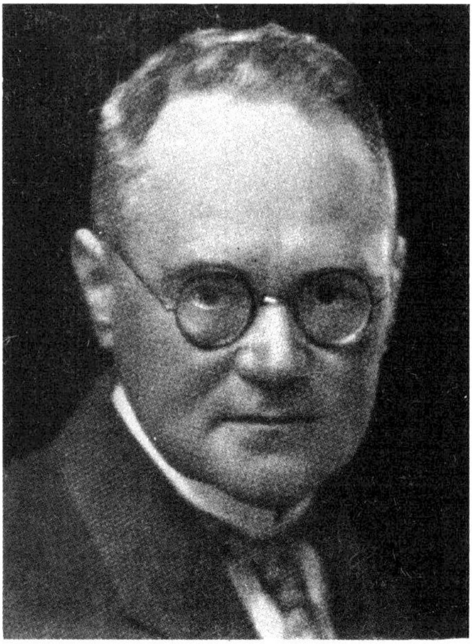 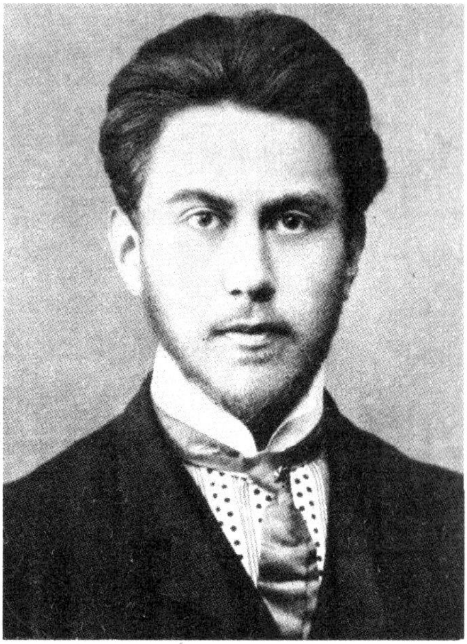

Emil Freiherr von Dungern (1867–1961) und Ludwik Hirszfeld (1884–1954) wiesen 1909/10 die Erblichkeit der AB0-Blutgruppen nach. Sie haben auch die heute übliche Bezeichnung der vier Haupteigenschaften dieses Systems eingeführt.

gen, Medikamente, Röntgenstrahlen und andere äußere Einflüsse verändern. Vor allem in den Anfangsjahren erschienen des öfteren Berichte über einen vermeintlichen Wechsel der Blutgruppe. Bei genauerer Nachprüfung ließen sich solche Beobachtungen meist auf eine unzulängliche Untersuchungstechnik zurückführen. Seit langem besteht an der Umweltstabilität der Blutgruppen generell kein Zweifel mehr. Ausnahmen sind äußerst selten und können beispielsweise bei schweren Bluterkrankungen auftreten.

Schon bald nach der Entdeckung der Blutgruppen war eine Erblichkeit verschiedentlich in Erwägung gezogen worden. Nachgewiesen haben die Vererbung der AB0-Gruppen schließlich Emil von Dungern und Ludwik Hirszfeld aufgrund umfangreicher Studien. Sie untersuchten 72 Familien mit 348 Personen. In einer ihrer Veröffentlichungen, die im Juni 1910 erschien, stellten von Dungern und Hirszfeld fest, „daß die nachweisbaren Bestandteile der Blutkörper ... bei den Kindern nie erscheinen, wenn nicht einer der Eltern sie enthält". Ausgehend von Rassen- und Vererbungsstudien an

Hunden hatten sie sich den menschlichen Blutgruppen zugewandt. Hirszfeld schrieb in seinen Lebenserinnerungen über die gemeinsam mit von Dungern ausgeführten Untersuchungen: „Diesmal waren unsere Versuchsobjekte die Universitätsprofessoren und ihre Familien. Ich muß mit Anerkennung betonen, daß sie sich der Rolle der Versuchskaninchen nicht zu entziehen versuchten. Durch lange Jahre noch gedachte man des originellen Professors und seines Assistenten, wie sie sich diskret über das Eheglück der Professoren erkundigten, aus Furcht, daß ihnen etwa ein Kuckucksei die Resultate trüben könnte." Trotz aller Bemühungen hatten sich sogar gleich mehrere „Kuckuckseier" eingeschlichen, wie eine Tabelle in ihrer Veröffentlichung vom Juni 1910 zeigt. Diese Fehlbeobachtungen mußten bei der Interpretation der Ergebnisse zwangsläufig zu Irrtümern führen. Im Jahre 1924 gelang es dann dem Mathematiker Felix Bernstein in Göttingen, die Vererbung der AB0-Gruppen zuverlässig zu klären. Seine „Drei-Gen-Theorie" erwies sich innerhalb kurzer Zeit als richtig.

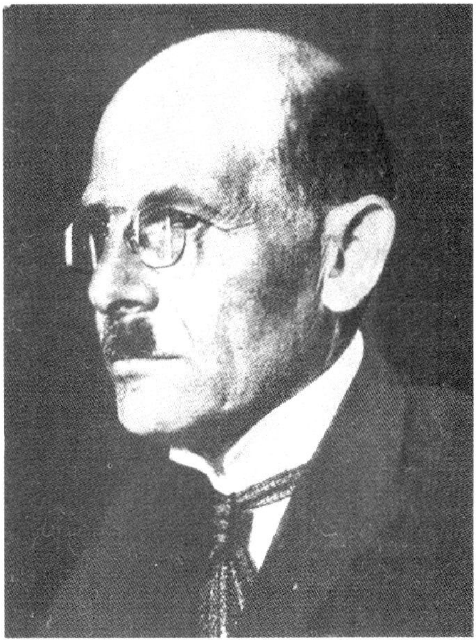

Felix Bernstein (1878–1956) gab 1924 die erste tragfähige genetische Konzeption für das AB0-Blutgruppensystem an.

Erst nun, nachdem Konstanz, Umweltstabilität und Vererbung außer Zweifel standen, ließen sich die Blutgruppen auch bei strittiger Vaterschaft anwenden. Dabei war von vornherein klar, daß es sich nur um ein *Ausschluß*verfahren handeln konnte. Bedingt durch die geschlechtliche Fortpflanzung des Menschen, erbt ein Kind von Mutter und Vater jeweils ein AB0-Merkmal. Wenn das Kind ein dominantes Erbmerkmal trägt, das die Mutter nicht besitzt, so muß dieses Merkmal vom leiblichen Vater stammen. Hat der als Vater angegebene Mann dieses Merkmal nicht, konnte er es demnach auch nicht auf das Kind vererben und ist als Erzeuger auszuschließen. Hingegen kommen, zumindest theoretisch, alle die Männer als Väter in Betracht, die das beim Kind festgestellte dominante Erbmerkmal besitzen. Die dominanten Erbmerkmale im AB0-System sind die Blutgruppeneigenschaften A und B, sie dominieren über 0. Daraus resultiert beispielsweise folgende Ausschlußkonstellation: Ein Kind mit der Blutgruppe 0 kann nicht von Eltern abstammen, wenn nur einer von beiden die Blutgruppe AB hat, wie umgekehrt ein Kind mit der Blutgruppe AB nicht von einem Elternpaar abstammen kann, von dem Frau oder Mann die Blutgruppe 0 besitzt. Diese Tatsache wird als Bernsteinsche Regel bezeichnet.

In Deutschland hat Fritz Schiff in einem Vortrag vor der Forensisch-medizinischen Vereinigung in Berlin am 25. Januar 1924 die Anregung gegeben, die Blutgruppen zur Klärung strittiger Vaterschaft heranzuziehen. Bereits im September 1924 berichtete der Berliner Gerichtsmediziner Georg Strassmann auf der 13. Tagung der Deutschen Gesellschaft für Gerichtliche und Soziale Medizin in Innsbruck über die ersten Begutachtungsfälle. Zwei Jahre später waren in Deutschland etwa einhundert gerichtlich anerkannte Vaterschaftsgutachten aufgrund einer Blutgruppenuntersuchung erstattet worden.

Zu den ersten in der Literatur veröffentlichten Blutgruppengutachten für einen Vaterschaftsprozeß gehört ein Fall aus dem Jahre 1926. Es ging um die am 30. April 1926 geborene Emilie R., für die von der Kindesmutter, Anna R., als Vater Xaver M. in Anspruch genommen wurde. Im Württembergischen Medizinischen Landesuntersuchungsamt Stuttgart wurde das Blut der Beteiligten im Oktober 1926 untersucht. Die Testung erfolgte sowohl an den Blutkörperchen als auch am Serum, und es ergaben sich folgende Blutgruppen:

Kindesmutter: $0_{\alpha\beta}$
Kind: B_{α}
Beklagter: A_{β}

Die gutachtliche Stellungnahme lautete wie folgt: „Da das Kind Emilie R. die Blutgruppe B_{α} besitzt und die Mutter Anna R. der Blutgruppe $0_{\alpha\beta}$ angehört, also die Blutkörpercheneigenschaft B nicht besitzt und sie demnach auf ihr Kind nicht vererbt haben kann, so muß der Vater der Emilie R. die Blutkörpercheneigenschaft B besitzen, also der Blutgruppe B_{α} oder AB_{-} angehören. Demnach kann Xaver M., der der Gruppe A_{β} angehört, der Vater der Emilie R. nicht sein.“

Anfänglich haben Blutgruppengutachten nur vereinzelt Anerkennung als Beweismittel vor Gericht gefunden. Die ablehnende Haltung des 8. Zivilsenats des Preußischen Kammergerichts trug dazu maßgeblich bei. In einem Senatsbeschluß vom 11. Oktober 1927 hieß es: „Ein dieses gesetzliche Maß erreichender Nachweis der offenbaren Unmöglichkeit der Abstammung kann nach den bisherigen Forschungsergebnissen durch Blutuntersuchung nicht geführt werden." Diese Entscheidung resultierte aus einer Verunsicherung bei den Juristen bezüglich der Konstanz und Vererbung der Blutgruppen sowie der Zuverlässigkeit der Untersuchungsmethodik. Wiederholt bekannt gewordene Fehlbestimmungen von Blutgruppenmerkmalen, vermeintliche Inkonstanz der Blutgruppen und scheinbare Abweichungen von den Erbregeln hatten immer aufs neue Zweifel am Beweiswert der Blutgruppengutachten aufkommen lassen. Bei Gerichtsmedizinern und anderen mit Blutgruppenbestimmungen vertrauten Ärzten stieß der zitierte Senatsbeschluß auf heftige Kritik. Eine Umfrage unter Gerichtsmedizinern in Deutschland, Österreich und der Schweiz Anfang 1928 ergab übereinstimmend die Auffassung, daß Blutgruppen unveränderlich und bei sorgfältiger Untersuchung sicher feststellbar sind, nach klar erkennbaren Gesetzmäßigkeiten vererbt werden und demnach in Zivilprozessen bei strittiger Vaterschaft verwertbar sind. Der Reichsgesundheitsrat sah sich schließlich veranlaßt, einen „Unterausschuß für Blutgruppenforschung" einzusetzen. Im Ergebnis der Tätigkeit dieser Kommission erschien im Preußischen Justizministerialblatt vom 14. März 1930 eine Entschließung, in der unter anderem festgestellt wurde: „Nach Ansicht der Sachverständigen ist die Blutgruppenbestimmung bei sachkundiger Ausführung ein zuverlässiges Untersuchungsverfahren, das für gerichtliche Zwecke – für die Untersuchung von Blutspuren und für die Ausschließung der Vaterschaft – mit Vorteil herangezogen werden kann." Das Kammergericht hat in einem Urteil vom 4. April 1930 seine Auffassung korrigiert.

Das Jahr 1930 brachte endlich auch für Karl Landsteiner die längst fällige Anerkennung seiner großen Verdienste – er erhielt die international höchstgeachtete Auszeichnung für wissenschaftliche Leistungen auf medizinischem Gebiet. Am 10. Dezember 1930 nahm Landsteiner aus der Hand des schwedischen Königs den Nobelpreis für Physiologie oder Medizin entgegen. „Für seine Entdeckung der Blutgruppen des Menschen" lautete die offizielle Begründung des Nobelkomitees.

Der Begriff „Blutgruppen" bedeutete 1930 nicht mehr nur A, B, 0 und AB wie noch im Jahre 1902. Nach der Feststellung der A-Untergruppen durch Emil von Dungern und Ludwik Hirszfeld 1911 hatte Landsteiner gemeinsam mit Philip Levine 1927 das MN-System und zugleich den P-Faktor gefunden, denen als weitere großartige Leistung Landsteiners in Zusammenarbeit mit Alexander S. Wiener 1940 die Entdekkung des Rhesus-Systems folgte. Nicht weniger als einundvierzig Sy-

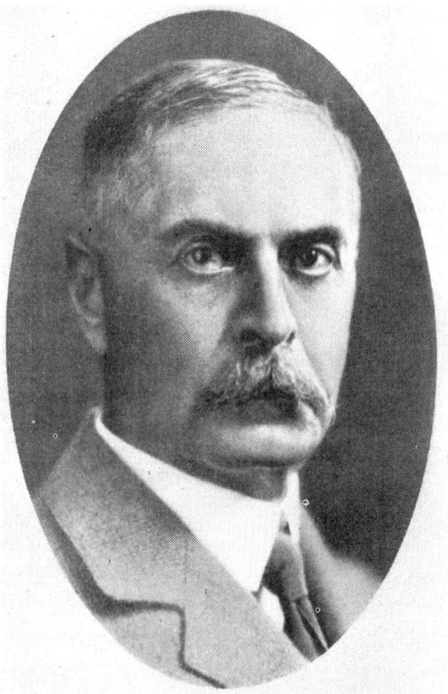

Karl Landsteiner wurde am 14. Juni 1868 in Wien geboren. Im Herbst 1885 begann er ein Medizinstudium an der Universität Wien, das er 1891 mit der Promotion beendete. Seine überaus erfolgreiche Tätigkeit am Pathologisch-anatomischen Institut nahm er im November 1897 auf. Bis Ende 1907 verfaßte er fünfundsiebzig wissenschaftliche Arbeiten; als siebzehnte erschien am 14. November 1901 die Mitteilung über die Entdeckung der Blutgruppen. Zu Beginn des Jahres 1908 übernahm Landsteiner die Leitung der Prosektur am Wilhelminenspital in Wien. Hier setzte er seine serologischen Untersuchungen fort und beschäftigte sich außerdem mit verschiedenen Infektionskrankheiten. In Anerkennung seiner wissenschaftlichen Leistungen erhielt er 1911 eine außerordentliche Professur an der Universität Wien. Behindert durch die stark eingeschränkten Arbeitsmöglichkeiten, entschloß sich Landsteiner 1919, seine Heimat zu verlassen. Nach kurzer Tätigkeit als Prosektor in einem Krankenhaus von Den Haag folgte er im Frühjahr 1923 der ehrenvollen Einladung, seinen Arbeitsplatz in das Rockefeller Institute for Medical Research nach New York zu verlegen. Am Ende der wissenschaftlichen Laufbahn umfaßte seine persönliche Bibliographie dreihundertsechsundvierzig Originalarbeiten, viele davon mit fundamentalen Erkenntnissen. Im Hospital des Forschungsinstituts verstarb Karl Landsteiner am 26. Juni 1943.

steme und Faktoren kamen in den ersten fünfzig Jahren seit Landsteiners grundlegender Publikation hinzu. Wie rasant die Forschung auf diesem Gebiet voranging, verdeutlicht die Tatsache, daß allein in den folgenden zehn Jahren bis 1961 weitere dreißig neue Blutgruppeneigenschaften beschrieben wurden.

Im menschlichen Blut kommen erbliche Merkmale nicht nur als Bestandteil der Erythrozytenmembran, also an den roten Blutkörperchen, vor. Die Erforschung von Erbmerkmalen der im Blutserum gelösten Eiweiße (Proteine) begann 1955 mit der Entdeckung des Haptoglobin-Systems. Das Haptoglobin, schon seit 1938 bekannt, gehört zu den zahlreichen Serumproteinen des Menschen und besitzt die Fähigkeit, roten Blutfarbstoff zu binden. Mit einer als Elektrophorese bezeichneten Untersuchungstechnik können Eiweiße entsprechend ihrer Größe und elektrischen Ladung im Gleichstromfeld aufgetrennt werden. Im Jahre 1955 entwickelte der Kanadier Oliver Smithies die Stärkegelelektrophorese. Das als Trennmedium verwendete Stärkegel wirkt gewissermaßen als Molekülsieb. Mit dieser Technik gelang Smithies 1955 die exakte Darstellung von drei Haptoglobin-Typen (Hp 1-1, Hp 2-1, Hp 2-2). Noch im selben Jahr konnte er gemeinsam mit Norma Ford Walker den Nachweis der Erblichkeit erbringen. Mit der Entdeckung des Haptoglobin-Systems begann die Entwicklung des Wissensgebietes von den Serumgruppen, das schon bald an Umfang und Kompliziertheit den Erythrozytenmerkmalen nicht mehr nachstand.

Mit dem Jahr 1963 war dann auch der Begriff „Erythrozytenmerkmale" in dieser allgemeinen Form durch die Entdeckung der ersten Enzymgruppen des Menschen überholt. Es mußte von nun an zwischen erythrozytären, durch eine Antigen-Antikörper-Reaktion (Agglutination) nachweisbaren Eigenschaften und erythrozytären Enzymmerkmalen unterschieden werden. Die Enzyme befinden sich im Innern des Erythrozyten und können durch Zerstörung der Zellmembran freigesetzt werden. Ein solches Hämolysat läßt sich ebenfalls durch eine Elektrophorese auftrennen. Bei derartigen Untersuchungen fanden die Londoner Humangenetiker D. A. Hopkinson, N. Spencer und H. Harris 1963 erstmalig bei einem Enzym des Menschen, der sauren Erythrozytenphosphatase, eine erblich bedingte Vielgestaltigkeit in der Bevölkerung (Polymorphismus). Zunächst waren es fünf Typen (A, BA, B, CA, CB), zu denen 1964 noch ein sechster, von den Entdeckern aufgrund des vermuteten Erbgangs vorhergesagter Typ (C) hinzukam. Zwischen 1963 und 1972, also innerhalb von nur zehn Jahren, wurden allein beim Menschen zwanzig elektrophoretisch darstellbare Enzympolymorphismen gefunden. Inzwischen gilt für die Enzymgruppen hinsichtlich Umfang und Kompliziertheit dasselbe wie für die Serumgruppen.

Bis in die zwanziger Jahre zurück reichen die Versuche, auch an den Leukozyten und Thrombozyten Blutgruppenmerkmale nachzuweisen. Beides führte schließlich zum Erfolg. So wurde 1959 das erste Thrombozytensystem entdeckt. Schon ein Jahr zuvor hatte der französische Hämatologe Jean Dausset als erstes leukozytäres Antigen das Merkmal *Mac* beschrieben. Im Jahre 1963 setzte dann eine Entwicklung ein, die der forensischen Serologie eine neue Dimension eröffnet hat. Die zahlreichen bekannt gewordenen Faktoren sind an den Lymphozyten, einer besonderen Form der Leukozyten, lokalisiert und werden als HLA-(human leucocyte antigen)-Merkmale bezeichnet. Die immense Bedeutung, die das HLA-System für die Medizin, speziell die Organtransplantation, aber auch für die Gerichtsmedizin erlangt hat, verdeutlicht wohl am besten die Verleihung des Nobelpreises im Jahre 1980. Die Auszeichnung erhielten gemeinsam mit Jean Dausset der Pathologe Baruj Benacerraf und der Zoologe George Snell aus den USA für die Entdeckung von „genetisch bestimmten zellulären Oberflächenstrukturen, von denen immunologische Reaktionen gesteuert werden".

Fassen wir zusammen: Der Begriff „Blutgruppen" beinhaltet heute sowohl zelluläre Erbmerkmale (erythrozytäre, durch Antigen-Antikörper-Reaktion nachweisbare Merkmale, erythrozytäre Enzymmerkmale sowie leuko- und thrombozytäre Merkmale) als auch erbliche Serummerkmale.

Entsprechend ihrer Verwendbarkeit wurden die neuen Blutgruppensysteme nach und nach in die Begutachtungspraxis eingeführt. Schon 1932 hatten die Gerichte in Deutschland das MN-System für den Vaterschaftsausschluß anerkannt. Seit 1936 werden auch die A-Untergruppen A_1 und A_2 und seit 1945 das Rhesus-System in die Untersuchungen mit einbezogen. Durch die ständig wachsende Zahl der aufgenommenen Systeme und die hohe Sicherheit der Aussage entwickelte sich das Blutgruppengutachten zum wertvollsten Beweismittel im Abstammungsprozeß.

Konnte ein als Vater eines Kindes angegebener Mann durch die Blutgruppenuntersuchungen nicht ausgeschlossen werden, dann bietet der biostatistische Beweis die Möglichkeit, einen zu Unrecht als Vater in Anspruch genommenen Mann noch auszuschließen oder andernfalls den Grad der Wahrscheinlichkeit seiner Vaterschaft zu berechnen. Eine Formel dafür hat 1938 Erik Essen-Möller, damals Dozent für Medizinische Genetik an der Universität Lund, ausgearbeitet. Dem Verfahren liegt die Überlegung zugrunde, daß die Vaterschaft eines Mannes zu einem bestimmten Kind in hohem Grade wahrscheinlich ist, wenn der vermutliche Vater und das Kind seltene Blutgruppenmerkmale gemeinsam besitzen, die der Mutter fehlen. Aufgrund der für die Blutgruppensysteme bekannten Häufigkeitsverteilung der Einzelmerkmale in der Bevölkerung läßt sich die Vaterschaftswahrscheinlichkeit errechnen. Wenn nun die in Prozent angegebene Vaterschaftswahrscheinlichkeit gegen Null geht, kann ein zu Unrecht in Anspruch genommener Mann als Vater ausgeschlossen werden. Andererseits läßt sich mit dem Essen-Möller-Verfahren, falls die Vaterschaftswahrscheinlichkeit gegen Hundert geht, ein Mann als Vater herausfinden.

Für den obligatorischen Nobel-Vortrag hatte Karl Landsteiner im Jahre 1930 das Thema „Über individuelle Unterschiede des menschlichen Blutes" gewählt. Das war gleichsam eine Prophezeiung, deren Inhalt wir gegenwärtig ganz sicher noch nicht in vollem Umfang erfassen können. Dennoch läßt sich heute schon sagen, daß es höchstwahrscheinlich auf der Erde – eineiige Mehrlinge ausgeschlossen – keine zwei Menschen mit identischem Blutgruppenmuster gibt.

Nachbemerkung

Bei der Schilderung der Kriminalfälle stand der Gerichtsmediziner im Mittelpunkt. Nur vereinzelt wurde auf die Tätigkeit anderer Sachverständiger hingewiesen. In der Praxis jedoch ist eine Zusammenarbeit von Vertretern verschiedener Fachgebiete unerläßlich.

Die allseitige Aufklärung eines Verbrechens erfordert nicht nur die Untersuchung des Opfers durch den Gerichtsarzt, sondern ebenso die Begutachtung des Täters. Das gilt speziell für die Beurteilung der strafrechtlichen Verantwortlichkeit. Eine Aussage über die Zurechnungsfähigkeit eines Straftäters zu treffen obliegt dem Psychiater. Die ursprünglich zur Gerichtlichen Medizin gehörende forensische Psychiatrie ist als Bereich der angewandten Psychiatrie heute ein eigenständiges Spezialgebiet.

Mit der Herauslösung der psychologischen aus der psychiatrischen Begutachtungspraxis entwickelte sich die forensische Psychologie zu einer umfangreichen Zweigdisziplin der Psychologie. An Hauptaufgaben sind neben fachspezifischen Beiträgen zur Täterermittlung sowie zur Vorbereitung und Durchführung des Gerichtsverfahrens vor allem die Erarbeitung von Sachverständigengutachten zur Feststellung der Schuldfähigkeit Jugendlicher sowie der Glaubwürdigkeit minderjähriger Zeugen und Geschädigter zu nennen.

Der weitgehenden Spezialisierung steht eine zunehmende Integration gegenüber. So ist es heute keine Seltenheit, daß Gerichtsmediziner und klinisch tätige Ärzte bei bestimmten gutachtlichen Problemen zusammenwirken oder psychiatrisch-psychologische Komplexgutachten erstattet werden.

Als Mitarbeiter der Expertiseneinrichtungen der Kriminalpolizei stellen auch Biologen und Chemiker ihr Wissen und Können in den Dienst der Aufklärung von Straftaten. Bei der Suche, Sicherung und Auswertung von Spuren setzen sie moderne naturwissenschaftliche Methoden ein. Die Untersuchungsergebnisse dieser Spezialisten dienen ebenfalls der Täterfeststellung und der Beweisführung im Strafverfahren.

Entsprechend der gleichartigen Aufgabenstellung werden die verschiedenen Disziplinen unter der Bezeichnung forensische Wissenschaften zusammengefaßt. Ihre Vertreter leisten gemeinsam einen wesentlichen Beitrag im Kampf gegen die Kriminalität.

Weiterführende Literatur

Eulner, Hans-Heinz: Die Entwicklung der medizinischen Spezialfächer an den Universitäten des deutschen Sprachgebietes, Stuttgart 1970, S. 159–179

Fischer-Homberger, Esther: Medizin vor Gericht, Bern-Stuttgart-Wien 1983

Janovsky, Victor: Die geschichtliche Entwicklung der gerichtlichen Medizin. In: Handbuch der gerichtlichen Medicin, hrsg. von Josef Maschka, 1. Bd., Tübingen 1881, S. 1–32

Mende, Ludwig Julius Caspar: Kurze Geschichte der gerichtlichen Medizin. In: Ausführliches Handbuch der gerichtlichen Medizin, 1. Tl., Leipzig 1819, S. 1–474 (Neudruck Leipzig 1984)

Placzek, Siegfried: Geschichte der gerichtlichen Medizin. In: Handbuch der Geschichte der Medizin, hrsg. von Max Neuburger und Julius Pagel, 3. Bd., Jena 1905, S. 729–766

Tutzke, Dietrich (Hrsg.): Geschichte der Medizin, 2. Aufl., Berlin 1983

Bildnachweis

Institut für Geschichte der Medizin des Bereichs Medizin (Charité) der Humboldt-Universität zu Berlin (9)
Sammlung Karger-Decker (5)
Staatliche Museen zu Berlin (2)
Sammlung des Autors (76)
Besonderer Dank für die Überlassung von Bildmaterial gilt
Prof. Dr. med. Steffen Berg, Göttingen (1);
Priv.-Doz. Dr. rer. nat. Thomas Daldrup, Düsseldorf (1);
Prof. Dr. med. Antonio Fornari, Pavia (1);
Doz. Dr. sc. nat. R. Klaus Müller, Leipzig (1);
Prof. Dr. med. habil. Peter Oehme, Berlin (2);
OMR Prof. Dr. sc. med. Dr. h. c. mult. Otto Prokop, Berlin (8);
Dr. med. Dietmar Schröpfer, Potsdam (3);
Prof. Dr. med. Wolfgang Schwerd, Würzburg (2);
Prof. Dr. med. Paul Speiser, Wien (8).

Personenregister